膝關節修復全書

前十字韌帶撕裂・慢性膝蓋疼痛・退化性關節炎，
25 種常見膝蓋問題的修復照護指南

美國一流骨科醫師、運動醫學專家聯手，
全面照護你的膝蓋問題

THE
KNEE
INJURY
BIBLE

EVERYTHING YOU NEED TO KNOW
ABOUT KNEE INJURIES, HOW
TO TREAT THEM, AND HOW THEY
AFFECT YOUR LIFE

羅伯特・F・拉普雷德 醫師、醫學研究博士 Robert F. LaPrade, MD
盧克・歐布萊恩 物理治療師、運動物理治療碩士 Luke O'Brien, PT, MPhty, SCS2
豪爾赫・查拉 醫師、醫學研究博士 Jorge Chahla, MD, PhD
尼古拉斯・I・肯尼迪 醫師 Nicholas I. Kennedy, MD——著 王念慈——譯

敬告讀者

　　本書旨在提供資訊，而非取代醫師的醫療建議。若您的狀況可能涉及醫療診斷，或需接受專業醫療處置，請優先諮詢專業醫療人員的意見。另外，本書所呈現的內容僅代表作者觀點，不見得能反映每一位醫師或醫療機構的意見，亦不代表作者所屬或附屬組織的立場。作者和出版商特此聲明，若因使用或應用本書內容，衍生任何損失、風險或負面影響，我方皆無義務承擔相關責任。

我們想要謝謝家人，謝謝他們在完成這本書的過程中，做我們堅強的後盾。特別要感謝尼古拉斯・肯尼迪的手足，米契爾・肯尼迪（Mitchell Kennedy）和茱莉亞・肯尼迪（Julia Kennedy）。他們為本書提供了許多支持與意見，包括圖像拍攝、初稿審閱、到對書中內容的實際操作等。我們還要感謝所有曾教育、啟發和影響過我們的老師和人生導師，謝謝他們讓我們擁有今天的這番能力，能夠發揮所長的幫助他人。其中，我們更要特別感謝約翰・費金（John Feagin）博士，謝謝他多年來對我們的指導和支持。最後，我們要謝謝所有不吝在書中分享其故事的病人，希望他們的故事可以教育和激勵到其他的患者。

　　將此書獻給我們的病患，以及日後會看到這本書的諸位。我們希望這本書的資訊能對他們的康復之途有所幫助，並增進他們的生活品質。

目錄 CONTENTS

救命！我的膝關節壞掉了！

Part 2

膝關節手術大小事

Part 3

重返巔峰狀態：養膝計畫

修復膝關節，重返賽場榮耀

前美式足球運動員　喬‧蒙坦納（Joe Montana）

　　美式足球運動超乎想像地豐富了我的生活，我一輩子的兄弟情誼、敬業態度、看世界的眼界，以及鍾愛的事業，都是美式足球帶給我的。我在國家職業美式足球聯盟（NFL）的十七個賽季中，參加過數百場比賽，傳接過數千次足球，還很幸運地站上了幾個美式足球比賽的聖殿。

　　不過，為了這項我樂此不疲的運動，多年來我也付出了一定程度的代價。在球場上立下的每一個里程碑，幾乎都會在我的身上留下一些紀念品。結束職涯中的最後一場比賽，踏離球場時，我心中是這麼想的：儘管 NFL 職業生涯就此結束了，但接下來我能用全新的方式對待自己的身體，好好整頓狀態。

　　那段時間，我覺得自己又要回到以醫院為家的日子，每天都花大把時間在各醫師的診間裡，接受諮詢、照 X 光、動手術和做物理治療。我除了手肘動過一次手術，還做過三次的頸椎融合手術和六次的膝關節手術。我的雙肘、雙手和雙膝也有關節炎。老實說，從進出醫師診間的次數來看，我都可以得到一座名譽學位了。然而，即便當時我能幸運地接受最高端的醫療，用先進的工具和手術方法醫治身上的職業傷害，每次回診時我仍會因眼前的未知充滿恐懼。

雖然這麼說有點事後諸葛，但知識確實就是力量。回顧我的職業生涯，早期有很多不足的地方——即便是現在，也有許多值得精進之處。過去之所以能在場上發光發熱，都要歸功於在場外付出的努力：花無數小時找出自己的優勢、學習複雜的戰術技巧，並藉由對手的優點和缺點精進自己。正所謂「台上一分鐘，台下十年功」，我的每一場比賽、每一個衝刺，以及每一次傳球，都展現了耗費數個月或數年準備和訓練的成果。換而言之，你對你的目標了解越多，你就越有能力實現目標並取得成功。

這個道理也適用在膝關節上：你對膝關節以及它與身體其他部分的關係越了解，你就越有機會恢復和保持膝關節的健康，使之強健、不受傷害。

拉普雷德醫師、查拉醫師、盧克‧歐布萊恩物理治療師和肯尼迪醫師，共同編撰的這本《膝關節修復全書》有個明確的目標，那就是：教育並賦予患者力量。他們四個人投身運動醫學的資歷超過五十年，這本書囊括了從膝關節受損開始到康復這段過程中需要知道的一切事情。另外，肯尼迪醫師本身也是膝關節受損的患者，所以在書中，他格外能以過來人的眼光提供深入見解。

假如過去在對抗自己的膝損傷問題時，能有這樣的一本書，我肯定可以從中得到很大的幫助，而這樣的一本書也應該是每一位有膝關節損傷問題的人（無論是新傷或是舊傷）必備的工具書。

在面臨膝損傷之後，應該了解什麼

醫師　尼古拉斯・Ｉ・肯尼迪（Nicholas I. Kennedy, MD）

科羅拉多州韋爾的秋天早晨就是這樣的氛圍。地面凝著一層新鮮的露珠，空氣涼爽又帶點寒意，枝頭轉黃的白楊樹點綴著整片山谷。二〇一二年，我趁著天氣秋高氣爽，約了一些我在運動醫學診所工作的朋友打奪旗式美式足球，他們剛好大部分都是醫師或是醫學生。我們或許不是職業好手，但面對眼前的比賽，大家可都是卯足了勁想取得勝利。

不過我們這一隊爭強好勝和全力出擊的態度，似乎沒有反映到得分上─目前我們的分數落後敵隊，而且是大幅落後。比賽進行到第二節，我們的比數已經來到二十一比六。「挫敗」已經不足以形容我當下的心情，因為雪上加霜的是，我的左側腹股溝拉傷了，而且大概是我有史以來最嚴重的一次拉傷。我的腿因此變得有點跛，但在這個情況下─我承認，我實在是說不出口自己受傷了。

「嘿，麥克斯，」我對我的其中一位隊友大喊，「保險起見，我現在先去追擊四分衛！」幾個小時前的冷靜自持早被我拋諸腦後，此刻我滿腦只想著贏，把眼前的這場比賽當作是 NFL 超級盃在打。

無奈力不從心，下一個瞬間，我的腿只是帶著我用極其一般的速度衝向敵隊的四分衛。等我好不容易跑到敵隊的四分衛身旁時，那個大概年長我三

十歲的對手，對我的進攻做了個假動作—先是作勢往我的右側閃，接著馬上又往我的左側飛快跑開。我當然不會讓他稱心如意，但就在我把原本放在右腿的重心拉往左腿，跨出右腳想要追上他時，我左側腹股溝的拉傷卻狠狠擺了我一道。我下意識地迅速將右腿往一旁的草地踩，打算穩住重心不穩的身體，沒想到卻一腳踩進一個窟窿。於是乎，我的攔截行動不只宣告失敗，還摔了一大跤，跌落地面的瞬間，我聽見我的膝蓋發出了猶如美國國慶煙花般，響亮的爆裂聲。

一陣天旋地轉後，我的膝關節傳來陣陣劇痛。我在地上翻過身，躺在草地上，盡可能用我腦中的所有詞彙來敘述我此刻的疼痛感。如果你有預感自己會在玩奪旗式美式足球時掛彩，那麼與一群骨科住院醫師和醫學生當隊友可能不錯，因為他們可以立即診斷你的傷勢。

朝我圍過來的眾人，開始七嘴八舌地替我下起診斷。

「我覺得他是 ACL（前十字韌帶）撕裂。」其中一個人在迅速評估我的狀況後，做出這樣的診斷。

「不，我覺得他的 ACL 沒怎麼樣，應該是 FCL（腓側副韌帶）鬆了。」另一個人表示。

大家對我的狀況就這麼你一言我一句地爭辯不休，但可以肯定的是：無論我的膝關節是哪裡撕裂或斷裂了，它都讓我痛得要命。當我忍痛起身，打算離場時，才踏出第一步，就確信我的右腿肯定是哪裡出了狀況，因為它根本伸不直，膝蓋還不穩地往兩側搖擺。

在那場奪旗式美式足球爭霸賽之後的隔天早上，我當時的老闆（現在的良師益友）骨科醫生羅伯特・拉普雷德博士為我做了一套完整的檢查。他一

手扶著我的膝關節，一手拉著我的右腿，讓它朝不同的方向活動，藉此評估我各條膝關節韌帶的狀況。光看他臉上的表情，我就知道我的膝關節肯定是受傷了。

他搖搖頭說，「你的 FLC 一定有撕裂傷，ACL 大概也有。你需要做個 MRI（核磁共振造影）和 X 光確認一下。」

當天稍晚，核磁共振造影的結果證實了他的懷疑。我的前十字韌帶和腓側副韌帶確實都有撕裂傷。除此之外，我的半月板也有小小的撕裂，它是膝蓋的避震器。接受手術治療似乎是我無可避免的命運。

然而，除了疼痛，我似乎對這樣的結果沒有絲毫擔憂。我心想：「有什麼好怕的？我才二十三歲，年輕力壯的，一定很快就會好了。」我深信自己在手術後能迅速完成復建，很快就能重返籃球、奪旗式美式足球和壘球的球場。我甚至自信滿滿地告訴拉普雷德博士，「我一定會在明年的 Hoopfest 開打前康復。」（Hoopfest 是全球最盛大的三對三籃球鬥牛比賽，每年六月都會在我的家鄉華盛頓州舉辦。）

***

還好當時我有一點骨科的背景，這是一門處理骨頭、肌肉和韌帶損傷的專科。我受傷的時候，已經在韋爾做了一年的運動醫學研究。雖然那時我在骨科這個領域還是一個非常菜的菜鳥，但我知道膝關節有哪些韌帶，也對膝關節方面的手術和物理治療有基本的了解。另一方面，我從小就對手術和運動醫學很熟悉，因為我父親就是一名專攻運動醫學的骨外科醫師，在華盛頓州的亞基馬執業。當時我常會在週末到醫院找我父親，在他旁邊見習他診治病人的方式。另外，過去幾年，我妹妹、老婆，還有兄弟的太太都曾有前十字韌帶撕裂的問題，我也看過他們接受重建手術的過程。他們的康復之路看起來都滿輕鬆的，不是嗎？

因此，我當時深信自己會非常平順的度過整個療程。我會在 Steadman 診所動手術，該診所可說是進行十字韌帶重建手術的翹楚。寇比・布萊恩（Kobe Bryant）、埃德・里德（Ed Reed）、艾力克斯・羅德里格茲（Alex Rodriguez）、瑞奇・盧比歐（Ricky Rubio）和許多知名的職業運動員，都曾在這裡接受膝關節手術。最重要的是，我術後的復健療程將會在霍爾海德物理治療診所（Howard Head Physical Therapy）進行，它是許多人想去的運動復健中心。也就是說，我不僅會受到妥善的照顧，還會得到最好的照顧。所以我一定能輕輕鬆鬆地恢復膝關節的健康！

知名美國鄉村樂團「蒙哥馬利簡崔二重唱」（Montgomery Gentry）的歌有這麼一句歌詞「上帝，走過這段路，我才知道過去我對它的了解太少了。」往好的方向去想，你也可以說面對困難時，這樣的無知是種福氣。我後來才發現，膝關節受損是一件多麼嚴重的事。手術非但不如我想像中的那樣簡單，物理治療的過程也不像在公園騎腳踏車那樣輕鬆愜意。就算我看過很多人從膝關節損傷中康復，但實際走過那段路，我才發現這個過程完全顛覆我原本對它的看法。

恢復我膝關節功能的過程中，我想起我妹妹動完前十字韌帶手術後，我對她說過這麼一句話：「茱莉亞，照著復健師的指示做就對了，物理治療很輕鬆的。」術後那幾週，我在努力恢復膝關節正常活動能力和力量時，覺得自己簡直是現世報。我還要告訴大家，後來我當然也沒有去參加八個月後舉辦的三對三籃球鬥牛大賽，即便受傷當下我曾不知天高地厚的發下這番狂語。事實上，之後我花了不只幾個月，而是好幾年的時間，才終於能再次隨心所欲的做我想做的一切體能活動，諸如籃球、美式足球、健行或釣魚等。

撰寫本書的目的

如果你有膝關節受損的問題，這本書就是指引你走向康復之途的明燈：

它能讓你明白為什麼你的膝關節會受傷、有什麼樣的治療選項，又能怎樣恢復它的功能；並讓你在不容易舊傷復發的前提下，盡快重拾你最喜愛的活動。我受傷的時候，雖然已經是骨科這個圈子的人，幸運地受到最好的照顧—但縱使如此，有時候我還是會感到不知所措。在親身經歷這整個過程之前，我對我的治療和康復之路實在是抱持著太多不切實際的想像，而這些虛幻的想法，亦導致我在康復之路上走得特別久、吃了特別多苦頭。好比說，我曾因為膝關節變得過度僵硬，必須再度動刀；還在接受第二次手術的當晚，在上廁所的時候跌了一跤，導致另一條膝關節韌帶因此受損。在我終於恢復膝關節全部的功能前，我用連續式被動關節活動器（請見第 236 頁）復健膝關節的時數長達數小時，找物理治療師報到的次數更超過五十次。

我想告訴我的病人，膝關節是一個非常有條理的關節—它的條理也是讓我們這四個作者對它如此著迷，並對治療膝關節損傷有無限熱情的原因之一。我之所以會說膝關節是個「有條理」的關節，是因為它的功能非常好理解。膝關節主要負責兩個動作：屈曲（flex）和伸展（extend）。它是個非常穩定的關節，除了這兩個動作，它既不想往內、外兩側活動（內收或外展），也不想像髖關節或肩關節那樣，往內或往外旋轉。可是也正因為它只想做這兩個動作，所以我們生活中的許多動作，其實都可能對它造成傷害。再者，膝關節在人體的位置，亦使它在我們踏出每一步時，都承受「很大」的壓力。這也難怪膝關節是青少年運動員最常傷到的關節，每年大約都有兩百五十萬人因為這個原因上急診室。

另外，有鑑於膝關節必須日復一日承受著許多壓力，還有它受到急性損傷的機會很高，我們也不難理解為什麼所有關節中，膝關節最常有關節炎的毛病。超過四十五歲的成年人，差不多每五人就有一人的膝關節有退化性關節炎（osteoarthritis）。這個統計數據很驚人，若以當今美國老化的人口比例計算，該年齡層大概有一點二億人的膝關節有退化性關節炎。

膝關節損傷不只很常見，在照顧上也極富挑戰性。為什麼？我們認為這與三大因素有關，那就是病人缺乏：適當的資訊、對病況的理解，以及獲得正確護理和落實必要復健步驟的管道。

這三項因素全都環環相扣。有些人可能對「過猶不及」的概念很熟悉，這句話絕對可以套用在醫療資訊上。今日的網路文化，讓每個人都可以靠著一指神功，在 Google 搜尋引擎上找到大量的資訊，宛如有了 Google 大神，人人都可以成為專家。問題是，這些資訊多半未經審查，且與事實相去甚遠。換句話說，豐富的資訊不見得是件好事，有時候你反而會更難找到你需要的知識，這一點在醫學上格外明顯。

缺乏優質的資訊，又大量暴露在錯誤的資訊下，會衍生出第二個問題，即對病況的理解不足。如果患者將他們讀到的某些資訊信以為真，或是把電視上哪位醫生說的話直接套用到自己身上，可能會導致他們無法對自己的問題有很好的了解。這接著又會直接導致他們無法受到正確的照護，或無法及時採取必要的治療手段。臨床上，我們常會發現患者不太了解膝關節損傷的嚴重性——膝關節損傷的影響可不是一時半刻，它會對膝關節和全身的健康造成長遠的影響。

我們想要與大家分享自身經驗，並盡可能協助各位做出明智的決定。我們的目標是提供成功戰勝膝關節損傷的力量、知識和鼓勵。這本書不僅能幫助你了解你的膝關節受到什麼樣的傷害、可以接受什麼樣的治療，還能夠讓你用更全面、更有系統的角度去看待你的損傷和康復過程。我們會告訴你，你該做些什麼、去哪些地方、去找誰，還有做這一切的意義；我們會告訴你，手術後對疼痛、藥物、復健、飲食和手術本身應抱持怎樣的看法，「幹細胞療法」這類頂尖治療又是在做些什麼，以及對自己要花多長的時間才能重溫喜愛的活動該有怎樣的心理準備。

這本書是為誰寫的？這本書是為在校際運動賽事中撕裂前十字韌帶的十

七歲高中生寫的，是為膝關節每天隱隱作痛、漸漸無法享受過去嗜好或含飴弄孫樂趣的七十五歲長者寫的；也是為體重不斷攀升、卻因為膝關節太痛只能眼睜睜讓自己繼續發胖的四十五歲上班族寫的；這本書甚至也可說是為猶豫著該不該讓孩子接受膝關節手術的青少年父母寫的，因為他們擔心這類手術的侵入性會不會太高，或是他們的孩子會不會根本不需要接受這類手術？

簡而言之，這本書是為每一個「你」寫的，無論你是患者、患者的父母、家屬或親朋好友，這本書都能為你提供大量的資訊，讓你比較輕鬆地走過整個膝關節損傷的療程。我們不敢說看完這本書你就能變成膝關節損傷的專家，我們只希望這本書能讓你對膝關節損傷有更深入的了解，並知道自己能做些什麼。

關於作者群

一九八四年的美國電影《小子難纏》（*The Karate Kid*），劇中的少年主人翁丹尼爾因緣際會認識了日本空手道大師宮城成義，並在其調教下成了一名空手道高手，那麼在這本書中，擔任宮城成義這個角色，傳授你對付膝關節損傷方法的人又是誰呢？就是我們這四位作者。羅伯特・拉普雷德醫師是我們四個當中資歷最深的骨科專家。他是合格的運動醫學骨外科醫師，目前在明尼蘇達州伊代納的雙城骨科（Twin Cities Orthopedics）執業。他在這個領域的資歷超過二十五年，幫助過成千上萬名患者（這當中有許多是職業運動員）重拾原本的生活和喜愛的活動。

拉普雷德醫師對研究也有很大的熱忱，至今已發表超過四百七十五篇的同儕評審（peer-reviewed）文獻，這不只對他在臨床實作上有所幫助，也對整個骨科界有很大的貢獻。一直以來，他都周遊全球，向各地同行分享他的研究成果和臨床經驗。他的研究獲獎無數，甚至還曾榮獲骨科界最崇高的獎項「卡帕三角獎」（Kappa Delta Award）。就如他老是掛在嘴邊的那句

話所說：「沒有什麼比得上你的健康。」他深知膝關節健康對人體整體健康的重要性，並致力幫助病患了解和治療他們的膝關節損傷。

盧克・歐布萊恩是位在澳洲出生的物理治療師，目前在美國科羅拉多州韋爾的浩爾・海德運動醫學中心（Howard Head Sports Medicine）領導整個醫療團隊。盧克在物理治療界備受敬重，在該領域扮演領頭羊的角色，發展出很多評斷患者復健狀態的標準，例如重返運動的條件（return-to-sport criteria）。他幫助過很多職業運動員，這些運動員不乏 NFL、NBA、歐洲足球聯賽，還有美國國家冰球聯盟（NHL）的球星；當然，他還曾幫助過一名喜歡運動又過度自信的醫學生，幾年後他還接受邀請與他一起寫出這本書。

盧克為各行各業的人規劃過復健計畫，從熱愛戶外運動的普通人到職業的運動員，他都能為他們量身打造一套專屬的物理治療計畫。他不僅擁有豐富的人體生理學和生物力學知識，也發表過很多研究成果，並受邀到全球各地演講。

豪爾赫・查拉醫師是一位骨外科醫師和研究員，現在在芝加哥的若許大學醫學中心工作。他是一個好學不倦的人，不只完成了常規的五年住院醫師訓練，其後還參與了四年由韋爾的 Steadman 診所、洛杉磯的 Kerlan Jobe 骨科醫院和芝加哥若許大學共同合作的兩項研究計畫，這兩項計畫都名列全美十大運動醫學研究計畫之中。他本身也很熱中研究，目前已發表超過兩百篇的同儕評審文獻，且對骨科的生物製劑材料特別有興趣—— 例如幹細胞（stem cell）、高濃度血小板血漿（platelet-rich plasma，PRP）和其他可能有助損傷修復的生物調節劑（biologic healing modulators）；其研究多半在探討這些生物製劑對膝關節的影響，以及它們是否真的能對患者帶來正面的幫助。（這部分我們會在第十一章深度討論。）

尼古拉斯・肯尼迪醫師目前在梅約醫學中心接受第三年的骨科住院醫師訓練。他在奧勒岡健康與科學大學（Oregon Health & Science University）

取得醫學學位，爾後又在韋爾做了兩年研究，與享譽世界的研究人員共事。目前他已針對膝關節韌帶損傷的生物力學、重建和復健等主題，發表了超過五十篇的同儕評審文獻。他二十三歲時就贏得了傑出研究獎（Excellence in Research award），二〇一四年在美國骨科協會（American Orthopaedic Society）的運動醫學年會發表的研究論文，也曾贏得最佳研究獎。身為一名膝關節曾嚴重受損的骨科專家，他非常能體會骨科患者躺在手術台上會有怎樣的心情。

同時，若以我們四人的年資來看，我們治療各類膝關節損傷的總資歷超過五十年。在此我們會與你分享我們的專業，盡可能給你關於膝關節損傷最新和最全面的資訊。

本書的使用方式

我想此刻正在閱讀這本書的你，多半都已經因膝關節受傷吃了不少苦頭，它不但搞亂了現在的生活，也讓你不曉得未來到底何去何從。我們寫這本書的本意就是要幫助你減輕這份負擔，換言之，它應該是一項能為你分憂解勞的工具，而不是會加重負擔的功課。當你心中有了這樣的概念，我們就可以一起來看看該怎樣運用這本書的內容，才能發揮最大幫助。

為方便大家閱讀，我們在編寫這本書的時候，是依照大多數患者面對膝關節損傷時，最常見的思考邏輯來組織全書的架構。首先，受傷當下你心中第一個浮現的疑問十之八九是：「為什麼我會受傷，這是怎麼發生的？」這正是本書第一部分討論的重點，也是為什麼第一章我們會先介紹膝關節的基本結構、怎樣會傷到它，還有為什麼有些人傷到膝關節的機率高於其他人，而這些人又擁有什麼樣的特質等內容。雖然我們在本章只會簡單介紹膝關節的解剖結構，但光憑這些知識就足以讓你理解接下來的章節。接下來，在第二章我們會告訴你該怎麼處理這些問題。比方說，你該去找誰？做什麼檢

查？這些檢查如何進行？或是什麼時候你應該趕快去急診室報到？這些我們都會逐一介紹，告訴你替膝關節損傷下診斷的整個過程。

第三章我們會帶著你更深入的探討二十五種最常見的膝關節損傷。除了會談到各損傷細部的診斷方式，我們還會更進一步說明與該損傷有關的解剖學和生物力學知識（這可以讓你更清楚它是「什麼樣」的膝損傷，又是「怎麼樣」造成的），然後告訴你它有什麼樣的治療選項。手術和非手術的治療選項都會囊括其中。

來到本書的第二部分，第四章、第五章和第六章的內容，都會繞著手術這個主題打轉。像是有哪些情況應該接受膝關節手術、手術前要做哪些檢查、手術當天的流程、術後你在醫院或居家照護上需要注意到哪些事項，還有整個手術過程常見的一些錯誤觀念等，我們都會在這些篇章中告訴你，盡可能降低你面對「意外狀況」的機會！我們想盡可能告訴你有關手術的一切資訊，好讓你能在術前做好最充足的準備。「據實以告」是我們幾位作者行醫時的核心信念，因為我們不希望給患者不切實際的期望。如果我們告訴你，「手術後你就不會痛了」、「復健過程很輕鬆」或「術後的藥物沒有半點副作用」，或許能說服你接受手術，但這非但不能建立良好的醫病關係，甚至可能導致更糟糕的後果，並且破壞了醫病之間的信任關係。因此在這幾章中，我們會盡量將整個手術的過程都告訴你。第七章則會詳細介紹你完成膝關節手術後，可能使用到的處方用藥。

第三部分的內容全都會著重在如何讓你的膝關節功能重返巔峰狀態。在第八章，我們會告訴你，你要如何避免術後的併發症，術後的頭幾天和頭幾週又有哪些務必做和「不」要做的事。第九章我們則會兼顧接受手術者和沒接受手術者的需求，討論復健和物理治療的部分。本章的圖片比例會顯著增加，方便你理解我們建議的每一項運動的正確作法。另外，盧克在本章也為不同康復階段的復健者，列出了一些具體的復健運動計畫。

第十章介紹的重點則在於營養和飲食。飲食會如何影響我們的整體健康和骨骼健康，一直是眾人關注的主題。我們會探討蛋白質的重要性，以及吃哪些食物可能有助你恢復損傷和減輕發炎的狀況。許多類型的飲食對健康和減重或許都有不錯的功效，例如地中海飲食、純素飲食和原始人飲食等，市面上也有不少專門探討這類飲食的書籍。在本章，我們將以這些飲食為基礎，告訴你一些我們認為最具科學依據的基本飲食建議。

第十一章我們會介紹一些非手術性的治療選項，例如注射皮質類固醇，我們發現許多患者對這部分都存有疑問。我們也會討論到一些比較尖端的治療方式，例如幹細胞療法或高濃度血小板血漿等，這些你或許都曾在媒體上或職業運動員的圈子裡聽過。在本章，我們的目標不只是要告訴你有哪些選擇，還要向你說明這些選擇的科學證據。實際上，很多廣為人知的頂尖療法，在臨床上都還沒有可量化的數據證明它們確實具有療效，所以儘管它們具備一定的安全性，有時候也的確值得你放手一試，但身為消費者的你，在買單前（有時候這會是一筆巨款）還是應該盡可能多了解你購買的產品。

最後，第十二章討論的重點是預防，或說避免讓膝關節損傷如比爾·莫瑞（Bill Murray）在《今天暫時停止》（Groundhog Day）的生活般不斷舊事重演。我們會談到一些幫助你增加膝關節力量，還有避免舊傷復發的方法。

如果你是位想了解整個膝關節受損始末的讀者，那麼按照本書的編列順序閱讀，絕對能輕鬆讓你如願以償；但萬一你的膝關節已經動過手術，此刻你最想知道的是一些有助恢復膝關節功能，並盡快重返運動場的資訊，那麼我會建議你直接看第八章以後的章節；又或者，假如你只是想多了解與膝關節問題有關的資訊，你也可以直接看第三章裡你感興趣的子標題內文，甚至是我們在每個子標題下整理出的精簡版「條列式」文字框。之後若還想進一步了解膝關節的解剖學結構或受損原因，隨時都可以再回過頭去細讀本書的前幾個章節。

總而言之，你可以用任何符合你需求的方式使用這本書。這本書是一項工具，所以應該是書來配合你，而你不是你去迎合書！

　　最後，儘管這本書確實是由專業醫療人員所撰，也確實集結了各方的科學研究成果和作者們數十年的臨床經驗，但我們還是必須在此提醒你，這本書絕對不能「取代」專業醫療人員的面對面診斷和照護——也就是說，千萬不要以為看了這本書就可以不用看醫生。請你不要有這種想法：「嗯，我已經從這本書知道自己的狀況了，所以我不需要再去看什麼醫生。」補足醫師、物理治療師、營養師和治療團隊對你的照護，才是這本書的目的。簡而言之，這本書是為了讓你對自己的狀況有基本的概念，拉近你與專業醫療人員溝通時的距離，但原則上，你還是要聽從醫師和醫療團隊的意見，執行任何鍛鍊膝關節的運動前，也務必先與他們討論。

你一定可以挺過一切

　　我們希望你在閱讀這整本書時，要記住一件事，即：從膝關節損傷中復原不會是一段輕鬆、有趣的過程。但，你「一定」可以挺過一切—而且這一切都是值得的！手術、復健、你投入的大把時間、你使用的藥物、身上的痠痛……，都是這個過程中的一部分。可是不論這段過程有多麼不容易，只要你能堅持下去，你就一定能夠改善你膝關節的功能。

　　以我自己的經驗來說，我在修復我前十字韌帶、腓側副韌帶和半月板的撕裂傷時，光是手術就動了好幾次。那時候我二十三歲，但我的膝關節卻因突如其來的受傷，連彎曲 60 度的動作都做不出來（別忘了 90 度才是直角，而你要坐進體育館或電影院的座位，膝蓋大概需要彎曲 100 度），也無法正常地上、下樓梯。我花了一年的時間才擺脫走路跛腳的狀態，又花了十八個月的時間才能再次享受慢跑的樂趣。康復之後，我還曾兩度舊傷復發，但最終我都挺過來了。終有一天，你也會挺過來。

多虧那些無微不至的照護、無數小時的復健、正確的飲食和自我的砥礪，我才得以再次恢復膝關節的功能，重新與三五好友一塊兒在社區草坪上打場奪旗式美式足球，或在體育館的籃球場上打場三對三鬥牛。受傷後七年，現在的我不但能健身、能騎腳踏車，也能健行；就算醫院的業務繁忙到我必須站一整天，我的膝關節也可以有力的支撐我全身的重量。在這裡，我能夠開心的告訴你，此刻我做這些事，幾乎不會有任何不舒服的感覺。這一切也說明了：如果我做得到，你一定也做得到。在膝關節受損這條路上，《膝關節修復全書》就是助你將膝關節恢復到最好狀態的神隊友。

Part 1

救命！
我的膝關節壞掉了！

Help! My Knee is
Not Working!

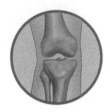

CHAPTER 1

膝關節損傷是
怎麼發生的？

造成膝關節受損和
慢性膝關節疼痛的因素

我必須先對正在看這本書的你表示遺憾，因為會翻開這本書，代表你或你的至親好友大概正深受膝關節損傷所苦。誰也不想承受這樣的痛苦和不便，對吧？但你不孤單。在臨床上，不管是前十字韌帶撕裂或半月板損傷，還是肺炎或癌症，每一位患者腦中幾乎都會冒出同一個疑問，那就是：為什麼是我？

面對這樣的疑問，過去數千年來醫者多半也說不出個所以然，只能遺憾地告訴患者：遇到了，我們就勇敢解決吧。所幸，從西元前的希波克拉底時代到現在，醫學已有了長足的進步，更有了像麻省總醫院和梅約醫學中心這類頂尖的現代醫療機構。拜醫學進步之賜，現代的醫學專家終於能更明確地點出為什麼某些疾病特別容易找上某些人。本章的目的就是要讓你對膝關節的運作方式，還有什麼因素可能會導致它受傷有基本的了解。

希望能藉由這番介紹，讓你對膝關節損傷有更多的認識，進而更有自信面對問題。許多在受傷後湧現的恐懼和焦慮，其實都是因為你不知道它會造成什麼影響。正因如此，我們才想要盡可能為你解惑，將這些你可能面臨的情況由未知變成已知，如此一來，你在康復這條路上就能走得更加自在。

一窺膝關節的內部結構

膝關節是人體中最有力、最重要的關節之一。它除了要在你從事走路和爬樓梯等簡單活動時，支撐身體的重量；還必須在執行跑、跳等劇烈動作時，承受超乎體重數倍的重量。不過相較於膝關節結構的複雜性，其主要功能其實相對簡單。基本上，膝關節要做的就是讓小腿能穩定、和諧地往前、後活動，使整條腿做出伸直和彎曲的動作。

膝關節涵蓋四個骨頭，主要關節是由小腿脛骨和大腿股骨組成，其他關節則是由腓骨（另一根較小的小腿骨）和膝蓋骨（髕骨）組成。膝關節要能平衡、穩定的運作，必須仰賴這些骨頭，以及其周邊軟組織的相互合作。

接下來，就讓我們來仔細看看膝關節內部的主要結構。（請見圖 1.1）

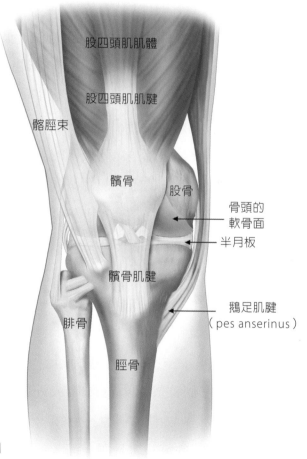

股四頭肌肌體

股四頭肌肌腱

髂脛束

髕骨

股骨

骨頭的軟骨面

半月板

髕骨肌腱

鵝足肌腱（pes anserinus）

腓骨

脛骨

圖 1.1 膝關節的前側（正面）解剖圖

骨頭和關節

平常我們都把膝蓋說成是「一個」關節，但事實上，膝關節這個結構是由「三個」關節構成的，分別是：（1）脛股關節（tibiofemoral joint），由股骨、脛骨和髕骨構成；（2）脛腓關節（tibiofibular joint），由脛骨和腓骨構成；和（3）髕股關節（patellofermoral joint），即髕骨和股骨末端相交處。我們的膝蓋就是由這三個關節相依相偎地環繞而成。

其中，結構極其複雜的髕股關節，就是造成許多人膝關節疼痛的源頭。膝蓋骨對於膝關節的伸展和彎曲相當重要，因為它賦予了膝關節更強的力量和活動性。膝蓋骨的前側是一個平坦的平面，後側則是一個「V」字形的曲面。這個 V 字形的曲面會與股骨末端的一個溝槽（在解剖學上稱為股骨滑車溝〔trochlea groove〕）嵌在一起，膝關節在活動時，這個 V 字形的曲面就會在溝槽裡上、下滑動。膝蓋骨上緣則與股四頭肌肌腱相連，這條由大腿前側最大塊的股四頭肌延伸出來的肌腱，是讓膝關節自由活動的主力之一。通常這個關節的疼痛，都是髕骨後側的 V 形曲面在股骨溝槽裡滑動時，摩擦到股骨所產生。長時間的過度使用膝關節，或是髕骨後側的 V 形曲面易位，沒有完美地嵌在股骨的溝槽裡，導致髕骨在滑動時一直往溝槽邊緣摩擦，都會引發髕股關節疼痛。

脛股關節是由股骨下端的兩個膨大球形骨節（解剖學上叫做股骨髁〔femoral condyle〕），和脛骨上端兩個膨大、切面近乎呈平面的骨節（解剖學上叫做脛骨平台〔tibial plateau〕）組成。從現在開始，我們在說明所有膝關節的內、外結構都會加上「內」（medial）或「外」（lateral）字，以表示它們位於膝蓋的內側或外側。比方說，股骨「內」髁和股骨「外」髁，或是「內側」脛骨平台和「外側」脛骨平台。

構成膝關節的每一塊骨頭表面，都有一層軟骨覆蓋，讓它們的表面變得

極其光滑，如此一來，骨頭之間就可以毫無磨擦力地活動，且不會受到傷害。假如骨頭的表面因軟骨消失，變得不光滑，關節就會受到磨損（重度退化性關節炎的病人即是如此）。膝關節裡還充斥著少量的液體，它跟軟骨一樣，具有降低摩擦力的作用，不但可以增進關節動作的靈活度，還可減少軟骨的磨損。這些液體是由關節的滑囊所分泌，你可以想像一下這個畫面，有一個小巧、厚實的囊袋包住了整個膝關節。

膝關節的避震器

在股骨和脛骨之間有兩個結構，就像是膝關節的避震器，即：內側和外側半月板（meniscus）。它們的質地就跟橡膠一樣，既堅韌又有彈性，在膝關節裡扮演著「避震器」的角色，可避免各腿骨直接接觸；有了它們，就可減輕脛骨在你踏出每一步、甚至是落地（跳躍或跑步）或舉重時，承受的壓力。內側和外側半月板均為「C」字形結構，兩者相連成環後可分為三區：前段（前角）、中段（主體）、後段（後角）。此外，內側和外側半月板的根部均牢固依附在脛骨上，所以它們並不會因為膝關節的活動移位。這些穩固的根部連結極為重要，因為一旦受損，半月板就無法發揮避震器的功能，所有來自股骨的重量就會直接壓到脛骨身上。

除了半月板這個主要的避震結構外，膝關節其實還環繞著許多有助緩衝和避免膝關節受摩擦力和外力傷害的結構。好比說，滑液囊（bursa），膝關節的許多部位都有這些小小、含有液體的囊袋，它們除了可以降低肌腱活動時，對關節表面造成的摩擦力；還可以進一步降低骨頭表面之間的摩擦力，讓關節在活動時，兩者能夠更平順地滑動。（一個成年人的膝關節，通常會有三到五毫升的關節液。）除此之外，堆積在膝關節周圍的脂肪，也就是所謂的「關節脂肪墊」（articular fat pad），同樣具有增進膝關節靈活度，以及緩衝膝關節外在壓力的功能。膝關節裡的眾多脂肪墊中，又以位在

膝蓋骨後方和下方的「髕下脂肪墊」（infrapatellar fat pad）最為重要，它能像安全氣囊一樣，在膝關節彎曲和伸直時，吸收來自膝蓋前側和髕骨肌腱的壓力。

維持膝關節穩定性的韌帶

除了上述之外，膝關節裡還有更多其他的結構。為了維持整個膝關節的穩定性，膝蓋的關節囊周圍還環繞了好幾條韌帶（你可以把它們想像成繩索），強化膝關節的結構，確保構成它的每一塊骨頭都排列在正確的位置上。

在膝關節的前側，有與脛骨相連的髕骨肌腱（patellar tendon）或韌帶（ligament），將髕骨固定在對的位置上。

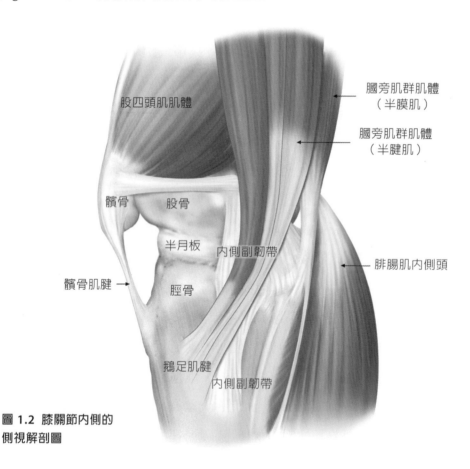

股四頭肌肌體

膕旁肌群肌體（半膜肌）

膕旁肌群肌體（半腱肌）

髕骨

股骨

半月板

內側副韌帶

腓腸肌內側頭

髕骨肌腱

脛骨

鵝足肌腱

內側副韌帶

圖 1.2 膝關節內側的側視解剖圖

在膝關節的內側，則有內側副韌帶（medial collateral liagment，MCL），將大腿骨和脛骨的內側連結在一起，以免施加在膝關節外側的力量，讓膝關節往內側移動。（請見圖 1.2）

同樣地，外側副韌帶（lateral collateral liagment，LCL）則是將股骨和腓骨的外側連結在一起，以免施加在膝關節內側的力量，讓膝關節往外側移動。由於外側副韌帶與腓骨（就是你膝蓋外側那根細瘦的小腿骨）相連，所以它也叫做腓側副韌帶（fibular collateral liagment，FCL）。（請見圖 1.3）

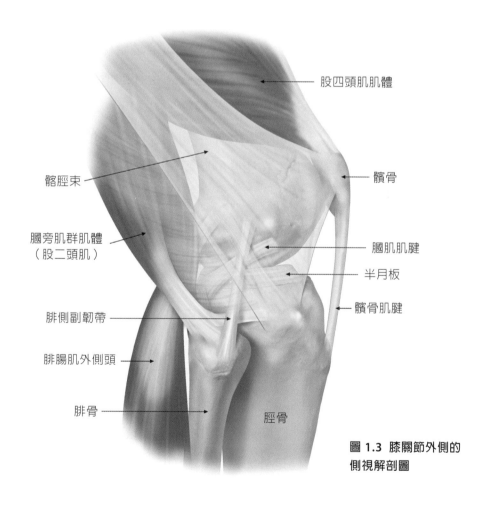

股四頭肌肌腱

髕骨

髂脛束

膕肌肌腱

膕旁肌群肌腱
（股二頭肌）

半月板

髕骨肌腱

腓側副韌帶

腓腸肌外側頭

腓骨

脛骨

圖 1.3 膝關節外側的側視解剖圖

在膝關節的內側和外側，往膝關節正後方的位置，分別還有兩個更複雜的結構，叫做膝關節後內角（posteromedial corner）和後外角（posterolateral corner），在膝關節伸展時，它們可避免膝關節呈現不穩定的狀態。任何膝關節損傷的嚴重程度，都會因為這些結構受損雪上加霜。

在膝關節的後側，斜膕韌帶（oblique popliteal ligament）可防止脛骨朝股骨的反方向（往前）移動。

最後要提到的這兩條韌帶同樣重要，它們位在膝關節的內側，分別叫做前十字韌帶（anterior cruciate ligament，ACL）和後十字韌帶（posterior cruciate ligament，PCL），是維持膝關節穩定性的主力。之所以帶有「十字」這個詞，是因為這兩條由膝關節前側行經後側，又從膝關節中央往膝關節內、外兩側延伸的韌帶，會相互交叉。前十字韌帶是確保膝關節不會往前滑的重要韌帶，或者更具體地說，它能確保脛骨不會往前滑動至股骨前方；另外，前十字韌帶也能限制脛骨往內旋轉的幅度。基本上，股骨和脛骨應該成一直線排列，而這一點前十字韌帶和後十字韌帶都能幫上忙。後十字韌帶則可避免膝關節往後滑動，尤其是在屈膝的時候。

「爆胎」還是「磨損」？

膝關節損傷大致可分為兩大類：（1）急性（即突發意外造成的創傷）和（2）慢性（即日積月累的磨損）。兩者的區別就好比前者是輪胎壓到釘子爆胎，後者則是輪胎跑了太多里程數磨損了表面的胎紋。當然，這兩大類的膝關節損傷也有可能會相互影響，讓你膝關節的功能越來越差。譬如，髕骨肌腱的慢性肌腱炎最終可能會導致這條肌腱出現急性的撕裂傷，而半月板的急性撕裂傷也有可能導致慢性膝關節疼痛和退化性關節炎的毛病。

直接或接觸性的膝關節損傷是外力造成，例如在激烈的美式足球賽中被

另一個人擒抱撞倒，或是在打曲棍球時被對手的曲棍球棒打到。間接或非接觸性損傷則是傷者本身在執行動作時，產生的內力造成，例如過度伸展、技巧不佳、疲勞，還有體能狀態不佳等。由於我們無法預測這些意外何時會發生，所以直接性的膝關節損傷很難防範；但透過適當的鍛鍊和訓練計畫，我們倒是可以有效預防間接性的膝關節損傷。

造成膝關節損傷的風險因素

不論是急性或慢性膝關節損傷，造成它們的風險因素其實都雷同。大致上，這些風險因素可分為兩大類：先天性和後天性。「先天性」就是你與生俱來的生理條件，像是你的骨骼結構和基因；許多人會比較容易出現某些健康問題（例如糖尿病），正是因為他們一出生就帶有某些突變基因。「後天性」則是指你的生活習慣和其他任何可能對你造成負面影響的事情；舉例來說，大家都知道抽菸這個習慣會導致慢性肺部疾病。不過，大多數的健康問題都無法全然歸因於「先天」或「後天」因素，因為一種疾病的生成，通常與兩者都脫不了關係。譬如，高膽固醇和心臟疾病雖然與不均衡的飲食有關，但有許多人亦天生就帶有容易得到心臟疾病的基因。

肌肉骨骼方面的損傷，尤其容易落入這種灰色地帶，因為你先天的生理結構和後天的生活習慣都與這類損傷息息相關。在本章，我們將介紹所有可能將膝關節置於險境的因素，同時我們也會告訴你，你能夠用什麼樣的方式控制這些風險因素。

先天性風險因素

1. 骨頭的形狀：每個人的脛骨和大腿骨的輪廓（或說曲線）都不太一樣。事實上，有些人的骨頭輪廓甚至還有著異於常人的斜面、曲度和角度，

而這些與眾不同的骨頭輪廓，也會使他們比較容易受傷。這個道理其實很好理解，因為就算是做同一種鍛鍊，只要稍微改變鍛鍊時的身體角度，你就會感受到它的難度和費力程度有所改變。以仰臥起坐為例，如果你覺得平躺在地上做仰臥起坐就已經夠費力了，那麼躺在斜板上做仰臥起坐一定會覺得更加吃力。把這個邏輯套用在你膝關節的結構上，就可以明白這箇中道理。因為你的膝關節想要省力、正常的運作，它的骨頭和韌帶之間當然也要呈現某種合乎人體工學的角度。

一旦這些角度出現「異常」，就會大幅改變膝關節結構的力量，並增加膝關節受損的風險。

願你的膝關節永遠強而有力

何謂對膝關節施「力」（force）？我們在前面一直提到的這個力可不是《星際大戰》中的原力（force），而是高中物理課本裡的「力」。（大家應該還有點印象吧？）簡單來說，力就是質量乘以加速度。由此可知，你的質量決定了你的重量（質量×重力=重量）。好啦，物理公式教學到此為止，有了這個基本的物理概念，現在我們就可以理解一些重要的原則。

大致上，對物件施加越多的力，該物件就會回應越多的力。因此，就你的膝關節而言，你對它的各個結構（即半月板、韌帶、軟骨等）施加越多的力，就越有可能磨損和傷害到那些結構。把時間拉長來看，更可以印證這句話的真實性，而這也清楚說明了為什麼關節炎不會是一天就形成，因為這是膝關節長年遭施加過多的力，日積月累造成的慢性傷害。

2. 膝關節的排列：膝關節分內、外兩側，而它們之間的力量必須平衡，才能讓膝關節平順的活動。你可以把它想成一個翹翹板，兩邊各坐著一個等重的孩子。如果你的膝關節沒有正確的排列，就會影響到膝關節兩側力量的平衡和正常活動，導致膝關節不同區域的受力增加。

你或許會問，沒正確排列的膝關節長什麼樣子？若膝關節的排列只有細微的不正確，光從肉眼判斷確實很難看出，必須借助成像儀器的輔助，才有辦法注意到這個問題。不過還是有一些比較明顯的例子，可以讓你一眼就看出膝關節排列不正確的問題，例如那些有 X 型腿（膝蓋向內彎曲），或 O 型腿的人（膝蓋向外彎曲）。（請見圖 1.4）

有 X 型腿或 O 型腿的人，其膝關節內、外兩側的力量都非常不平衡。正常排列的膝關節會與股骨和脛骨的重心在同一條直線上，不過有 X 型腿或 O 型腿的人，因為股骨和脛骨的形狀異常，所以根本無法做到這件事。任何人在發育時，若有一側（外側或內側）的腿骨生長速度較快，使腿骨內、外兩側的最終長度呈現失衡的狀態，就會導致膝關節與股骨和脛骨的重心無法落在同一條直線上。

這條以膝關節為中心的軸線，會將體重產生的力往下傳遞。內、外兩側

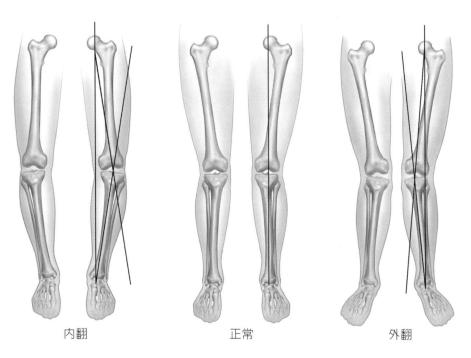

內翻　　　　　　　　正常　　　　　　　　外翻

圖 1.4 膝關節的排列方式

力量非常平衡的膝關節，會讓這條軸線一路貫穿股骨、膝關節、脛骨和踝關節的正中央。然而，如果你有膝關節排列不正確的問題，這條軸線就會往某一側偏斜，而體重產生的力也會因此往正常軸線的內側或外側傳遞。此舉會導致半月板和軟骨提早磨損和損壞（它們就是你在吃雞翅時，在骨頭末端看到的那層光亮表面，能減輕骨頭在關節中滑動和移動的摩擦力）。換句話說，這會讓退化性關節炎和慢性疼痛更快找上門。

不過，膝關節排列不正確影響到的組織可不只有軟骨。它還會影響到膝關節的其他軟組織，例如韌帶和肌腱。膝關節的兩側有兩條重要的韌帶，分別是內側副韌帶和外側副韌帶。這些韌帶不僅能固定膝關節的位置，還可避免股骨和脛骨之間的間隙空得太大。你可以把這些韌帶想成鬆緊帶——既可約束膝關節的位置，又可讓它伸曲自如。知道這一點後，就可以想像在膝關節排列不正確的情況下，膝關節兩側韌帶的拉力一定會變得一側比較鬆，一側比較緊。這樣的不平衡除了會增加膝關節近期受到急性損傷的機會，也會讓膝關節日後比較容易出現慢性問題。

3. 雙腿的長度：雙腿長度異常，是另一個你可能碰到的先天性生理結構問題。簡單來說，就是一條腿比另一條腿長或短。這個問題其實比想像中還要常見。多數人的長短腿問題都很輕微，在發現自己有這個問題前，往往都已和它共處了好多年。可是，即便是再輕微的長短腿，都會改變你走路的方式。一段時間之後，這個細微的走路方式變化就會引發許多慢性病症，例如疼痛、部分肌肉萎縮或肥大，甚至是退化性關節炎。

誠如前文所述，有些膝關節排列不正確的問題，並不是那麼容易發現。若是要找出這些細微的差異，就務必借助一些成像儀器（例如 X 光機）輔助觀察。舉例來說，脛骨頂端由前側到後側的傾斜角度（脛骨面斜度，tibial slope），就需要靠 X 光的成像來判讀；斜度較高的人，其前十字韌帶撕裂的風險也會較高。當然，我們舉的這個例子非常學術性，你記不得也無所

謂，我們也不會給你來個隨堂考！我們只是希望透過這個例子讓你明白，膝關節排列和結構不正確的問題有很多不同的面貌，而這些因素都可能導致膝關節受傷。

4. 骨頭的強度：事實上，並非所有的骨頭都一樣。如你所知，我們身上的骨頭有的軟、有的硬、有的堅韌，也有的酥脆。骨頭的強度是一個同時與先天和後天條件有關的風險因素。因為每個人一出生的骨頭密度和強度本來就不同，後續可發展的最大強度和尺寸也會受到基因限制。不過，透過一些良好的後天生活習慣，你還是有機會將你骨頭的強度發揮到極致。譬如食用富含鈣質和維生素 D 的飲食，盡可能多多活動，以及不要抽菸等，全都有助你維持骨頭的健康和強度。

5. 超強柔軟度：你是個筋骨柔軟到快跟卡通人物岡比（Gumby）一樣的人嗎？如果你能將雙手平貼地面、用大拇指碰到前臂、把整個手腕近乎 180 度的向後彎，還有讓手肘向外彎到超乎常人的角度，那麼你或許是一個傑出的體操或蝶泳運動員；在派對上，你肯定也能因為這項特技吸引不少目光。不過凡事都有一體兩面，這樣的超強柔軟度也會讓你的膝關節比較容易受傷。

是的，我們知道大家都說筋骨柔軟是件好事，事實也確實如此；但如果你的筋骨柔軟到那種程度，這可能就會變成一個問題。在醫學上，這些擁有超柔軟筋骨的人可能會被歸類成韌帶鬆弛症（hypermobility）患者。就醫時，若你符合診斷標準，在布萊頓韌帶鬆弛評測（Beighton hypermobility score）中又得到高分，就會正式被診斷為韌帶鬆弛症患者。這表示，組成你韌帶和肌腱的組織（即膠原蛋白）彈性好的有點異常。同時這也表示，你關節朝各個方向活動的幅度會超出應有的正常範圍，導致你的韌帶承受更大的壓力，增加受傷的風險。

6. 肌肉力量不平衡：倘若你還沒有注意到這件事，我們希望從現在開始

你能花點心思留意它：因為要讓你的膝關節和身體正常運作，你需要有一身力量平衡的肌肉。你大概聽過「凡事剛好最好」這句話，就我們的飲食、生活和活動身體的肌肉而言，的確是這樣。

別忘了，膝關節主要負責的動作很簡單，就是屈曲和伸展。操控這些動作的兩大肌群是你大腿前側的股四頭肌群和膝蓋後側的膕旁肌群，前者可讓膝關節伸展，後者則可讓膝關節彎曲。

你猜的沒錯，這些肌肉的力量應該要保持平衡。這兩大肌群如果有任何一方的力量過大，都會增加膝關節的壓力。舉例來說，萬一股四頭肌群的力量比膕旁肌群大很多，前十字韌帶撕裂的風險就會大增。膕旁肌群能幫助脛骨往後拉，股四頭肌則能幫助脛骨往前拉。一旦脛骨往前移動的幅度過大，無法再與股骨正常排列在一起，它就會往外旋轉，對前十字韌帶造成極大的壓力。

7. 身為女性：很遺憾，膝關節損傷並不如現代美國社會這樣，對兩性平等以待。女性確實是面臨比較大的膝關節損傷風險，尤其是在前十字韌帶損傷方面。為什麼膝關節會這樣跟女性唱反調呢？這個答案可以從前面提到的生理結構風險因素找到。剛剛我們說到的韌帶鬆弛症、骨頭比較酥脆、股四頭肌群比膕旁肌群的力量大，還有骨頭排列不正確等問題，其實都比較容易發生在女性身上。

最重要的是，整體來說，女性的韌帶、肌腱和骨頭的尺寸通常都會比男性小，能承受的力量相對也會比較小，因此她們膝關節受傷的風險自然會比較高。跳躍後落地的方式，是另一個讓女性特別容易傷到前十字韌帶的風險因素。通常，女性在落地時膝關節都會伸得比較直，且呈現外翻的姿勢（X型腿）。這兩個姿勢都會對前十字韌帶造成比較多的壓力，增加膝關節受傷的風險。

懷孕這個特殊的狀態，同時牽涉到先天（身為女性）和後天條件（體重

變重）。大家都知道女性在孕期體重多少會增加，對這樣的生理變化也都抱持著鼓勵的態度。不過，這件事對孕婦的挑戰是，當孕期來到九個月，她們重了二十五到三十磅（甚至更多）的體重，往往會壓得孕婦渾身痠痛，而膝關節當然也覺得壓力倍增。這個現象很常見，但幸好這只是暫時性的。懷孕的時候，按照建議的方式（依健康狀態而定）保持活動，既可避免體重過度增加，也可以保有身體的柔軟度。雖然，孕期還是有些疼痛無法避免，但在分娩和產後減重後，那些疼痛都會漸漸消退。這也是為什麼我們會鼓勵女性在產後幾個月就恢復活動的原因（再次強調，這個活動量必須視個人的健康狀態而定），因為這有助於保持健康的體重。在第十章，我們會討論為什麼過重和肥胖有害膝關節的健康。

後天性風險因素

說完了大部分的先天性風險因素，接下來就讓我們來談談跟生活習慣有關的後天性風險因素。這些因素跟你的活動狀態、體重狀態，還有你膝關節先前的疼痛狀態關係密切。

1. **熱愛運動：**通常，熱衷電玩的青少年不太會傷到他們的膝關節。因為靜者恆靜，所以當你坐在電腦前大打《決戰時刻》（*Call of Duty*）或《國際足盟大賽》（*FIFA*）時，很難對你的膝關節造成什麼急性損傷。不過，如果你是那個常上山下海、在籃球場上廝殺，或是在足球場上來個華麗射門的人，傷到膝關節的風險可就大得多。

需要消耗大量體能的高強度運動，特別容易對膝關節造成沉重的負擔。概括來說，這項風險因素對膝關節的影響力，主要取決你執行運動的方式，還有訓練體能的方式。

坦白說，那些讓你成為一名優秀運動員的各種技巧，諸如假動作、力量、速度等，往往都會增加你受傷的風險。每次我們在跟病人說明這件事

容易傷到膝關節的運動

　　有沒有哪些運動和活動比較容易導致膝關節損傷？答案是「有」。任何容易對膝關節造成劇烈衝擊的運動（它們牽涉到急停、突然改變運動方向、以奇怪的姿勢落地，或是任何會對你膝關節施加不成比例的壓力的動作），都可能導致膝關節損傷。以下是最常見傷到膝關節的幾項運動，列出它們的先後順序並無特殊意義：

- **高山滑雪**：進行這項運動時，會讓你以時速四十英里以上的高速從坡頂往下滑，此舉非常容易對膝關節造成傷害。再者，滑雪時穿的雪靴僅能給予踝關節強力的支撐，無法保護到膝關節，這一點也會增加膝關節受傷的機會。

- **籃球**：不論是在起跑、停止和落地的時候，都很容易對膝關節造成壓力。尤其是現在籃球鞋都具有超強的防滑效果，可以把你的雙腳牢牢定在地面上－但這也意味著，當你急停時，膝關節和腿會跟不上雙腳停下來的速度。

- **足球**：造成前十字韌帶撕裂的常見原因，特別是在女性身上。同樣的，足球鞋鞋底的防滑釘雖然能賦予你很好的抓地力，但它就跟籃球鞋一樣，當你的雙腳急停時，你的膝關節和腿會跟不上它停下來的速度。

- **美式足球**：造成男性韌帶受傷的頭號原因，也是所有熱門的團隊運動中，最常造成多重韌帶（不只一條韌帶）損傷的活動。考量到這項運動的攻擊性和快節奏，這樣的結果似乎不令人意外。另外，為了避免撞擊頭部，造成腦震盪之類的後遺症，球員在攔阻對手進攻的時候，多半會盡可能把衝撞的目標放在下半身，而膝關節正是擒抱的好目標，自然也比較容易受傷。

- **長跑**：雖然有益心血管健康和保持健康體重，但就長期來看，它卻是一項會傷害膝關節的運動。為什麼？因為相較於其他有氧運動（如走滑步機或騎腳踏車），跑步對膝關節造成的衝擊會大上許多。這不是說跑步不好，或是不值得投入，而是要提醒你，這項運動確實比較容易磨損膝關節，對膝關節造成慢性傷害。在比較柔軟的地面上跑步，可以降低膝關節受損的風險。例如在山徑或草地上長跑，就會比在水泥或瀝青鋪設的路上跑理想許多。

　　也就是說，從事涵蓋這類動作的任何運動或活動，都會讓你的膝關節比較容易受傷。容易傷到膝關節的其他運動還有：體操、網球、曲棍球和棒球。

時，都會跟他們提到《勝利之光》（Friday Night Lights）這部講述高中美式足球隊教練帶領隊員拚搏聯賽冠軍的電影。在這部電影裡，鮑比・邁爾斯（Boobie Miles）是德州一所高中美式足球隊的明星跑衛。這個孩子非常靈活，可以在球場上快速地變換移動的速度和方向。他的其中一句座右銘就是：「想贏，就讓鮑比上場，我會成為場上的旋風。」後來鮑比的前十字韌帶撕裂，醫生說明為什麼他不能再上場時說：「鮑比能這麼迅速地減速和改變方向，主要都是靠他的前十字韌帶幫忙。但是，那些使他在球場上發光發熱的動作，卻一直對他的膝關節造成極大的壓力。」

由此可知，有益你膝關節健康的運動方式，跟在球場上追求勝利的運動方式，兩者之間有著非常大的不同。以下我們會列出三項常增加膝關節受損風險的運動動作，並告訴你可以用怎樣比較安全的方式取代這些動作。

◎容易傷到膝關節的動作：全速轉向

想像一下，NFL 大賽上，有一名跑衛突破了敵隊的第一道防線，準備和第二道防線上的後衛正面交鋒。但就在後衛快攔截到他時，他前進的方向忽然往一旁轉了九十度，在千鈞一髮之際閃過了後衛的攔截，順利帶球得分。一般來說，大部分人都會在全速的狀態下進行上述這個忽然轉向的動作；改變方向前的最後一步，你會將腳用力踏向地面，然後藉力使力的迅速轉換身體的重心，讓自己往另一個方向移動。這類講求速度和力量的急速轉向動作，非常容易傷到你的膝關節，也是導致非接觸性損傷（不是與他人肢體接觸造成的損傷）的常見原因。因為轉向瞬間你用力踏向地面的那一腳，必須承受你全身的衝力，一個重心沒抓好，很可能就會讓它從勇將變傷兵。

◎較不易傷到膝關節的動作：先減速，再轉向

我們會建議你將「全速轉向」這類動作，用「先減速，再轉向」取代。相較全速轉向的活動方式，先漸進式放緩腳步，再改變移動方向的活動策略不僅能讓你的雙足更貼近身體的重心、降低受傷的風險，更重要的是，它還能讓你保有更好的平衡、提升你肢體動作的穩定度。以專業運動員為例，NFL 的跑衛馬肖恩・林奇（Marshawn Lynch）就是擅長巧妙配速，並在低速的情況下，改變移動方向的運動員。同時，他也是擅長雙腳跳步的球員。（雖然有些人可能會覺得這個動作沒什麼看頭，但請容我們提醒你，林奇已在 NFL 球場上馳騁數千碼路，還曾在超級盃拿下冠軍，並榮獲「野獸模式」的封號！）

◎容易傷到膝關節的動作：單腳、猛然跳躍和落地

單腳、猛然跳躍的動作在籃球中很常見：在進攻的過程中，為了突破防守者的防線，很多人會在接近防守者時，全速單腳跳起，再迅速壓低身體單腳落地，藉機閃過對方的防堵。這個動作也常常在搶籃板球的時候出現，因為此時你通常會卯足全力往上跳，再直接單腳落地，接連展開下一波的進攻行動。

◎較不易傷到膝關節的動作：雙腳跳躍和落地

雖然有些時刻你確實很難避免跳躍的動作，但刻意讓自己養成雙腳執行跳躍和落地動作的習慣，能大幅降低你膝關節受傷的風險。在籃球場上，只要你能卡到絕佳的攻守位置，就一定能穩穩地執行雙腳跳躍和落地的動作。以專業的籃球選手為例，明尼蘇達山貓隊的蕾貝卡・布朗森（Rebekkah Brunson），就是落實這項跳躍和落地技巧的代表人物。蕾貝卡・布朗森是

WNBA 的歷屆籃板王之一，她非常擅長搶占絕佳的搶籃板位子，然後兩腿一蹬，搶下籃板、穩穩落地。

◎容易傷到膝關節的動作：突然減速

這跟全速轉向的狀況有點像。在籃球快攻的過程中，不少進攻者會在全速衝刺的狀態下，突然止步，定點跳投。這類動作會對膝關節施加很大的壓力，因為在你突然煞下腳步的瞬間，你的膝關節和身體還會順著原本的方向高速移動。也就是說，當你的雙足牢牢定在球場上時，你的膝關節多半還會因原本的衝力持續往前衝。

◎較不易傷到膝關節的動作：漸進式減速

同樣地，要避免膝關節因突然減速受損，保持動作的穩定性是首要之務。好比說，你一定要先用「雙腳」穩穩地做出跳停的動作，再進行切入上籃或急停跳投的動作。康乃狄克大學女子籃球隊的任何一位球員都具備這樣絕佳的跳停技巧，因為這是該隊總教練傑諾・奧列馬（Geno Auriemma）要她們必練的基本功之一。

沒錯，對運動員而言，「訓練方式」是另一項與他們受傷風險息息相關的因素。到第十二章討論預防膝關節受損的時候，我們會深入討論這個部分，不過在此之前，我們想先強調幾個重要的觀念。運動時，所有容易增加你膝關節受損風險的動作，都有兩個共通點，那就是你無法穩當、平衡的執行這些動作。看到這裡，你或許會問：「既然如此，宮城先生，那麼我該怎樣才能穩當、平衡的執行這些動作呢？」就跟跳一支動作繁複的舞一樣，要在比賽中，讓身體以絕佳的狀態穩當、平衡的執行每一個動作，你需要有力的核心肌群、良好的本體感覺（proprioception，即你或你的身體對你自身

各部位位置的感知能力），關節周邊的肌肉也必須有強大的肌力和分量。在避免膝關節受傷方面，你大腿前側的股四頭肌群和膝蓋後側的膕旁肌群，扮演極為重要的角色。

每次我們在看 NBA 球賽的轉播時，總會因場上球員的危險跌倒畫面皺眉，並在心中默想「要是我自己跌成這樣，肯定會被人抬下場」。然而，這些球員卻多半能在落地後自行起身，然後神奇地像個沒事人般，繼續馳騁球場。如果下次你看到有哪位籃球選手在場上摔倒，還能起身後就馬上投入賽程，你可以利用方便的 TiVo 多媒體平台或 YouTube 影音平台回放影片，以慢動作播放該片段，觀察他膝蓋上方的大腿肌肉。球員落地之際，你會看到他們的大腿肌肉大力收縮，強而有力地支撐和防護著膝關節；如果沒有那些強健的大腿肌肉從旁支持，那麼落地的強勁衝擊力道，恐怕會讓他們的膝關節以奇怪的角度彎曲。倘若你想找個選手來親眼見證大腿肌肉對膝關節的防護力，我們會建議你以雷霸龍‧詹姆士（LeBron James）為觀察對象。這個傢伙每場比賽都會有三到五次的驚險跌倒場面，但他超乎常人的體能狀態和下半身的強大肌力，總是能讓他的膝關節免受傷痛之苦。

最後，容我們再次提醒你，到分別以復健和預防為主軸的第九章和第十二章時，我們會再進一步針對這個部分，提供你一些有助積極預防這些傷害的方法。

2. 體重增加：體重增加是另一個常導致膝關節受損的風險因素，特別是在慢性膝關節疼痛這方面。我們知道此刻你大概會想：「又來了，又來一個醫生告訴我，不要過重，要吃得好一點、在生活中做出有益健康的選擇。天哪，拜託你不要再說教了！」好吧，我們必須承認，現在市面上的體重管理書籍，已經比性感網紅金‧卡戴珊（Kim Kardashian）上傳社群媒體的自拍照還多。不過，體重過重不只會增加你膝關節每日的負擔，還會增加你因急性膝關節損傷受苦的機會。因為從事危險的動作時，過重的體重除了會加重

膝關節的負荷，還很容易破壞你肢體的平衡和協調度。

為了讓你深刻了解體重過重對膝關節的負面影響，我們要舉個極端的例子給你看。如果你的膽子夠大，可以搜尋前美式足球員馬卡斯·拉帝莫爾（Marcus Lattimore）膝關節受傷的影片，你會看到他被對手擒抱的右腿膝關節嚴重脫臼：膝關節的結構整個分崩離析，小腿變得極度不穩定。或者說直白一點，當下他右膝的關節是徹底廢了。馬卡斯·拉帝莫爾的這類傷害，基本上都是源自會對膝關節造成強大衝擊的事件或活動，例如車禍、美式足球的擒抱動作或直升機滑雪等，是所謂的「高速損傷」（high-velocity injury）。

當然，有快就有慢，還有一類的膝關節脫臼屬於「低速損傷」（low-velocity injury），例如走路摔倒引發的膝關節脫臼。這類損傷特別容易發生在極度過重者（即肥胖者）的身上。一般來說，身體質量指數（BMI）正常或稍微高出正常值的人，不太會因為跌倒惹上膝關節脫臼這樣的大問題。可是，請你要有個觀念：假如今天你的身上多出了一百磅（約四十五公斤）的重量，那麼光是走路這個動作，對你膝關節帶來的危險性，差不多就跟一個後衛往你的膝蓋下方擒抱一樣大！沒錯，我們的比喻是有比較誇張，但事實與此確實相去不遠。我們要傳達的重點是，讓身體背負過重的重量行動，對你的關節非常不好，尤其是膝關節。

現在我們告訴你的這些，只是要你對這方面有個基本的觀念，不是要攻擊你的身材。在第十章我們會再深入說明，為什麼肌肉骨骼健康有可能因體重超重受害。稍後，我們也會提供一些有助恢復膝關節健康的飲食和物理治療計畫，這些建議都能幫助你減重，對膝關節好處多多！

3. 潛藏的膝關節疼痛：我們總是會問患者「你之前有這樣痛過嗎？」或是「你的膝關節受過傷嗎？」因為膝關節受過傷是關節炎的其中一項主要成因。軟骨的損傷多半都不可逆─我們必須很遺憾的說，這類傷害雖然是漸進

式的，但只要你曾傷到你的軟骨，它的狀態就會持續走下坡，而我們唯一能做的事就是設法減緩它走下坡的速度。

這個情況發生的過程非常複雜，還會牽扯到許多讓醫師也會覺得有點暈頭轉向的專業術語，但別擔心，在這裡我們會化繁為簡地為大家概述這整個過程。稍早，我們已經向各位介紹過骨頭、韌帶和半月板等幾個構成膝關節的主要結構。骨頭是整個膝關節的主體，其排列方式對膝蓋的穩定性有一定程度的影響；韌帶可維持膝關節的穩定性；半月板既是骨頭之間的避震器，對膝關節整體的穩定性也有一些貢獻；軟骨則可幫助膝關節滑順地活動。所謂的膝關節損傷，就是這當中的某一項結構「斷裂」或「磨損」，無法再發揮其正常功能。這會引發一連串的級聯效應（cascade effect），導致其他相關結構的功能也發生變化。

舉例來說，前十字韌帶撕裂會讓你脛骨的活動方向易位，這會連帶改變你膝關節活動的生物力學（biomechanics），增加你其他韌帶和半月板的壓力。也就是說，你半月板磨損的速度會因此加快，等最終殃及到你的軟骨時，你就會感受到關節炎帶來的疼痛感。我們再舉一個例子。脛骨平台骨折（更多相關資訊請見第三章）會導致你膝關節的排列易位，即便易位的幅度只是一、兩公釐，你膝關節各部位受力的強度都會完全改變。這樣的受力變化不僅會改變你活動的方式，也會增加你半月板和軟骨磨損的速度導致……，你猜對了，就是關節炎。

需要特別留意的是，有時候就算你一開始沒感覺到該損傷對你造成的影響，但它仍會逐步、長久的耗損你膝關節的健康。你一定要記住，萬一你的膝關節曾遭受過重大的傷害，你除了應該要努力讓它復原之外，還要盡可能降低由它衍生、可能有害膝關節健康的其他因素。

我們希望本章的內容有回答到「為什麼會傷到膝關節」這個歷久不衰的問題，並幫助你稍微了解避免膝關節受損，或預防這些損傷在日後惡化的方

法。膝關節受損的情況非常多樣，第三章我們會針對最常見到的二十五種膝關節問題逐項討論。另一個你要記住的重點是，膝關節的重要結構一旦受到傷害，就會破壞膝關節原本的平衡和排列，導致它的受力增加。因此，治療膝關節損傷除了要努力恢復它原本的平衡外，還要盡可能降低該損傷後續對它的其他干擾。

　　稍後你將學到，有些損傷不但很好治療，治療的成效還相當好，但有些損傷在處置上就比較棘手。知道你能為自己的損傷付出什麼努力是很重要的事情。避開具有高能量衝擊和高風險的情境和活動，以及保持健康的體重，都能有效減輕膝關節不必要的負擔。

　　接下來，我們就來看看膝關節受傷後，你應該立刻採取哪些行動，又有哪些治療的選擇。

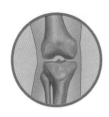

CHAPTER 2

膝關節受傷後該採取的行動

自我處置的步驟：
從何處下手、找誰求救，以及原因

在大家難免一問的「為什麼是我？」這個疑問之後，另一個浮現大家心頭的問題通常是「現在怎麼辦？」你該做些什麼？許多時候，我們不知道我們摔倒，或是傷到膝關節後採取什麼樣的行動最好。是在家休養、冰敷個幾天比較好，還是應該直接到醫院的急診室報到？你應該向你的家庭醫師求助，還是應該去找專科醫師診療？**這很嚴重嗎？我可以回到之前的狀態嗎？我應該去預約我在電視上看過的那位醫師，還是應該去看治療過我朋友的那位醫師？**的確，要在這麼短的時間內，做出這麼多複雜的決定，不是一件容易的事。更何況，在此同時，受傷帶來的疼痛、恐懼和壓力，還會讓你的腦袋變得不太靈光。

本章將告訴你，你初步處置膝關節損傷需要知道的所有事情。我們會詳細探討受傷當下和受傷期間你應該做些什麼、判斷傷勢的標準，以及你可能要做哪些影像檢查。（諸如「所有的方法都差不多嗎？還是有哪些處置方式比較適合我的狀況？」也是我們會為你解惑的範疇。）最後，我們會討論到挑選專科醫師的原則、要向醫師詢問的問題，還有將你的決定化為實際行動的方法。

首要之務

所以，如果你在倒地前，感覺到你的膝關節發出爆裂聲，現在你該採取什麼行動？

不要驚慌、保持冷靜非常重要。試著在別人的幫助下站起來（萬一附近沒人，就借助其他東西撐起自己），然後慢慢將身體的重量放到腿上，逐步增加該腿的承重強度。假如該腿能承受你身體的重量，過程中你也沒明顯的

過來人經驗談：瑞奇・魯比歐，猶他爵士隊控球後衛

瑞奇・盧比歐（Ricky Rubio）這位來自西班牙的籃球球員，當時在 NBA 是個後勢看漲的年輕新星。不但已在海外球賽闖出一份耀眼的成績單，還在精采的 NBA 賽季中，獲得入選最佳新秀第一陣容的殊榮。可惜，就在他有望成為該年度最佳新秀的時候，在某場賽事中傷到了膝關節，嚴重的傷勢讓他不得不放棄當季後續的賽事，專心療傷。

受傷後，瑞奇腦中冒出的第一個念頭，就跟大部分受傷的運動員擔心的事情一樣：「萬一我再也上不了場怎麼辦？」他說：「這很可怕，當下我完全不知道自己該做何期待。雖然我是個很樂觀的人，但你永遠不知道那些傷害會對一個運動員的生涯帶來怎樣的影響。」

瑞奇在決定動手術的地點和時間前，徵求過許多人的意見，然後才做出決定，正式踏上一連串漫長又艱苦的療傷之路。所幸，九個月後，他又重返 NBA 殿堂，且至今仍是一名優秀的球員，擔任猶他爵士隊的控球後衛。

以過來人的身分，瑞奇想對其他膝關節受傷的人說：「沉住氣。這是一條漫漫長路，而且會歷經很多起伏，但你不能慌了手腳，要一心朝著你為自己設下的每一個小小目標邁進。不要想得太遠，把目標設在一到兩週內即可。難免有幾週你會發現自己一點長進都沒有，但千萬別因此放棄努力，因為這是必經的一個階段。你一定要與你的物理治療師保持良好的互動，並在療程中保持愉快的心情。在這段養傷的過程中，正面的態度真的能幫你很多忙。」

疼痛感，就可以試著走路。除非是重大創傷（如車禍、強烈撞擊、高速扭轉等），否則大部分的損傷都不會因上述的舉動加重。如果你能夠走路，腳也很快就不痛了，多數情況下都不需要立刻就醫。很多原因都會讓你的膝關節發出爆裂聲，而且膝關節的任何結構都可能產生這類聲響。有些原因沒什麼大不了的，膝蓋骨在股骨上異常滑動就是一例；但有些原因可就不能等閒視之了，例如韌帶撕裂。

另一方面，如果疼痛遲遲未消，你的腿也無法承重，就不要硬撐，請盡快去急診室或急症照護中心（urgent care center）就診，讓專業醫療人員為你做更準確的診斷。膝關節損傷還可能會伴隨下列症狀：關節迅速腫脹、劇烈疼痛、活動範圍受限，或是持續發出爆裂聲或覺得卡卡的。切記，絕多數情況下，這些症狀都不會造成什麼致命的危險，所以膝關節損傷的處置，其實並沒有想像中那麼急迫。就算你晚個一、兩天接受治療，也不太會對損傷的預後狀況造成什麼影響。

特別要提醒運動員的是，如果你是在場上受傷，當務之急就是要讓自己盡快坐起來。坐姿是當下最安全的姿勢，因為若比賽沒有立刻暫停，仰臥或俯臥在場上，可能會讓其他人摔到你身上，對你造成更嚴重的傷害。接著，你一定要立刻示意教練或隊醫，讓他們知道你無法繼續比賽，必須立刻下場。

用「R.I.C.E.」四步驟急救你的膝關節

R.I.C.E.是由四個英文單字的字首組成，而這四個英文單字就是急救運動傷害的四大步驟：休息（rest）、冰敷（ice）、加壓（compress）和抬高（elavate）。一旦你懷疑自己的膝關節受傷了，第一件事就是要避免膝關節大量負重（即不要把你全身的重量壓在它身上），然後要盡快冰敷膝關節，降低它腫脹的程度。基本上，盡可能將你膝關節腫脹的程度降到最低，

是你就診前的基本功課。冰敷膝關節最有效的方法，是將冰敷袋放在膝關節上，間歇式的冰敷它。最常見的冰敷方式是冰敷二十分鐘、休息二十分鐘，或冰敷十分鐘、休息十分鐘。熱敷對現階段的膝關節沒有任何幫助，因為鎮壓發炎狀態最好的對策就是冰敷。

接下來，請加壓／保護、抬高你的膝關節，並讓它持續保持在休息狀態。用彈性繃帶（例如 ACE 繃帶）包紮受傷的膝關節——加壓有助減緩發炎。請勿對患部過度施壓，稍微施加壓力即可達到效果；若將患部包得太緊，恐怕會造成血液不循環，導致膝關節更腫脹。盡可能讓你的膝關節保持在高於，或與心臟平行的位置，也可以降低它腫脹的程度。最後，如果你只能一跛一跛的行走，請務必使用枴杖輔助你走路。要將枴杖拿在受傷膝關節對側的那隻手裡，才有辦法有效減輕受傷膝蓋在走路時承受的壓力。

務必謹記在心，不論你的膝關節是受到了怎樣的傷害，或是未來需要接受怎樣的治療，上述的這些措施都非常重要。降低腫脹和發炎程度永遠是你要做的第一件事。即便你的傷勢沒到需要動手術的程度，優先落實消腫和消炎的步驟，也能讓你的膝關節保有比較好的活動能力。另一方面，萬一最後你的傷還是需要靠手術根治，發炎程度比較低，且有一定活動能力的膝關節（可讓腿做出完全伸直和彎曲 90 度的動作），不只能增加手術的可行性，也能提升你術後的成果。

我的傷勢有多嚴重？需要去急診室醫治嗎？

傷到膝關節後，你需要注意自己有無出現下列四項警訊：

1. **疼痛：**大部分的膝關節損傷，都只有在膝關節負重的時候發疼。如果你沒活動膝關節，或以正常的範圍活動膝關節時，也會覺得很痛，就應該趕快就醫檢查。假如疼痛的狀況很嚴重，請你直接到急診室報到，尋求專業的

止痛和診斷協助。倘若疼痛的程度你還受得了，就掛一般的門診，等候醫師診斷即可。

2. **腫脹：**這可能是韌帶撕裂，導致的關節內部出血，也可能是你覆蓋在骨頭上的軟骨受損，導致身體出於防衛機制，增加了關節液的分泌量，以確保關節活動的滑順度。不過具體來說，膝關節囊（即包覆膝關節的囊袋）充血、過度膨脹，比較可能是你膝關節在受傷後馬上明顯腫脹的原因（主要是韌帶損傷）。膝關節囊具有神經接受器（nerve receptor），這些接受器能告訴大腦，關節囊的液體容量已達最大值（關節囊不會像氣球一樣無限脹大），而大腦在接收到這個訊號後，可能就會以強烈的疼痛感來告訴你這個訊息。在這個情況下，你一定要到急診室求診，因為關節穿刺術（arthrocentesis，以針筒將血液抽出）可以立刻緩解這類症狀。（請見圖 2.1）

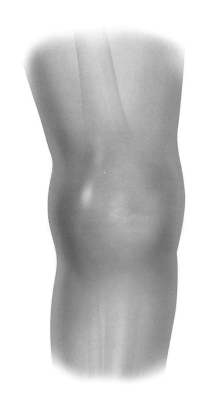

圖 2.1 膝關節腫脹

3. **失去穩定性：**如果受傷後，你覺得你的膝關節會在做某些動作時使不上力，就應該找個時間去給醫師檢查。然而，假如你的膝關節完全失去了穩定性，讓你連站都站不穩，你就要去急診室求診，因為你的膝關節大概是有脫臼的情況。脫臼（股骨與脛骨或髕骨的接觸面分離）這類損傷屬於緊急狀況，應該立刻接受治療。（請見圖 2.2）

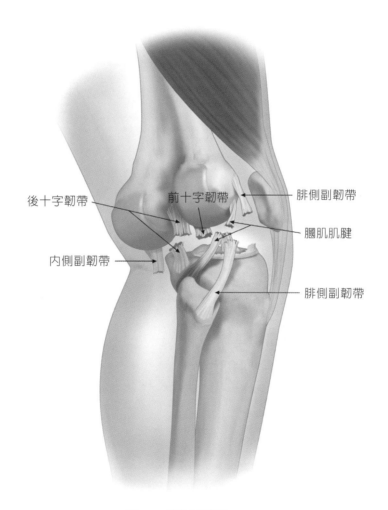

後十字韌帶

前十字韌帶

腓側副韌帶

膕肌肌腱

內側副韌帶

腓側副韌帶

圖 2.2　膝關節脫臼

如果醫療人員對你的損傷狀況有其他疑慮，通常會利用影像檢查，排除其他傷害的可能性，例如以放射造影排除骨折的狀況。（請見圖 2.3）

4. **傷口**：如果你的皮膚上有個洞，或是你注意到自己有任何傷口，請立刻去急診室就醫，這樣醫師才能確認你是否有開放性骨折。開放性骨折意味著，你的體表出現了一個破口，給了你體外的細菌進入你傷口和骨頭，或者說你「體內」，的機會。這會將你置於感染的高風險之中，是非常非常非常糟糕的情況。你需要接受評估，如果醫療人員將你判定為開放性骨折，就會開抗生素給你，再將你送進手術房清創。

現在，你已經知道了判斷膝關節損傷狀態的依據，可是要憑著這幾個症狀區分出傷勢的嚴重程度有時候並不容易。如果你對自己的判斷沒把握，我們會建議你再請醫生幫你診斷一下。此舉不但能驗證你的自我判斷是否準確，假如你的傷勢真的只是需要一點時間讓它修復，你也能比較安心的養傷。

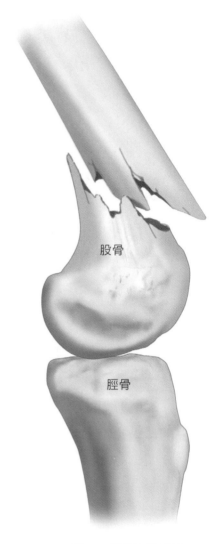

股骨

脛骨

圖 2.3 股骨遠端骨折

危急 VS. 緊急 VS. 非緊急

　　它們之間有什麼差異？「危急」（emergency）是指會立刻威脅生命或健康的狀況；「緊急」（urgency）則是指不會立即危害或威脅生命或健康，但若置之不理一段時間，可能就會演變成危急狀態的狀況。至於「非緊急」（elective）就是指傷者可以自行選擇手術的時間，因為他的傷勢沒有立即的緊迫性。（請見圖 2.4 和 2.5。）

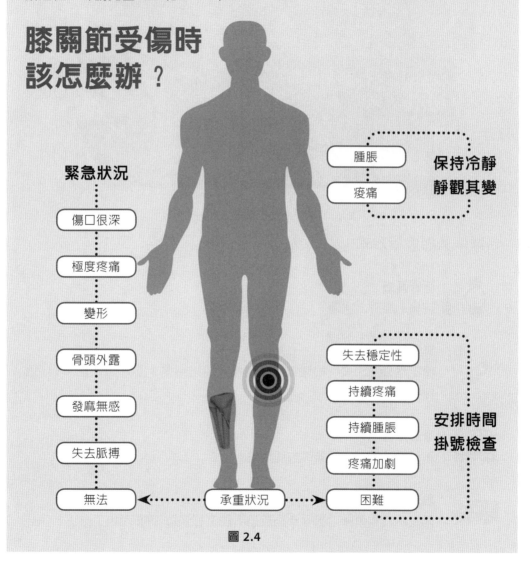

膝關節受傷時
該怎麼辦？

緊急狀況

- 傷口很深
- 極度疼痛
- 變形
- 骨頭外露
- 發麻無感
- 失去脈搏
- 無法 ◄┈┈┈ 承重狀況 ┈┈┈► 困難

**保持冷靜
靜觀其變**

- 腫脹
- 痠痛

**安排時間
掛號檢查**

- 失去穩定性
- 持續疼痛
- 持續腫脹
- 疼痛加劇
- 困難

圖 2.4

各類傷勢的處置方式

圖 2.5

靜觀其變
痠痛、腫脹、挫傷。
04

非緊急處置
穩定性骨折、單一韌帶或肌腱受損、肌肉扭傷 /
拉傷、沒出現其他急性損傷的關節炎。
03

緊急處置
不穩定性骨折、明顯失去穩定性。
02

危急處置
傷及靜脈和動脈、斷骨穿出皮膚、腔室
症候群、關節脫臼。
01

各類傷勢的處置方式：

靜觀其變
痠痛、腫脹、挫傷。

非緊急處置
穩定性骨折、單一韌帶或肌腱受損、肌肉扭傷 / 拉傷、沒出現其他急
性損傷的關節炎。

緊急處置
不穩定性骨折、明顯失去穩定性。

危急處置
傷及靜脈和動脈、斷骨穿出皮膚、腔室症候群、關節脫臼。

傾聽你身體的聲音

不論你傷到的是哪裡，當下你都應該謹慎處理它們，才不會讓它們對你造成更多的傷害。千萬「不要」死守健身房高懸的標語「沒有疼痛，就沒有收穫」。如果你的疼痛非常明顯，請不要硬將重量壓在你的腿上；如果你覺得自己的膝關節不太穩定，那麼你一定要慎防跌倒，因為它會大增你這方面的風險。

如果你已經受傷好幾天，但症狀（疼痛、腫脹、爆裂聲）都沒有改善，請去看醫生。拖太久才去治療可能會不利傷勢的恢復。避免抬舉重物，還有當你要把臉轉向某一側時，請務必轉動你的整個身體，以免扭動到膝關節。務必傾聽你身體的聲音。假如剛開始你覺得膝關節的疼痛還可忍受，行動上也沒受到太大的影響，但到了當天晚上，膝關節卻變得明顯腫脹，請不要再硬撐，因為你的膝關節正努力用它的方式告訴你，它有哪裡不太對勁。

對撞傷、擦傷、拉傷和扭傷這類傷害而言，「六週」是一個很好的觀察週期。這是因為大部分的傷勢都會在六週內獲得改善。如果沒有，就表示你應該找醫生好好評估一番了。

醫師診斷

依據你的症狀，你可能會在急診室或是門診接受評估。正式評估你的狀況前，醫師會先安排你照個 X 光，好排除骨折的可能性，此舉也能讓醫生確認你傷勢的嚴重程度。如果你的膝關節有脫臼或骨折，就屬於比較緊急的情況，因此醫師在診斷你的傷勢時務必取得這類影像資訊。

接下來，醫師就會替你做一些理學檢查。以下是檢查膝關節時會出現的典型流程：

首先，醫生會看你能不能「走路」；如果你能走，他會觀察你走路時身體的狀態。

然後，醫師會幫你做「雙側膝關節檢查」，看看你受傷和未受傷的膝關節之間有無任何差異，同時評估患部皮膚的損傷、感覺和脈搏狀態。

醫師還會評估你的「體溫」——如果你受傷膝關節的溫度比未受傷膝關節高，他們會懷疑你是否有發炎或感染的狀況。

下一步，醫師會評估「關節內的液體量」。做這項檢查的時候，醫師會把你膝蓋處的所有液體從你的關節上端往下推，看看你的膝蓋骨有無隨著這個動作先往下移、再往上頂向大腿骨（這就像先將冰塊壓入水中，再鬆手讓它往上浮）。如果你的關節裡沒有任何液體，你的膝蓋骨就會一直抵著大腿骨，完全不會移動。

然後，醫師會評估你「自主活動膝關節的能力」，即你能靠自身的力量活動膝關節的幅度。這能讓醫師知道他們之後能怎樣活動你的膝關節。

下一步，醫師會「觸診」所有你膝關節可能受傷的區塊——半月板、軟骨、外側韌帶和骨頭—看看你有無哪個部位的壓痛感特別強烈。

最後，醫師會安排「特定的檢查」檢視你膝關節的穩定性，如果你的膝關節有明顯失去穩定性的情況，他們就能從這些檢查的結果推估你是哪條韌帶出了狀況。

做完這一切的評估後，醫師就會給你一個可能的診斷結果，同時讓你知道，接下來你還需要做哪些其他的影像檢查，來確認他的判斷。這個時候，你要請教醫師的幾個重要問題是：

1. 這個損傷有多嚴重？
2. 我是這個診斷的話，該做何打算？不是的話，又該怎麼辦？
3. 完成後續檢查的期限為何？是務必今天完成？還是我可以晚點再做？
4. 我應該去哪裡做這些檢查？你有比較推薦的機構嗎？（有些醫師會知

道哪些機構的影像檢查品質比較好。有時候要準確診斷出某種特定病症，需要特別檢視某些細節。）

5. 我什麼時候要回診？

6. 結果出爐時，你會通知我嗎？

7. 這段期間我應該做些什麼？我需要使用護具、消炎藥、冰敷袋之類的東西嗎？

8. 我能從事日常活動嗎？（請盡可能寫下這方面你要留意的事項，你可以記在手機裡，或是用紙筆寫下這些資訊，因為你大概沒辦法百分之百記住所有的事情。我們奉勸你，最好別在這個時候考驗自己的記憶力。）

X 光、核磁共振造影，和電腦斷層掃描的必要性

X 光

許多時候，患者都會問他們是否真的需要照 X 光（X-ray）。通常，這是診斷膝關節傷勢的第一步驟，因為 X 光是最實用的檢查，能提供必要的診斷資訊。在確認或排除骨折和腫瘤的可能性時，X 光是一個重要的工具。有時候患者會問，他們是不是應該做核磁共振造影，而非 X 光。其實，在很多情況下，X 光的實用性比核磁共振造影大很多，因為單做核磁共振造影，並不能讓醫師完整了解大部分膝關節損傷的狀況。再者，X 光也是一個比較省錢、省時的檢查方式。X 光不僅可以比較準確地診斷出諸多膝關節損傷，亦是了解膝關節排列、骨質狀態（X 光能夠檢測出骨質缺乏〔osteopenia，即骨密度變低〕的問題），以及退化性關節炎狀況（可看出關節間隙變窄、骨刺等病徵）的好幫手。

相較其他造影方法，照 X 光的方式相對簡單。整個流程大約三到四分

鐘，確切的時間則取決於你的醫生要求你照幾張 X 光。他們會將你帶到陳設 X 光儀的房間，負責執行此項檢查的技師可能會請你換上醫院的檢查服，以便檢查。他們可能也會請你脫除你身上所有的金屬物品或首飾。等到一切準備就緒，技師就會告訴你，照 X 光時你的膝關節應該如何擺放，才能產出清晰的影像成果。檢查期間，他們或許會要你擺出多種姿勢接受拍攝，躺著、坐著或站著都有可能。當你站在特製、設有 X 光膠片或感應器的平板前，擺出他們請你做出的姿勢時，他們就會開始替你照下影像。為了盡可能得到最清晰的影像，拍攝期間，請務必保持靜止不動的狀態。

還有一種叫做「X 光加壓攝影」（stress X-rays）的特殊 X 光造影法，能夠判斷你韌帶活動的方式。檢查期間，外科醫師會將你的膝關節往內或往外壓（使膝關節呈外翻或內翻），藉以檢視膝關節的韌帶是否正常運作。舉例來說，如果受傷膝關節內側的韌帶（內側副韌帶）撕裂了，那麼相較於未受傷的膝關節，該側膝關節的內側一定會有一道明顯的縫隙。這是非常重要的資訊，而且有時候 X 光加壓攝影甚至是檢出這些功能性缺損的唯一方法。比方說，某些慢性膝關節損傷可能就無法以核磁共振造影檢出。

核磁共振造影

若醫師懷疑你有傷到軟組織（韌帶、肌腱、半月板和軟骨等），核磁共振造影（MRI）就是釐清他們假設的好幫手。核磁共振造影儀是用帶有無線電波的磁場，搭配電腦繪製出你膝關節的詳細 3D 圖。核磁共振造影不只能讓醫師看到骨頭的狀態，還能看到軟骨、肌腱、韌帶，甚至是血管（請見圖 2.6）。

磁場強度的單位為「特斯拉」（Tesla），核磁共振造影儀可根據其磁場強度，分為數個等級（0.5、1、1.5 和 3 特斯拉）。一般來說，3 特斯拉等級的核磁共振造影儀是比較新型也比較好的機型，如果可以，請選擇這款機

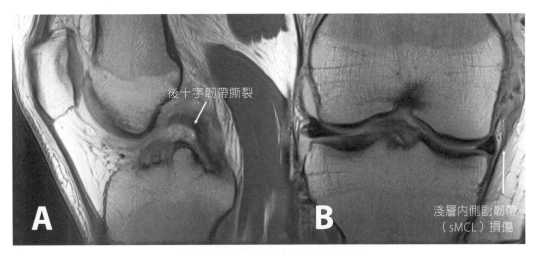

後十字韌帶撕裂

淺層內側副韌帶
（sMCL）損傷

圖 2.6 膝關節的核磁共振造影範例

型做檢查。

　　典型的核磁共振造影儀外型看起來就像是一個龐大的空心管，空心管的中央則配有一張可前、後移動的穩固平台。這台機器具有強大的磁場，所以進行檢查時，檢查室內不能有任何的金屬物質。執行這項檢查的技師向你說明完整個流程後，就會請你躺在平台上。做膝關節核磁共振造影時，你的腳會先進入管內，且只有下半身會在儀器內。檢查期間請盡可能保持靜止不動，以免產出不良的影像（你想的沒錯，檢查期間移動身體的話，會使影像糊掉）。大概要保持這樣靜止不動的狀態三十到四十五分鐘，核磁共振造影儀才能完整拍下膝關節的影像。這段期間，你都會獨自待在檢查室中，操控儀器的技師則會在操控室透過雙向對講機與你溝通。

　　有些患者會對封閉式的核磁共振造影儀感到焦慮，希望能以開放式的核磁共振造影儀進行檢查。相較封閉式的核磁共振造影儀，開放式的核磁共振造影儀只有上、下方配有磁鐵，四面都沒有任何屏障，可讓患者在相對開放的環境下接受檢查。對有幽閉恐懼症或恐慌症的人來說，開放式核磁共振造影儀無疑是比較好的選擇；此外，這對體型比較龐大的患者也是一大福音，

因為它賦予了他們用核磁共振造影精準釐清問題的機會。話雖如此，但由於開放式核磁共振造影儀的磁場較弱，所以它產出的影像畫質也會比較差。因此，如果你能忍受封閉式核磁共振造影儀的壓迫感，它一定會是比較好的選項。萬一你不確定自己能否平靜做完這個檢查，可以請醫療人員在檢查期間給你一些鎮定劑或抗焦慮藥物，並為你配戴耳塞（核磁共振造影儀運轉的聲音多半非常大）。

輕傷通常不必立刻接受核磁共振造影檢查，可以將受檢的時間往後推遲。假如醫師覺得你的理學檢查一切正常，X 光也沒顯示任何損傷，那麼這方面的檢查都會先往後延，待你症狀未見改善時再行安排。另一方面，核磁共振造影的費用昂貴，一次檢查還要花上三十至四十五分鐘的時間，所以醫生除非是懷疑你有什麼 X 光或理學檢查無法確認的軟組織損傷，否則他們多半都不會安排這項檢查。

電腦斷層掃描

電腦斷層掃描（CT scan）就像是一次照了一百次的 X 光。醫師安排電腦斷層掃描通常是為了檢查骨頭相關組織的型態，例如了解骨折恢復的狀況，或是確認韌帶重建手術時，為了植入新韌帶，在股骨和脛骨兩端鑽製的骨隧道的恢復狀況。

隨著電腦斷層掃描技術的日新月異，現在進行這類檢查的速度不僅越來越快，降低了患者的 X 光暴露量，也能用較低的放射劑量拍出更清晰的影像。以膝關節的斷層掃描為例，今日病患單次檢查暴露的輻射劑量，甚至比長途飛行的乘客還要低。也就是說，如果你的醫生正在考慮要不要幫你安排電腦斷層掃描，你可以請教他們這項檢查的輻射暴露風險有多大，以及其對早期診斷有什麼幫助。

如何找到適合的醫生？

　　請選一位有能力處理你膝關節損傷的醫師。選擇前請務必好好打聽這方面的資訊，你的家庭醫師、運動醫學科醫師，以及骨外科醫師都可以提供你有用的建議。相較不太診治膝關節損傷的院所，院內收治大量膝關節損傷患者的醫院，處理這方面的問題多半比較有效率和有經驗。考量損傷的類型，花點時間做功課，看看哪位醫師的專長和經驗比較適合治療你的問題。你也可以多問問其他醫界人士的推薦或意見。不過，有一點務必放在心上，就是即便你的朋友大力吹捧他們的醫師有多棒，那位醫師也不見得是最適合你的醫師，因為適不適合你，還是要取決那位醫師的專長。

　　假如你有在運動，而且繼續運動這件事對你而言很重要，那麼你大概就要找一位專治運動傷害的醫師。這類醫師診治過很多跑者、棒球員或籃球員，對每一種運動的相關損傷都有比較豐富的處理經驗。

　　你還可以找曾經在學術期刊上發表過相關研究成果的醫師（可以到pubmed.gov 以你損傷的名稱和醫師的姓氏搜尋，或是請你當醫師的朋友或家人幫你搜尋）。從相關文章、篇章或書籍的作者下手，也是個不錯的方向。通常，曾專文撰寫某一種特定病症的醫師，處置該病症的經驗都比較豐富，也比較了解它的病理。總之，在你清楚歸納出哪位醫師最能給予你有力的幫助前，務必做足功課。

　　然後，請務必要了解所選醫師的實務經驗，例如他做過哪些類型的手術，還有動刀的頻率等。雖然大部分治療運動傷害的骨外科醫師都能執行前十字韌帶或半月板修復的手術，但像膝關節脫臼這類比較複雜又沒那麼常見的損傷，就不是每一位醫師都有能力勝任。考量他們執刀該類手術的次數，也是你篩選合適人選的條件之一。說直接一點，如果你的傷勢比較棘手，你不會想讓一個一年只動過幾次刀的醫師幫你治療。相較於執刀次數少的外科

醫師，執刀次數多的外科醫師除了本身具備比較豐富的經驗外，其開刀團隊的準備狀態也會比較好。畢竟，每年要開五十幾台大刀的外科醫師，和一年只開一、兩台刀的外科醫師相比，兩者在實務經驗上的差距真的是非常大。

當然，從就醫的便利性來看，當地的醫師或許能減少你舟車勞頓的負擔。不過，如果你是屬於傷勢嚴重，但整體狀況還禁得住交通奔波的人，我們會建議你，務必去找特別擅長治療該種損傷的專家看診。一開始你可能會覺得這很麻煩，但最終你就會知道這一切都是值得的。請把眼光放遠，身體會陪著你一輩子，所以你肯定會希望它恢復到最好的狀態。

最重要的是，要找一位能讓你感到安心的醫師。注意他們的談吐，確認他們是否真的很清楚該如何治療你的損傷。你會想要一位專業度值得你信賴，又能理解你的治療需求，盡己所能幫助你恢復到最好狀態的主治醫師。

還有一點要跟大家說的是，許多人都很頭大的醫療問題，那就是「保險給付」。你可能費了一番工夫，終於找到了一位完全符合你需求的外科醫師，可惜，並不是所有的醫師都有涵蓋在你保單的給付範圍內。在美國，依據保單種類的不同，所能選擇的醫師廣度也會有所差異。要搞清楚你的保單可給付的醫師有哪些、不可給付的醫師又有哪些可能不是一件容易的事，但請務必要事先理清楚，因為這攸關你的醫療費用。找保單給付範圍內的醫師看病，大概是你最省錢的就醫選擇；找保單外的醫師看病，你的口袋就要夠深，因為可能需要自費鉅額的醫療費用。這就是當今美國醫療的悲慘現實面，萬一保單給付的醫師不擅長醫治你的損傷，或是他們沒什麼治療該損傷的經驗，術後成果可能就會不太理想。

去你打算選擇的醫師門診前晃晃是打聽消息的好管道，通常你可以從其他候診病患的口中，得知該醫師是否在你保單的給付範圍內，如果有的話，保險又能給付哪些項目和多少金額。有些醫師，尤其是專科醫師，或許並不在你保單給付的範圍內，或者是只有給予最低的給付額度。當你在決定到底

要請哪位醫師為你治療時，務必對你手術的複雜性和風險性有清楚的認知。請一個對你的傷勢完全沒有或很少實務經驗的醫師幫你開刀，可能不會是你最好的選擇。不過你同時也要考量到，假如你選擇你保險不給付的醫師，你可能負擔的龐大醫療費用。老實說，這方面的議題已遠遠超乎本書的主題，但我們還是要鼓勵你，如果你的傷勢需要動用到保單不直接給付的資源，可多多與你的家人和醫師討論，因為若以轉診的方式就診，某些保單還是可藉由先自費、後憑收據申請理賠的方式，減輕醫療費用的負擔。

詢問專科醫師的問題

專科醫師診斷完你的傷勢後，請將你心中的疑問都提出來與他討論。如果你對醫師的說明有什麼不明白的地方，請勇於再次提問。治療的過程中，有可能會出現併發症，你一定要知道它們的存在，才有辦法事先防範；另外，你也要對每一道治療步驟都瞭若指掌，才能確切掌握你的治療成效。

治療前

1. 治療的第一階段要做些什麼？
2. 我的傷勢常見嗎？
3. 接受手術前，我應該先試著恢復膝關節的活動幅度嗎？

治療中

1. 我的治療需要動刀嗎？手術和非手術的治療方式，對我的傷勢有怎樣的優、缺點？如果我需要動刀，應該什麼時候接受手術？
2. 手術會怎樣進行？要多長時間？
3. 如果你在手術中發現某些核磁共振造影沒顯示出的問題，你也會一併

處理嗎？這對我的手術可能造成怎樣的影響？

4. 你可以告訴我，我可能出現的所有併發症嗎？這些併發症出現的機率有多大？我可以做些什麼防範它們嗎？萬一它們找上我，我該採取哪些行動？

治療後

1. 恢復的過程有多艱辛？
2. 我需要用到枴杖之類的輔具，或是其他特殊的儀器嗎？
3. 完成整個療程，我需要歷經哪些階段？手術前我應該先接受什麼其他的治療嗎？
4. 怎樣能加速我恢復的速度？
5. 幹細胞療法適合我嗎？
6. 我要多久才能重返校園／職場／球場？
7. 我有多大的機率無法重回過去的狀態？
8. 從長遠的角度來看，我未來出現殘疾的機會有多大？

呼叫 Google 醫師

得到診斷後，你自然會想要上網查閱相關資訊。確實，你應該廣泛閱讀與病症有關的資訊，但是也要信任你的醫師。網路上的資訊，有些並沒有科學根據，或是早已過時，無法提供你正確的知識。相對地，醫師通常會定期參加其主治領域的研討會（該領域的專家會齊聚一堂，一起討論最新的科學證據和科技），不斷進修、更新相關的專業知識，以提供患者最可靠的資訊。因此，想讓自己更了解病況，你要做的應該是提升發問的能力。就診前，試著先寫下你的問題，或是把它們記錄到你手機的筆記本中，好確保不會在就診時忘了向醫師提出這些問題。

欲知更多具體的病狀，或是該對你的診斷抱有怎樣的心理準備，請見第三章〈二十五種最常見的膝關節問題〉。

諮詢其他醫師的意見

徵詢第二位，甚至是第三位醫師對傷勢的診斷和治療計畫，也是幫助你做出最好選擇的好方法。選擇讓你感到自在和信任的醫師和醫療團隊極其重要。信賴是順利完成每一個治療的關鍵因素，所以你一定要確信醫師能給你最符合需求的醫療服務。

雖然「信任，但仍要查證」（trust but verify）這句美國人耳熟能詳的短語，最初是美國前總統雷根用於表達與蘇聯外交關係的辭令，但這句話也同樣適用在求診時。如果你同意所選醫師的建議，並對他百分之百的信任，那很棒，這表示你已經找到了合適的醫師。然而，如果你對他的話不太有信心，或是存有疑慮，你永遠都可以去徵詢其他醫師的意見。這就跟買車、買房、結婚，或做出人生中的任何一項重大決定一樣，你大概不會在沒徵詢多方意見的情況下就做出選擇。因此，在決定要請哪一位醫師為你治療時，也應該秉持相同的信念。你對傷勢診斷的正確性存有疑慮，或是覺得你的傷勢不如醫師所說的那樣簡單時，格外要落實這一點。我們始終認為，患者應該奉行「病人永遠是對的」這句格言的精神。假如你覺得身體有哪裡不對勁，那麼實際上，大概就是有哪裡出了狀況。這個情況下，徵詢其他醫師對膝關節問題的意見是個好主意。請記住，醫師也是人，也可能犯錯。相信你的直覺，並主動積極的探尋最適合你的人選。

該去哪裡做復健？

　　良好的復健計畫是任何損傷順利康復的關鍵。更準確來說，手術成果的成功與否，大概有百分之五十是取決於手術團隊的醫術，剩下的百分之五十則是取決於術後的復健安排。大部分的醫師都會有常態性合作的物理治療師（領有合格執照，專門助人復健、恢復行動能力的專業醫療人員），以便提供病患最好的術後照顧。這些物理治療師可不是他們隨機挑的，而是經由經驗的累積，選出的最佳拍檔。當然，除了與醫師搭檔的物理治療師外，你還有許多其他優秀的選擇，但是在選擇其他物理治療師前，請務必確認該物理治療師明白你醫師的治療計畫。有時候，外科醫師會要求你先在他們的機構進行初步的復健，之後再到你往返比較方便的院所持續復健。你一定要非常清楚整個復健療程中需要完成的每個步驟，還有整個療程大概要花多長的時間。沒錯，這個部分需要你再次發揮勇於提問的精神！與復健相關的其他細節，我們將於第九章討論。

　　總而言之，知道第一步該怎麼做，是你啟動整個修復程序，還有即時找到合適醫師的關鍵。問對的問題、與醫師討論你的期望，並探尋出最符合你需求的治療方式，對你的傷勢至關重要。最後，努力執行復健，恢復你的活動力，則是讓你順利康復的另一項必備因素。

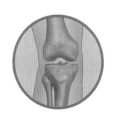

CHAPTER 3

二十五種最常見的膝關節問題

它們會影響到哪些部位、如何發生，以及該如何處置它們

前十字韌帶撕裂

一想到「膝關節受損」，你腦中第一個想到的關鍵字可能就是「前十字韌帶撕裂」（Anterior Cruciate Ligament Tear）。前十字韌帶是最常出現撕裂傷的膝關節韌帶，因此它也最廣為人知。前十字韌帶位在膝關節的中心，兩端以略帶斜角的角度附著在股骨和脛骨上，是你在扭動或轉動身體時，避免你膝關節往前滑動的重要結構。大多數的前十字韌帶撕裂都是在體育活動中發生，其中，又有大約四分之三的前十字韌帶撕裂屬於非接觸性損傷。你在扭轉或轉動身體時，膝關節都可能隨著你姿勢的變化往內彎或過度打直，導致前十字韌帶撕裂（圖 3.1）。（欲見經典例子，請至 YouTube 上搜尋克雷・湯普森（Klay Thompson）在二〇一九年 NBA 總決賽受傷的片段。）前十字韌帶受傷的人，嘗試起身走路時，常會覺得膝關節不穩，動不動就突然軟腳。

通常，前十字韌帶撕裂時，你會感覺到膝關節傳來「啪」一聲的爆裂聲，這是骨頭挫傷產生的聲音。雖然前十字韌帶撕裂的力量不至於讓骨頭因

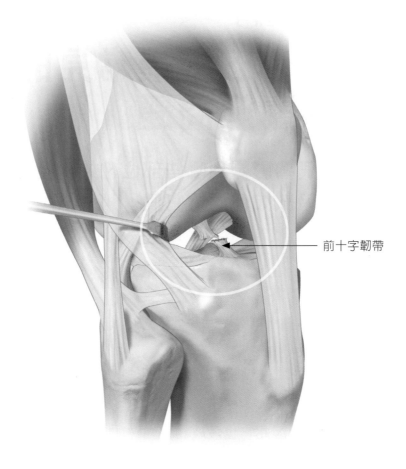

前十字韌帶

圖 3.1　前十字韌帶撕裂

此斷裂、造成骨折，但卻會導致骨頭滑動、撞在一起，形成所謂的骨頭挫傷（bone bruise，你也可以把骨頭挫傷視為骨折的前一個階段）。骨頭挫傷最常發生在膝關節外側的位置，脛骨後側和股骨前側會在該處撞在一起。約有七成五前十字韌帶撕裂的人，其膝關節外側會同時有骨頭挫傷的狀況，所以即便核磁共振造影的影像不清楚，這些骨頭挫傷的傷勢也可指出前十字韌帶有無法正常發揮功能的跡象。

　　前十字韌帶的養分是由中央膝動脈（middle genicular artery）供給。

因此，前十字韌帶撕裂後的頭二十四小時內，膝關節常常會因為該動脈的出血變得非常腫脹。這段期間你一定要立刻冰敷傷處，盡可能降低此動脈的出血量，因為蓄積在關節的血液會讓你的傷勢雪上加霜。對軟骨來說，伴隨損傷出現的出血和逐步加重的發炎反應，簡直是一場惡夢。發炎反應除了可能進一步破壞軟骨的健康，還可能創造出一個適合疤痕組織生長的環境，導致膝關節僵硬和衍生出許多長期併發症。假如前十字韌帶撕裂後，你有兩、三天的時間都痛到沒辦法好好做事或睡覺，很可能就是你關節內的積血量過大，對膝關節造成了壓迫。碰到這類情況時，醫師可以藉由抽出部分關節積液，立即緩解你的疼痛。

研究顯示，約有五成前十字韌帶撕裂的人，會在未來的二十年內出現「創傷性關節炎」（post-traumatic osteoarthritis，PTOA）。未及時接受治療和受傷時的年齡，是前十字韌帶撕裂導致創傷後關節炎的兩大關鍵因素。你撕裂前十字韌帶的年紀越大，日後關節炎找上你的機會就越大。

顯然，受傷的年齡不是你可以掌控的因素，但你可以決定接受治療的時機點。也就是說，對前十字韌帶撕裂這類傷勢來說，「靜觀其變」這樣的處置方式說不定會讓你錯過治療的黃金時期，使你的膝關節最後難逃關節炎的折磨。如果你確實有膝關節失去穩定性的狀況（這一點醫師在診間就可以判斷），那麼接受重建手術是你最好的選擇，而且越快重建你的前十字韌帶，你越有機會獲得最好的康復成果。

現在的問題是，前十字韌帶撕裂後，到底怎樣的治療方式最適合你呢？過往，前十字韌帶的治療方式基本上可根據患者的年紀做出明確的區分：較年輕的患者建議接受重建受術，較年長的（年過五十）患者則建議採取保守治療。然而，隨著人口逐漸高齡化，還有眾人對活動力越來越重視，現在這樣的區分原則已經越來越不適用。與所有的損傷一樣，今日醫師在治療每一位個案時，都應該與患者充分討論，再依照每位病患的狀況和需求制訂出專

屬他們的治療目標。

一般來說，我們認為膝關節無法順利做出扭動、轉動或旋轉動作的人，以及想要繼續從事體育活動的人（像是籃球、足球、美式足球和滑雪等活動），必須接受前十字韌帶重建手術。這可以避免他們因膝關節滑動，衍生出軟骨和半月板受損等其他傷害。另外，已有研究顯示，越晚接受前十字韌帶撕裂重建手術的患者，其日後出現關節炎的機會越大。這表示，如果你有個如演員皮爾斯·布洛斯南（Pierce Brosnan）或克里斯蒂·布琳克莉（Christie Brinkley）那般，已經年過六十，但仍在從事滑雪、跑步等各類運動的患者，那麼你理當要將前十字韌帶手術列為他的治療選項。除此之外還有其他因素也會影響醫師的決定，例如：

1. **合併其他的損傷。** 雖然我們能夠以保守、非手術的方式治療前十字韌帶，但半月板撕裂或其他韌帶損傷，可能就非要開刀才能治療。也就是說，在膝關節多重受損的情況下，整體的治療方式會由傷勢最複雜、嚴重的損傷主導。

2. **有無關節炎。** 已有嚴重關節炎問題的患者，通常不是接受前十字韌帶重建這類關節鏡手術的最佳人選。這和第一項因素類似：病情較嚴重的退化性關節炎會主導整體治療的方向。

3. **病人的整體健康狀態。** 因為這是非緊急的選擇性手術，所以務必把患者的整體健康狀態納入考量。

所以你有什麼選擇呢？非手術的保守治療主要是由休息、冰敷、Tylenol 止痛藥（乙醯胺酚）和物理治療組成，且患者多半需要使用護具。有時候，療程中也會搭配一些刺激修復的針劑，如高濃度血小板血漿、骨髓抽吸濃縮液（bone marrow aspirate concentrate，BMAC）；第十一章會詳細討論這些治療方式，目前科學研究對它們的療效尚未理出一個定論。物

理治療會著重在恢復你關節的正常活動範圍、避免長久僵硬，以及提升肌力，特別是膕旁肌群的肌力。

〈小檔案〉前十字韌帶撕裂

- **普遍程度**：在美國，每年大約會有三十萬例前十字韌帶損傷個案。
- **常見成因**：任何會導致脛骨過度往大腿骨（股骨）前側移動的力量。若以運動中的動作說明，就是急停、快速轉向、墊步和跳停等舉動。
- **患者族群**：除了健康、十六歲的女性足球員是最可能傷到前十字韌帶的族群，從事其他運動，且會在活動期間做出快速轉變方向或速度的運動員，也是蒙受這類傷害的高風險群。
- **該採取什麼行動**：如果你聽到膝關節傳來爆裂聲，同時出現明顯疼痛和腫脹的狀況，請安排一下時間去看個醫生。如果你無法承受任何重量，還出現腿部發麻無感、刺痛的症狀，或是藥局止痛藥也無法緩解的疼痛感，請盡快到附近的急症照護中心或急診室就醫，因為這些病徵和症狀全都意味著你的傷勢可能比較棘手。
- **傷勢的分級**：依臨床症狀和影像檢查的結果，前十字韌帶撕裂可分為三級。第三級是前十字韌帶完全撕裂，第一級和第二級則是受損程度漸增的部分撕裂。
- **治療選項**：分為保守（非手術）療法和重建手術兩大類。保守療法通常是用於治療前十字韌帶部分撕裂的病人，或是完全撕裂但較不好動，或不太會用到前十字韌帶功能的病人。至於前十字韌帶完全撕裂的運動員、希望保有良好活動能力的病人，還有接受非手術性治療依舊無法恢復膝關節穩定性的患者，醫師通常都會建議他們動手術。
- **治療後的預期成效**：過去二十年間，前十字韌帶重建手術的技術已大幅躍進。大致上，你可以期待自己接受治療後，恢復到與受傷前差不多的活動水準。部分長期研究認為，前十字韌帶受過傷的人日後得到退化性關節炎的風險會增加，就連接受手術治療的患者也不例外。可是，目前尚無研究針對近期的手術技術，進行為期十年、十五年和二十年的追蹤性研究（Follow-up

Study）。我們認為，隨著手術技術的進步，這樣的關聯性應該會降低。

- **重拾活動能力的時間軸**：病人多半術後的第一天就可以開始走路，或可視狀況承受部分的身體重量。要徹底重返競賽性活動則通常需要六到十二個月的時間。這個部分其實有點爭議，因為就在五年前，還有許多醫師主張患者在術後六個月即可重返運動場。然而，最近的研究數據顯示，術後六個月時，韌帶其實還處在修復階段，所以若想得到最佳的治療成果，最好再給它三到六個月的修復時間。

依外科醫師的判斷，你的手術會有許多不同的執行方式。不過，在某些特殊情況下，醫師並不會修復你原本的前十字韌帶，而是會直接用新的組織取代你受損的前十字韌帶，達到重建膝關節結構的效果。接受這類韌帶重建手術時，你需要選擇移植物的種類、建造骨隧道（脛骨和股骨），以及用骨螺絲之類的固定裝置將移植物固定在隧道裡。移植物可分為兩大類，一為自體移植物（autograft，即移植物來自你自身的組織），另一類則為異體移植物（allograft，即移植物來自其他捐贈者）。膕旁肌群、髕骨肌腱和股四頭肌的肌腱是最常見的移植物來源。大部分的同儕審查（peer-reviewed）研究顯示，自體移植物的術後恢復狀況比較好，長期的治療成效也比較佳；不過自體移植手術的弊病是，你取下組織供自體移植的部位，出現併發症的機率並不罕見。也就是說，提供自體移植物的部位，日後出現僵硬和疼痛的機率滿高的。

再者，假如你是一個比較年長的病人，就算你想用自體移植的方式重建前十字韌帶，也不一定能如願以償。因為你身上許多可做為自體移植物的肌腱，恐怕都已因長年的磨損不勘使用，因此自體移植不見得一定是最佳選擇。可是現在也有越來越多這方面的研究發現，適合進行自體移植的患者年齡正不斷上修，整體來看，臨床上高齡六十歲還可接受自體移植手術的病人

已越來越常見。由於這些因素都會影響手術進行的方式，手術前還請你一定要充分與你的外科醫師溝通，以了解他們比較偏好的手術方式和原因。在此再提醒你一下，外科醫師在決定手術方式時，會將你的年齡、性別和治療目標全都納入考量，因此，想獲得最適合你的治療，請務必敞開心胸將你心裡的想法坦誠告訴醫師。

關節炎

實際上，軟骨表面的任何損傷都會造成關節炎（Arthritis）發生（請見圖 3.2）。（諸如軟骨軟化症〔chondromalacia〕，或軟骨受損〔請見第102 頁〕之類的診斷，都算是早期關節炎的代名詞。）位在骨頭末端的軟骨是個特別的組織，它可以吸收衝擊力，讓我們從事各種活動。然而，一旦軟骨受到傷害，或是開始磨損，就會使膝關節承受的壓力變大，此舉不但可能導致骨頭的形狀變形，還可能連帶改變膝關節的排列。經年累月下來，關節炎的病程亦可能因而加速。

軟骨分為四層，最外面那一層的質地最堅韌。只要最外層的軟骨受損，下面幾層軟骨磨損的速度就會加快。因此，務必確保表層軟骨的完整性，萬一發現你的軟骨已出現磨損的情況，請務必調整活動的強度，以免加劇其餘軟骨磨損的速度。

關節炎能以多種不同的形式表現。有時候你或許會注意到膝關節發出喀啦喀啦的聲響，或是在從事某些活動的時候疼痛或腫脹。膝關節的輕微腫脹可能會讓你有種僵硬感，而這樣的跡象也會讓外科醫師察覺到，你的膝關節已經發展出了某種關節炎。另外，造成膝關節前側腫脹的積液，也可能滲漏到膝關節後側的兩條肌腱之間，形成所謂的貝克氏囊腫（Baker's cyst）。（貝克氏囊腫鮮少需要開刀治療。大多數時候，醫師只要治療了膝關節前側

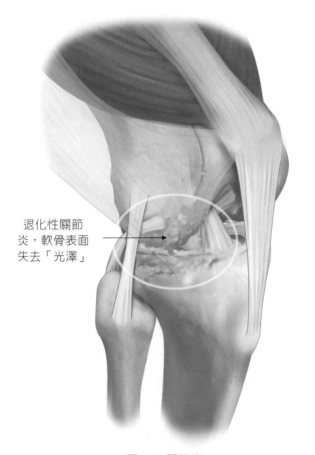

退化性關節
炎，軟骨表面
失去「光澤」

圖 3.2 關節炎

的問題，降低腫脹程度，通常過一段時間貝克氏囊腫就會慢慢消退。）

　　請務必試著找出造成關節炎的原因。如果你是做了深蹲、衝刺、跳躍或其他高強度活動，讓膝關節過度活動產生了關節炎，更是要格外當心；因為這是身體在告訴你，你做太多了，身體已經出現耗損，你需要改變此刻的所作所為。然而可惜的是，就算調整了活動的強度，受損的軟骨表面也不可能恢復到往昔的模樣，讓你重返相同的活動水準。因為你已經傷到了最外層、最堅韌的軟骨，持續從事那些活動一定會導致更嚴重的磨損和更大的問題。

　　不論你的關節炎是損傷引發，還是單純的基因所致，你都應該試著擬定

出一套計畫，以確保它的病況不會惡化。調整活動的強度和做某些不會引發更多問題的運動，都可改善表面軟骨磨損的狀況。例如強化股四頭肌群的肌力，強壯的股四頭肌群可提供膝關節最好的避震效果；還有如果你的半月板撕裂傷因無法修復，而部分切除，避免從事任何高強度或跑步活動，也能防止關節炎的問題惡化。傷到更深層的軟骨情況就會變得更為棘手，因為即便擁有今日的科技，我們仍沒辦法治癒關節炎。

所以萬一關節炎更嚴重了，你該怎麼辦？關節炎到了晚期會導致膝關節明顯的疼痛和無力。由於退化性關節炎是不可逆的，故臨床上只有兩種基本的治療途徑：（1）**非手術性**，物理治療，多半還會搭配一些針劑（如減輕疼痛和發炎反應的類固醇，或增加潤滑度、減輕發炎反應和有可能降低疼痛的玻尿酸），或（2）**手術性**，通常必須接受部分或全膝關節置換手術，視膝關節受損的狀況決定。

顧名思義，部分膝關節置換手術僅會針對膝關節受損的部分做治療。置換的部位有可能是膝關節內側（圖3.3）、外側（圖3.4），或髕股關節（圖3.5）。要做這項手術需要符合多項條件，比方說，該關節炎影響到的膝關節區塊需集中在單一部位，而非廣布整個膝關節；病人「不能」有任何發炎性關節炎，因為這類關節炎的關節滑膜會分泌可分解軟骨的酵素；膝關節「不能」嚴重僵硬（無法做出正常活動範圍

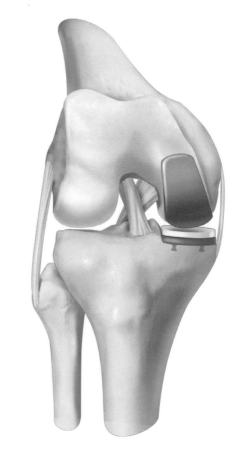

圖 3.3 內側膝關節置換

內的動作）；「不能」嚴重排列不正（X 型腿或 O 型腿）；或「不能」有韌帶受損等狀況。上述的所有狀況都會大幅提升部分膝關節置換手術的失敗率，所以面對這類病患，醫師會比較推薦他們做全膝關節置換手術。關節炎影響範圍廣布整個膝關節，或是因為其他原因不適合做部分膝關節置換手術的人，全膝關節置換手術都是他們比較理想的選項。

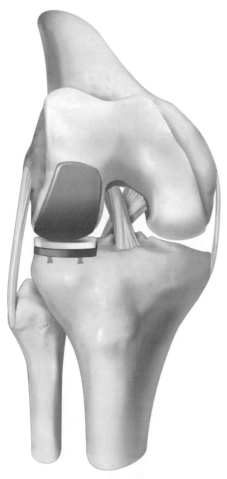

圖 3.4 外側膝關節置換

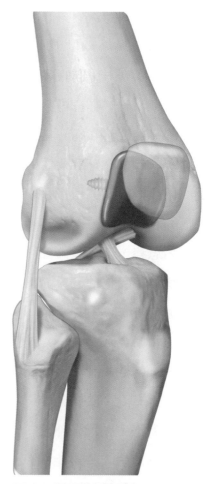

圖 3.5 髕股膝關節置換

膝關節置換手術

膝關節置換手術（圖 3.6）是一個用金屬和塑膠製成的人工關節取代原生膝關節的療程。不過事實上，全膝關節置換手術並不是真的把你的整個膝關節換掉，而是將骨頭表面磨損的軟骨組織移除後，再於骨頭表面置入金屬和塑膠製成的人工關節組件。移除股骨和脛骨表面軟骨的動作，能讓外科醫師剷除關節炎引發疼痛的源頭，從根本治癒你的疼痛。重新在骨頭表面置入金屬和塑膠製的人工關節組件前，骨頭通常還會經過更繁複和精密的切割和鑽孔，以利組件的後續安裝。手術完成後，絕大多數的人應該都會得到全新的膝關節，疼痛緩解或消失，且能活動自如。這是一種成功率很高的手術，病人不但能因此恢復正常的日常活動，還有機會繼續從事某些運動嗜好。

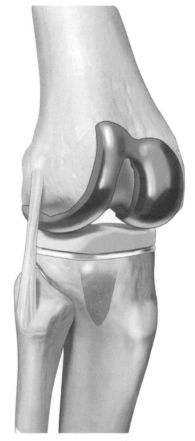

圖 3.6 全膝關節置換

外科醫師在執行膝關節置換手術時，會進行以下基本步驟：

- **修整骨頭：** 除了會移除股骨和脛骨末端表面的受損軟骨，醫師還會一併修掉軟骨下方的一小部分骨頭，以確保人工關節組件是安置在健康的骨頭表面。

- **裝置金屬植入物：** 移除軟骨後，醫師會在骨頭表面植入金屬製（有時候是塑膠製）的人工關節組件，重建膝關節的表面。（組件的材質，

取決於植入物的廠牌；舉例來說，植入脛骨的聚乙烯脛骨膝關節面，就不含任何金屬。）這些組件可能會以骨水泥黏著，或是用壓接（press-fit）的方式與硬骨接合。

- **重整髕骨表面**：髕骨（膝蓋骨）與股骨相交的表面會被切除、修整，再重新安上一個鈕釦形狀的塑膠組件。有些外科醫師不會執行這個步驟，執行與否視個案的病況而定。
- **放入塑膠墊片**：在金屬組件之間放入醫療級的塑膠墊片，為兩者創造出平滑的滑動表面。

多年來，膝關節置換手術的技術和儀器已歷經無數次的改良。「機械式植入」就是其中的代表，它道盡了科技對膝關節置換手術的變革。聽到「機械手臂手術」這個名詞時，你必須了解機械手臂其實並非整場手術的主刀者，它只是骨外科醫師執行手術的一個工具。進行機械手臂手術時，骨外科醫師會先利用特殊的軟體預先規劃手術過程，然後再於手術中引導機械手臂移除受損的骨頭和軟骨。這類手術的優點是，人工關節的金屬組件能以更精準的方式植入，大幅提升其日後的耐用度。

很多公司都有生產執行膝關節置換手術的系統，如果你問五十位外科醫師，哪一家公司的系統最好，大概就會得到五十種不同的答案。因此，這個部分你或許要自行做一些功課，才能對各家公司的產品有基本的認識。話雖如此，但其實這類產品的品質絕大多數都差不多，所以外科醫師對該產品的熟悉度，可能會是你更需要考量到的部分。

除了手術常見的顧慮和併發症（稍後將深入討論），你還要知道全膝關節置換手術的人工關節組件有所謂的使用期限。這是說，它的金屬和塑膠組件並不能讓你用一輩子，這也是為什麼面對年紀較輕的患者，我們不太會要患者接受這類手術的原因，除非這對他們來說是必要之舉。雖然有部分報告

指出，這些組件的使用壽命可達三十年以上，但普遍來說，它們的使用壽命大概是落在十五到二十年之間。膝關節置換手術是可重複執行的手術，但其執行的複雜程度會變得比較高，術後的成果（雖然還是很不錯）也不會像第一次手術那樣好。有鑑於這所有的因素，我們在醫治年紀較輕的患者時，總是努力將非手術性治療發揮到極致，以盡可能推遲必須接受膝關節置換手術的時間。

另一項要留意的是感染風險。幾乎所有的手術都有感染風險，即便是非緊急性的膝關節手術也不例外。通常膝關節手術的過程都非常乾淨，不會有什麼汙染問題，特別是跟大腸手術這類比較容易造成汙染的身體部位相比。然而，醫師在你身上劃開的每一道切口，都會為你體外的骯髒病菌製造機會，讓它們有機會入侵你乾淨的體內，造成感染風險。

當手術牽涉到將非生物性物質（即金屬和塑膠組件）植入你體內時，這樣的感染風險還會略為升高。這是因為相較我們身上原本的組織，細菌比較容易在非生物性的物質上孳生。全膝關節置換手術正好就具備這項危險因子，雖然它的手術過程非常乾淨俐落，但它終究會植入一些非生物性的組件，以取代我們的部分組織。因此，就算現代醫學在消毒、抗生素和預防感染方面都有長足的進步，目前膝關節置換手術仍有約百分之一的感染風險。

雖然你可以說這表示每一百個接受膝關節手術的人，有九十九個人可能不會受到感染，但這個數據還是清楚指出一項事實，那就是接受這類手術的人當中，平均每一百人就有一人會受到感染。感染會將非緊急性全膝關節置換這樣的一般手術複雜化，通常會因此多挨兩次刀：第一次手術會先將膝關節內的所有的植入物移除，並對它施予抗生素（這部分在「化膿性關節炎」的小節會有更詳細的討論）；待感染狀況排除後，第二次手術則會重新植入一套人工膝關節。這額外的處置過程，往往要耗費至少三個月，期間病人的那條腿不僅要限制負重量，甚至可能還要做到完全不能承重。

這麼說不是要勸退你。人生中的每一項決定本來就都有其風險和回報，要怎麼選擇端看你覺得它值不值得。從前文提到的數據來思考，每一百人當中，最後會有九十九人不會出現感染的問題，所以大部分的人還是會對他們的決定感到滿意。我們會告訴你這些資訊，是認為你應該當一個聰明的消費者，充分了解這場手術的利弊得失。

手術前請務必與你的醫療團隊討論所有的利弊，通常院方也會將這方面的資訊羅列在手術同意書上，稍後我們會再詳加討論這個部分。

〈小檔案〉關節炎

- **普遍程度**：非常常見，年過六十歲的美國人口中，有 13％的女性和 10％的男性都有膝關節炎的症狀。
- **常見成因**：先天的基因和後天的損傷（例如取出部分受損的半月板）都是造成退化性關節炎的因素。其中，因損傷而造成的關節炎又叫做創傷性關節炎（post traumatic osteoarthritis，PTOA），大約有 15％的退化性關節炎病人屬於這類，且這類關節炎病患的年紀通常較輕。這可能是最初的傷害造成軟骨破裂或產生裂隙導致，也可能是取出部分半月板所致。
- **患者族群**：年過六十、早年膝關節曾受過傷的人（例如前十字韌帶或半月板撕裂）。
- **該採取什麼行動**：這並不是什麼緊急的狀況，你應該到門診尋求骨外科醫師的協助，而非到急診室報到，因為急診室很可能無法提供你任何有效的幫助。在門診，醫師能根據你膝關節的狀態，評估你退化性關節炎的嚴重性，並給予你最好的治療。
- **傷勢的分級**：關節炎的嚴重程度是依軟骨病變的深度而定（軟骨軟化症）。軟骨有變軟，但沒有實質受損的輕度、淺層軟骨病變，會被歸類為第一級軟骨軟化症。第二級軟骨軟化症是軟骨有約一半的厚度受到損傷。第三級軟骨軟化症是軟骨損傷的深度已接近骨頭，第四級軟骨軟化症則是軟骨全層受損使骨頭裸露。

- **治療選項**：治療方式取決於患者的症狀、相關損傷和軟骨病變深度。小範圍的局部性軟骨病變者，或許可經由軟骨整形術（chondroplasty）進行修整。全層受損的軟骨病變者，需先接受完整的檢查判斷受損的成因，以利後續相關手術的安排。至於退化性關節的末期患者，其治療方式則以物理療法、減重和針劑為主，或是必須安排部分或全關節置換手術。不過，人工關節並不能讓你用一輩子（使用壽命通常只有十五到二十年）。

- **治療後的預期成效**：治療的成效除了跟治療方式有關，還要看病人術後的整體活動狀況。如果病人在術後能避免高強度活動，也能為減輕膝關節的負擔做一些努力（例如減重和強化肌力），那麼他們往往能得到很好好的治療成效。軟骨整形術（請見第 103 頁）雖然可以暫時舒緩關節炎的不適，但並非長久之計。膝關節置換手術能讓患者重返大多數的低強度活動，像是高爾夫、走路，以及各種日常活動，偶爾跑跑步和打打網球也不成問題。不建議從事高強度運動，例如團隊性運動、重訓和跳躍動作；不過，年長病人對這方面的需求通常也不高。明白這些限制很重要，所以就算全膝關節置換手術是一個成功率極高的手術，我們也不會急著要仍有大量活動需求的年輕病人接受這個手術，因為這會加速人工關節磨損的速度，而且一般來說，第二次的膝關節置換手術恢復膝關節功能的效果，不會跟第一次手術一樣好。

- **重拾活動能力的時間軸**：這主要取決於你選擇的治療方式。對選擇穿戴護具、減重和注射膝關節針劑等較保守治療方式的病人而言，基本上只要你耐得住痛，你都可以自由活動，在這方面的限制非常少。視你注射的針劑種類而定（請見第 309 頁），注射當天若你的行動力沒有略為下降的話，你通常還是可以保有正常的活動，以確認針劑的藥效。大部分針劑要徹底發揮功效，需要花上數天到數週不等的時間，但這段期間你不需要住院，也不需要停止活動一段時間，或是特別留意該腿的負重狀況。若接受全膝關節置換手術，術後通常要住院一到兩天，但手術當天還是可以下床走動。除非你有其他方面的顧慮，否則手術之後，大部分的日常活動都可以照舊進行。每個人適應人工膝關節的時間都不太一樣，時間落在數天到數週不等，甚至有人在幾天內就可以上街走動。

肌肉拉傷

肌肉是由肌肉纖維和其末端的肌腱組成，它可以拉動骨頭和出力。當你的活動超出肌肉纖維的負荷時，纖維就會撕裂，而這就是「肌肉拉傷」（Muscle Strain）。

肌肉拉傷有好幾種不同的類型。肌肉只出現微乎其微的損傷，伴隨輕微的痠痛感，屬於第一級拉傷。肌肉出現撕裂傷，但沒有徹底斷裂，且患者有明顯行動不便的狀況，屬於第二級拉傷。肌肉徹底撕裂，不論撕裂的位置是在肌肉或是肌腱上，都屬於第三級拉傷。

絕大多數的肌肉拉傷都屬於第一級撕裂。上健身房過度操練肌肉，肌肉會痠痛個幾天的情況就是這類拉傷所致。通常碰到這種情況，應該先冰敷、適度加壓該處，並讓肌肉保持在伸展的狀態，盡可能將出血和發炎的狀況降到最低；接下來在痠痛感消失前，都要避免從事那個引發疼痛的活動，並搭配適度的伸展運動促進損傷的修復。萬一你是在運動競賽中拉傷，且一時半刻無法避免從事這項活動，那麼在從事完這些活動後，務必記得冰敷拉傷處，以降低損傷腫脹和出血的程度；在從事該項活動前，也務必熱敷損傷處，以確保損傷處的血液循環順暢。大部分的第一級肌肉拉傷都可依其症狀治療，且你可能只需要避免從事某些活動或運動幾天。

第二級肌肉拉傷就比較嚴重，肌肉會出現部分撕裂的狀況。膕旁肌群是最常受第二級肌肉拉傷所苦的肌肉。由於膕旁肌群是執行跑步和抬腿等動作的重要肌群，所以一旦這些肌肉出現了第二級拉傷，除了需要給予其冰敷和休息，在損傷徹底恢復前，還要適度伸展它們。這類損傷的恢復期大約是三到四週。

肌肉徹底撕裂的第三級肌肉拉傷，就是一件更嚴重的事了。由於這個等級的拉傷可能會導致肌肉與骨頭徹底分離，所以手術有可能會成為治療的必

要之舉。最常發生這個情況的，是骨盆周邊的膕旁肌群。這類拉傷大多伴隨著大量出血，也就是說，靠近骨盆的膕旁肌群發生第三級拉傷時，該腿的大腿可能會大量充血，導致行動嚴重失能。由於膕旁肌群是上樓和爬坡時的重要肌肉，所以骨盆處膕旁肌群嚴重撕裂的病人，多半很難從事這類活動；除此之外，這類病人的行動，可能會有好幾天都必須仰賴枴杖的輔助。另一個也可能發生這類拉傷的位置，是在膝關節附近，與脛骨相連的膕旁肌群。雖然這種情況比較不常見，但在運動界也不罕見，NFL 每季的賽事幾乎都會有球員為此傷受苦。碰到這種情況，首要之務是穩住肌肉撕裂的傷勢，然後再視病人狀況慢慢恢復活動的強度。與脛骨相連的膕旁肌群是條小肌肉，一般來說，鮮少有人需要為此動手術，把它重新接回脛骨上。

〈小檔案〉肌肉拉傷

- **普遍程度**：非常常見。視活動和運動種類而定，研究報告指出約有 8％到 25％的運動員會在各類賽事中發生膕旁肌群拉傷的問題。這個數據還不包含股四頭肌群、小腿肌群（腓腸肌和比目魚肌），以及其他小腿肌肉的拉傷。
- **常見成因**：急停、在靜止狀態下突然全速奔跑、肌肉離心收縮（肌肉在拉長的狀態下出力），或猛然讓膝關節負荷過多重量。
- **患者族群**：十八歲的男性足球員。
- **該採取什麼行動**：大部分的拉傷都適用「靜觀其變」的處置手段。在傷處沒有發出「啪」之類很大聲的爆裂聲，或其他令人擔心的症狀（意料之外的症狀）時，肌肉拉傷都可以用休息、Tylenol 止痛藥（乙醯胺酚），和冰、熱敷治療。不過，如果疼痛和無力的狀況持續六週以上，你就需要安排個時間去找你的家庭醫師評估傷勢。
- **傷勢的分級**：根據肌肉纖維受損的程度，肌肉拉傷可分為三級。第一級拉傷會有痠痛感，但肌肉無明顯的撕裂傷。第二級拉傷是部分肌肉撕裂，而第三級拉傷的肌肉則是徹底斷裂。

- **治療選項**：大部分的肌肉拉傷都可以用「R.I.C.E.」急救法（請見第 46 頁），以及一系列的物理治療處置。當肌肉與骨頭因拉傷的撕扯徹底分離時，可能就需要開刀將肌肉重新接回骨頭。
- **治療後的預期成效**：隨著時間的推進，大多數病人都可以重返不錯的活動能力。但是，萬一拉傷痊癒後，肌肉之間形成了很多疤痕組織，那麼病人日後重複拉傷肌肉的風險就會增加。
- **重拾活動能力的時間軸**：第一級肌肉拉傷通常需要兩到十四天才能恢復正常的活動能力，第二級肌肉拉傷最長可能要花上六週；至於第三級拉傷可能就要耗時兩到三個月，復原期間除了要讓拉傷處休息，還要接受一系列的物理治療。

在治療肌肉拉傷和撕裂傷方面，注射生物製劑算是比較新穎的治療方式。這些生物製劑包括高濃度血小板血漿，或是不含大量血小板或白血球的其他各種血漿。可惜，目前還沒有很多可靠的數據能證實這些針劑的療效。有些研究認為這些血漿針劑（請見第 314 頁）能縮短運動員重返比賽狀態的時間，但這個部分尚需更多研究數據支持。

修復肌肉與骨頭徹底分離的第三級拉傷時，醫師通常會先用縫合錨釘（suture anchor）接合肌肉和骨頭，然後再請病人以枴杖助行六週左右，讓縫合處有時間癒合。如果修復狀態良好，醫師可能就會提前讓你的腿承受部分體重。一定至少要給肌肉六週的時間療傷，讓它好好重新附著到骨頭上，所以有六週的時間你的行動都要有枴杖輔助；待肌肉能承受一定的壓力後，你還要做三到四個月的復健強化肌力，幫助自己重返更強的活動能力。

髂脛束摩擦症候群

髂脛束（iliotibial band，IT band）是一個位在膝關節外側的厚實筋膜

帶。它的上端與髖部相連，然後一路向下延伸，與脛骨上端叫做脛骨小隆凸（Gerdy's tubercle）的骨節相連。髂脛束的下端除了與脛骨相連，還與髕股（膝蓋骨）外側相連，是維持膝關節外側穩定性的重要角色。（請見圖3.7）

常常從事諸如騎腳踏車、健走或長跑等涵蓋大量重複性動作的活動，可能會使髂脛束與膝關節外側，叫做外上髁（lateral epicondyle）的骨節不斷相互磨擦。日積月累下來，這可能會對該部位造成嚴重的刺激，並導致該處的髂脛束增厚。診斷這種病症時，醫師通常會按著你的外上髁，同時來回彎曲你的膝關節；如果你會因這個動作感到疼痛，就可能是髂脛束摩擦症候群

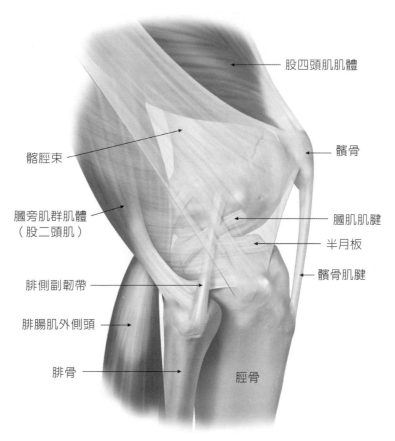

股四頭肌肌體

髕骨

髂脛束

膕旁肌群肌體
（股二頭肌）

膕肌肌腱

半月板

髕骨肌腱

腓側副韌帶

腓腸肌外側頭

腓骨

脛骨

圖 3.7 膝關節外側的側視解剖圖

（Iliotibial Band Friction Syndrome）的病人。有髂脛束摩擦症候群的運動員，多半跑個兩英里膝關節就會有異樣感。如果置之不理，髂脛束就會因持續的刺激，讓周邊組織變得非常痠痛。

治療髂脛束的方法千篇一律，幾乎都是髂脛束伸展療程（請見下方文字框），搭配低強度的下肢肌力強化鍛鍊。絕大多數的髂脛束摩擦症候群都可以在不動刀的情況下治癒。這是說，若是非手術性的治療手段無法改善病人的病況，例如患者長期受髂脛束摩擦症所苦，髂脛束已變得很厚、沒機會再靠時間的力量變薄，那麼醫師還是可能視情況，以手術切除患者的部分髂脛束。一般來說，這類手術的成功率大約有 75%。

伸展髂脛束的方法

1. 側躺，要伸展的腿置於上方。
2. 彎曲上側腿的膝關節，並抓住腳踝。這個動作應該會讓你的股四頭肌群有一股緊繃感。
3. 將腿稍微往後拉，然後將你下側腿的腳掌放到你上側腿的膝關節上方。
4. 輕輕將你放在膝關節上的腳往地板的方向沉，腳板持續緊貼在上側腿的膝關節上方，這個動作可拉展你上側大腿的外側肌肉。
5. 此時，你應該會感覺到膝關節內、髂脛束行經的部位緩緩舒展開來。
6. 保持這個姿勢十五到二十秒，然後休息一下。重複三到五次。

〈小檔案〉髂脛束摩擦症候群

- **普遍程度**：高達 25% 的好動者都會有髂脛束摩擦症候群的問題，這個問題在跑者和自行車手身上很常見。
- **常見成因**：有 O 型腿，又長跑。

- **患者族群**：三十五歲的長跑者。
- **該採取什麼行動**：這是一個可以靜觀其變的問題。給自己六週的時間，先遵循「R.I.C.E.」急救法的原則（請見第 46 頁）救急，再搭配一些伸展和鍛鍊肌力的運動改善症狀。萬一六週後症狀依舊沒有好轉，那麼你就該安排個時間去就診。
- **傷勢的分級**：可依外上髁和膝關節外側的腫脹程度，以及髂脛束的厚度判斷其病況的輕重，因為它們可反映髂脛束受刺激的程度。如果你是第一次出現髂脛束摩擦症候群的症狀，且膝關節外側無明顯腫脹，你通常可以在兩到六週內恢復活動力。如果長期受髂脛束摩擦症候群所苦，核磁共振造影的影像又顯示髂脛束增厚了五公厘以上，開刀治療或許就成了必要之舉。
- **治療選項**：絕大多數的髂脛束摩擦症候群患者，都可以透過一系列非手術性的治療和伸展療程治癒。手術基本上是用來對付非常棘手的個案，且這些個案行經外上髁的髂脛束都有增厚的情況。
- **治療後的預期成效**：大部分病人在適當的伸展和復健療程後，都可以回到原本的活動力。不過，復發是很常見的事
- **重拾活動能力的時間軸**：輕症者在接受伸展和復健治療後，通常可在兩到六週內恢復活動力。假如你需要開刀治療，術後你通常還需要做四到六個月的物理治療，才有辦法恢復原本的活動力。

膝關節前側疼痛

　　膝關節前側疼痛（Anterior Knee Pain）是一個統稱，涵蓋了許多可能會導致膝關節前側疼痛的問題。這些問題包括關節炎、膝蓋骨滑動的軌道偏離股骨的滑車溝，或是過度使用組織導致滑囊炎（bursitis）。如果你曾得到膝關節前側疼痛的診斷，務必想辦法找出疼痛的成因，因為每一種成因的治療方式可能都不太一樣。髕股疼痛症候群（patellofemoral pain syndrome） 是最常造成膝關節前側疼痛的病症，這個詞泛指所有膝關節前

側和髕骨（膝蓋骨）周邊疼痛的狀況。這個問題很常發生在運動員身上，但不是運動員的人也可能碰上這個問題。

　　膝關節內部若出現關節炎的狀況，不論是輕度或重度，都可能引發膝關節前側疼痛。通常醫師會把這類關節炎叫做「髕骨軟骨軟化症」（chondromalacia patellae），但實際上，它就是一種關節炎。膝關節軟骨軟化症或許能藉由調整活動強度、注射類固醇或玻尿酸、配戴護具、使用運動貼布，或強化股四頭肌肌力等方式改善。處置膝關節炎問題的時候，鍛鍊肌力是首要也是必要的手段；不過，萬一你有任何一個軟骨已出現明顯的狀況，導致膝關節無法正常活動，那麼在嘗試鍛鍊肌力前，醫師很可能會建議你先做個關節鏡手術，修整一下軟骨的形態（請見第 166 頁）。

　　過度使用膝關節周邊的肌腱，也可能是導致膝關節前側疼痛的原因。例如，若過度使用與膝蓋骨相連的髕骨肌腱，就可能導致髕骨肌腱炎（patellar tendinitis）或髕骨肌腱病變（patellar tendinopathy）。另外，過度使用髕骨肌腱可能也會刺激到它與脛骨小隆凸相連之處，發育期的病人特別容易如此，因為他們的生長板尚未閉合，若此處因發炎拉扯到他們正在發育的骨凸（apophysis），就會導致骨凸碎裂和膝關節前側疼痛。醫學上，這個病症叫做奧斯古—謝拉德症（Osgood-Schlatter disease）。滑囊炎也與膝關節前側疼痛有關。滑液囊是一種充滿潤滑液的囊袋，位於組織之間，可降低組織對彼此的磨擦和刺激，膝關節多處都有它們的蹤跡。在膕旁肌群肌腱特別緊繃的情況下，膝關節的所有滑液囊都有可能因刺激而發炎。正在抽高、有奧斯古—謝拉德症，或膕旁肌群有反射性痙攣問題的病人，其膕旁肌群肌腱都可能特別緊繃，這是身體的一種保護機制，想要藉此避免膝關節徹底伸直。

〈小檔案〉膝關節前側疼痛

- **普遍程度**：在美國，大約有 12％到 25％的人都有過膝關節前側疼痛的經驗。年輕女性是最常有這類經驗的族群。
- **常見成因**：抽高、運動時過度使用膝關節導致韌帶拉傷或軟骨磨損，以及直接性傷害。
- **患者族群**：每週打十四到二十小時排球的十五歲女孩，或跑馬拉松的三十五歲女性。
- **該採取什麼行動**：這是一個可以靜觀其變的問題。主要的處置手段就是「R.I.C.E.」急救法（休息、冰敷、加壓和抬高，請見第 46 頁），剩下的就是好好休息。這股疼痛通常會因休息好轉；不過，請謹守六週原則（請見第 53 頁），如果狀況沒有好轉，你就要安排個時間去看醫生。
- **傷勢的分級**：可依成因區分輕重。膝關節前側疼痛，但無關節炎的病人，通常只要做做復健就可以改善症狀。至於那些因軟骨出狀況導致膝關節前膝疼痛的病人，可能就需要動個關節鏡手術（請見第 167 頁），或其他更進一步的手術。
- **治療選項**：目前為止，絕大多數膝關節前側疼痛的治療手段都涵蓋了物理治療。這些物理治療的目的包括：強化他們的股四頭肌群、骨盆肌群，還有確保他們的膕旁肌群不會處於緊繃狀態。大致上，在徹底平息膝關節疼痛的問題之前，低強度的鍛鍊一定會比高強度的活動理想。
- **治療後的預期成效**：大部分的病人在調整活動強度、接受物理治療，或雙管齊下的情況下，都能擺脫膝關節前側疼痛的問題。
- **重拾活動能力的時間軸**：膝關節前側疼痛的大部分治療方式都不用動刀。因此，你或許需要先針對引發你疼痛的活動，調整活動的強度，再搭配強化肌力的鍛鍊幫助自己重返原本的活動能力。即便你有持續接受物理治療，可能也要花上六週的時間才會發現自己的狀況有所進步。

髕骨肌腱病變

　　膝蓋骨能為膝關節吸收部分衝擊力，尤其是你在做蹲下、跳躍後落地、或衝刺等動作時。正因如此，膝蓋骨才具備全身上下最厚的吸震軟骨。不過，你在做深蹲或衝刺等活動時，可不是只有膝蓋骨承受著壓力。固定膝蓋骨位置的肌腱，股四頭肌肌腱（膝蓋骨上方）和髕骨肌腱（膝蓋骨下方），同樣承受著很大的壓力。（請見圖 3.8）

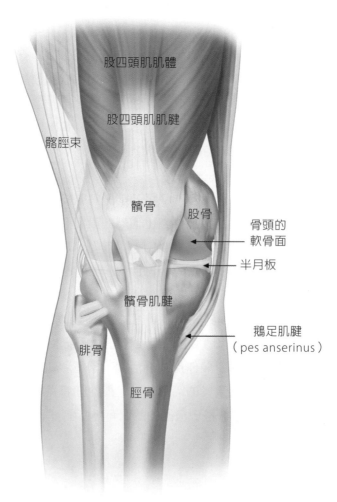

股四頭肌肌體

股四頭肌肌腱

髂脛束

髕骨

股骨

骨頭的
軟骨面

半月板

髕骨肌腱

鵝足肌腱
（pes anserinus）

腓骨

脛骨

圖 3.8 膝關節的前側（正面）解剖圖

髕骨肌腱一端與膝蓋骨（髕骨）相連，另一端則與脛骨的脛骨小隆凸相連。跳躍和跑步等動作，尤其是從事籃球或排球之類的運動，常常會導致髕骨肌腱與膝蓋骨相連處承受過大的壓力，出現發炎的狀況。這類狀況最常被診斷為髕骨肌腱炎。如果你很快就注意到這個問題，並馬上調整活動強度、配戴護具和接受物理治療，你的髕骨肌腱多半能毫無後遺症徹底痊癒。

然而，如果你持續讓髕骨肌腱處在壓力過大的狀態，到了某一個臨界點，它所受到的傷害就無法修復。這個時候髕骨肌腱多半會漸漸退化，且與膝蓋骨相連處，亦可能隨著時間的流逝出現部分分離的狀況。出現這種肌腱從連結處斷裂的狀況時，就是所謂的髕骨肌腱病變（Patellar Tendinopathy，即跳躍膝〔Jumper's Knee〕）。

幾乎所有的髕骨肌腱病變都是過度使用膝關節造成，也就是從事某項活動時，活動量超乎身體的負荷量的意思。雖然髕骨肌腱有辦法因治療或手術恢復健康，但這並不表示你就能一直不停壓榨它。通常在治療後，還是必須全面調整活動量和運動量，以確保身體不會重陷過勞的狀態。如果你的髕骨肌腱是最近才開始有負荷量過大的情況，往往能得到比較好的治療成效，因為這個階段的肌腱還有機會重返正常的生理結構。但萬一這個情況已經持續了好幾個月，甚至是好幾年，改變了肌腱的生理結構，那麼治療的難度就會變大。

髕骨肌腱病變的主要治療方法，是物理治療和調整活動強度。務必避免深蹲或弓箭步等動作，才能確保肌腱有能力好好修復損傷。著重在強化股四頭肌肌群的物理治療，以及針對平衡和敏捷度進行的鍛鍊，對髕骨肌腱病變都有很不錯的療效。臨床上也發現髕腱加壓束帶有不錯的療效，它能分散髕骨肌腱與膝蓋骨連結處的壓力，這對症狀尚未消退，但仍需上場比賽的運動員來說，是個不錯的治療選項。

服用抗發炎藥物，像是布洛芬（ibuprofen）或萘普生（naproxen），

也有助減輕部分症狀，但它們治標不治本。因此，我們雖然時常鼓勵病人低劑量服用這類藥物，以利他們繼續投入運動賽事，但我們絕對不會讓病人過量使用它們，因為它們還會產生如胃出血或潰瘍的副作用。

昔日，醫界認為在肌腱退化的部位注射類固醇有助肌腱修復，但實際上，這個舉動卻常常成了肌腱自我修復的阻力。注射類固醇或許能讓運動員有數週的時間擁有較好的行動力，但就長遠來看，此舉時常會導致髕骨肌腱出現更嚴重的損傷和衍生更大的問題。美國骨科醫師學會（American Academy of Orthopaedic Surgeons）最近就建議，不要再使用類固醇針劑治療髕骨肌腱病變。

近來，治療髕骨肌腱病變最熱門的議題，大概就是到底該不該為病人注射高濃度血小板血漿針劑。此療法背後的理論是，高濃度血小板血漿針劑通常含有大量白血球，而這項特性或許能促進修復過程的進行。有研究指出，在超音波的輔助下，將富含白血球的高濃度血小板血漿注入正確位置，再搭配良好的物理治療，對髕骨肌腱病變病人有正面的幫助。問題是，目前這類研究尚無法提出可確切證明這類療法有效的證據，保險公司也不會給付這項醫療的費用，所以你採取這項療法時，不但要承擔它療效的不確定性，還要負擔非常龐大的醫療費用；一般來說，注射一次高濃度血小板血漿的費用多半要價兩千美元。醫師在判斷你的狀況是否適合注射高濃度血小板血漿時，應該會先用核磁共振造影檢查你髕骨肌腱與膝蓋骨相連處的斷裂程度。萬一斷裂的程度很嚴重，注射高濃度血小板血漿恐怕就發揮不了什麼功效。不過如果影像顯示，髕骨肌腱只是因受到刺激「出了些狀況」，與膝蓋骨的連結還算牢固，那麼注射高濃度血小板血漿可能就幫得上忙。但這項療法的長期療效仍有待商榷。

需要開刀治療的個案，通常都是部分髕骨肌腱明顯脫離膝蓋骨，且在做弓箭步、深蹲等動作或日常活動時，該部位會伴隨明顯疼痛感的病人。我們

發現將受損的肌腱移除，或將肌腱重新接回膝蓋骨，甚至是用病人自己的膕旁肌肌腱重建髕骨肌腱，往往都能有效改善這些髕骨肌腱嚴重病變者的行動能力。話雖如此，但這類手術的術後康復期也是一條漫漫長路：病人有六週的時間都必須拄著枴杖行動，接下來還要做好幾個月的復健療程。針對調整活動強度也無法改善症狀，和無法靠非手術療法恢復理想活動能力的病人，醫師才會採取這類手術治療。

〈小檔案〉髕骨肌腱病變

- **普遍程度**：在跳躍動作多的運動中非常常見，部分研究指出，有高達 25％的排球員和 30％的籃球員都有這個問題。
- **常見成因**：包含大量弓箭步或跳躍動作的活動，例如籃球、花式溜冰和排球。
- **患者族群**：會做出大量跳躍動作的大學籃球隊隊員。
- **該採取什麼行動**：這有機會發展成慢性問題，所以如果症狀持續了四到六週沒有好轉，你就應該去找家庭醫師做個檢查，了解損傷的狀況。有必要的話，該醫師會再進一步將你轉介給其他能提供你最佳幫助的專業人員：運動醫學科醫師、物理治療師，或骨外科醫師。
- **傷勢的分級**：臨床症狀和核磁共振造影檢查是判斷髕骨肌腱病變嚴重程度的主要依據：傷勢輕微者的髕骨肌腱僅會在與膝蓋骨相連處出現些許腫脹，但肌腱並無明顯退化的現象；中度者的髕骨肌腱會有一小部分與膝蓋骨分離，且腫脹狀況更為嚴重；重度者則會有一部分的髕骨肌腱從膝蓋骨的下角處（inferior pole of patellar）分離。
- **治療選項**：首先，避免從事引發病變的活動，至少在症狀消失前都需如此。善用運動貼布也可以分散髕骨肌腱的部分壓力，緩解膝關節的不適感。我們不鼓勵你使用類固醇針劑，但富含白血球的高濃度血小板血漿針劑倒是值得一試，雖然它剛開始會讓你不太舒服，但有機會促進髕骨肌腱的修復。手術通常是髕骨肌腱已有部分分離者，才會採取的治療手段。

- **治療後的預期成效**：大部分的髕骨肌腱病變在經過治療後，病人都可以恢復原本的活動能力。多數必須繼續從事相同活動的運動員，在預後都必須花更多心思留意自己髕骨肌腱的使用狀態，因為他們的髕骨肌腱病變都是過度使用髕骨肌腱所致。這類病變非常容易復發。
- **重拾活動能力的時間軸**：對未接受手術治療的病人而言，他們大約需要限制自己的活動強度一到三週，讓受刺激的部位先鎮靜下來，再慢慢恢復原本的活動強度。接受手術治療的病人，在術後則要盡可能減輕該腿的負重，先以枴杖助行六週，大概要五到七個月才能恢復原本的行動力。

半月板撕裂

　　半月板撕裂（Meniscus Tear）是全世界骨外科醫師最常治療的損傷之一。半月板是膝關節的重要避震器，呈「C」字形，位在膝關節的內側和外側（請見圖 3.9 和圖 3.10）。醫治半月板撕裂時，醫師普遍會採取切除受損半月板的手術。然而，這卻會在病人的身上埋下另一個隱憂，因為半月板的缺損常會衍生退化性關節炎的問題。有研究認為，今日接受膝關節置換手術的人數會大幅增加，有一大主因就是因為現在有越來越多人曾動過切除半月板的手術。由此可知，遇到半月板撕裂的問題，到底要開刀「切除」還是「修補」受損半月板，對你來說可能是一個相當重大的抉擇，尤其是在你年紀尚輕的時候。另外，新的研究證據也指出，半月板缺損會導致膝關節缺乏穩定性（讓人有種「腳軟」的感覺），使症狀惡化。

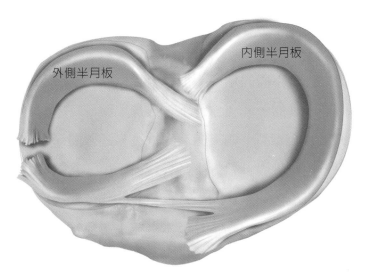

圖 3.9 半月板撕裂

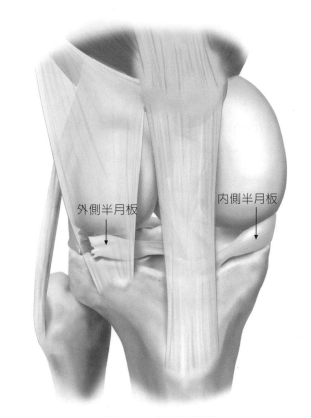

圖 3.10 半月板撕裂

切除半月板

半月板撕裂有許多不同的類型。很多半月板撕裂屬於退化性撕裂，它們會讓你覺得膝關節卡卡的，或在你蹲下、扭身或轉身時，引發疼痛感。不論是哪一個類型的半月板撕裂，如果撕裂的位置靠近膝關節中間，該處可能就沒有足夠的半月板組織供醫師執行半月板修補手術。在這些狀況下，醫師應該就會切除你的半月板，或是移除半月板撕裂的部分。大部分的半月板撕裂都會以切除的方式處置，是因為半月板本身並沒有豐富的血管，尤其是內緣的部分。所以在處置半月板撕裂的問題時，務必格外謹慎。

切除受損部分的半月板後，身上還能保留多少半月板是減緩出現退化性關節炎的關鍵。因此，如果可以的話，你在接受非修復性的半月板切除手術時，務必請醫師以碟形手術（saucerization）的手法，切除你受損的半月板。這個技術能做到只修整掉必要的部分，同時還能讓剩餘的半月板繼續保有避震器的功用，不太會再出現進一步的撕裂傷。

半月板根部撕裂（meniscal root tear）是一種特別的半月板撕裂：半月板會與骨頭分離，漂浮在膝關節周圍。這樣的情況就跟膝關節沒半月板一樣，所以修復這類的半月板撕裂相當重要。

修補半月板

如果你的半月板撕裂可以修復，你年紀又輕或沒什麼關節炎的狀況，半月板修補手術就會是你最好的選擇。研究尚未指出接受半月板修補手術的年齡上限是幾歲，但比起年齡，你軟骨的狀態和關節炎的程度，大概才是決定你適不適合這個手術的關鍵。如果你仍充滿活力，且願意在修補後接受一連串的復健，那麼你一定要好好考慮這個治療選項。

修復半月板的方式有很多種。比較常見的是全內縫合（all-inside）技

術：外科醫師可以在不開切口的情況下，縫合撕裂的半月板。這是目前臨床最常使用的技術，因為許多醫師都沒有助理協助他們進行比較複雜的修補手術；再者，相較切除半月板，這種修補手術對患者的後遺症也比較少。全內縫合技術的缺點是，操作這項縫合技術時，一次只能置入一條縫線，不像其他縫合技術可同時置入多條縫線。還有，全內縫合技術使用到的縫合裝置會在半月板造成較大的孔洞，所以術後患者的半月板，有可能會自這些孔洞處再次出現撕裂的狀況。

由內向外縫合（inside-out）技術則是先將半月板的縫線放入關節內側，再往關節外側的方向縫合，不過在進行這項縫合技術時，需要在膝關節的內側或外側開一個切口。這項技術被視為修補半月板撕裂的「黃金標準」，因為它可以讓執刀者同時置入多條縫線，不但可治療傷勢較複雜的半月板撕裂，在這方面的成功率也不錯。由內向外縫合技術的缺點是，操作這項技術時必須在病人的膝關節表面開幾個切口（如果能夠因此救回一個人的半月板，這樣的代價非常小），還有執刀者必須要有一個經驗豐富的助理，才能順利完成手術中取線和打結的動作。

另一種比較少見的縫合技術，是由外向內縫合（outside-in）技術，這項半月板修補技術會先在膝關節前側開一個小切口，將縫線置入膝關節外側，再往關節內側的方向縫合。這項技術的操作難度稍微高一點，所以許多外科醫師都不會選用這項技術。話雖如此，但對無法使用全內縫合和由內向外縫合技術修補的半月板前側撕裂來說，它還是一個非常好用的縫合技術。在國際上，也滿多外科醫師採用這種縫合技術，因為相較全內縫合和由內向外縫合技術，它的費用比較便宜。

倘若手術內容只有修補半月板，沒有同時重建前十字韌帶，病人術後通常會有六週的時間不能負重，接下來的幾個月也都要避免膝關節承受過多的壓力，諸如蹲下、舉物或盤腿等動作都必須避開。縫合半月板後，之所以要

注意這些細節，都是為了給半月板有最好的術後癒合條件。相對的，如果你在接受半月板撕裂修補手術時，還同時重建了你的前十字韌帶，那麼你多半都能在術後就能馬上開始負重；這是因為重建前十字韌帶時鑽造的骨隧道，會釋放你體內的許多生長因子和幹細胞，它們會促進你傷口的癒合。不過如果是比較複雜的半月板撕裂手術，例如半月板根部修補或半月板放射狀修補，就算你有同時做前十字韌帶重建的手術，該腿在術後六週內也不能負重，因為這類半月板撕裂在剛修補完的時候，還是會有一段時間非常脆弱。

〈小檔案〉半月板撕裂

- **普遍程度**：在美國，每年每十萬人就有六十一人為此傷所苦（即 0.061%）。好動者有更高的風險。
- **常見成因**：半月板撕裂通常是從事有扭身或轉身等動作的活動所致。不過，深蹲和舉重這類會過度屈膝的活動也可能導致半月板撕裂。
- **患者族群**：傷勢可以修補的半月板撕裂病人，其年齡一般都落在十幾歲或二十幾歲，而且多是在運動期間受傷。半月板根部撕裂的病人，其年齡則通常落在五十幾歲或六十幾歲，而且多是在打掃地面或整理花園時受傷。
- **該採取什麼行動**：如果這類損傷是單獨發生，在處置上往往不會有太大的急迫性。但如果你有疼痛無法消退、膝關節無法伸直，或任何其他令人擔心的症狀（如發麻無感、刺痛、行動非常不穩，或無法行走等），你就應該安排個時間去給你的家庭醫師看看，或是去急診室就醫。
- **傷勢的分級**：半月板撕裂的傷勢通常是依照核磁共振造影的掃描影像分級。第一級和第二級的半月板撕裂（intrasubstance meniscus tear），只能透過核磁共振造影的掃描影像看出半月板內部有撕裂的狀況，但憑關節鏡從半月板表面觀察，無法看出半月板有撕裂的跡象；基本上，這兩個等級的半月板撕裂都毋須手術治療。若半月板撕裂的傷勢延伸至半月板表面，就會被判定為第三級半月板撕裂。
- **治療選項**：如果半月板沒有易位或只造成長者輕微疼痛，或許做做物理治

療，再搭配適度的觀察即足夠。但如果是桶柄狀半月板撕裂、半月板根部撕裂和放射狀半月板撕裂，通常就需要盡快開刀治療，尤其是年輕病人。原則上，只要半月板撕裂的狀態是可以修補的，病人又比較年輕，醫師都會建議患者接受手術，以保全半月板的功能。若病人的半月板撕裂無法修補，醫師可能就會請他們先做一些物理治療改善症狀。不過萬一病人撕裂的半月板會造成膝關節卡卡的，就必須先盡快以關節鏡手術移除部分影響活動的受損半月板。

- **治療後的預期成效：**接受半月板修補手術的病人或許需要花比較長的時間才能康復，但就長期來看，他們的預後通常較好，也比較有機會徹底恢復先前的活動力。另一方面，切除半月板的病人重拾活動力的時間雖然會比較短，但之後關節炎就會慢慢找上他們，從而降低他們的活動力。也就是說，就短期來看切除你的半月板是個簡便的處置方式，但就長期來看，你卻會為此承擔龐大的苦果。由此可知，如果可以的話，你一定要選擇修補半月板，而非切除半月板的手術，因為把時間拉長來看，你的膝關節很可能會因你保有半月板，而面臨截然不同的命運。

- **重拾活動能力的時間軸：**切除半月板的病人通常需要以枴杖助行兩到七天，在此之後他們即可勝任開車之類的工作；一般來說，他們的活動能力多半只要四到六週就可全面恢復。接受半月板修補手術的病人，術後則有六週的時間都不可以負重，且這段期間他們基本上都要以枴杖助行，要等走路時不會一跛一跛的，才可慢慢減少使用枴杖的頻率。他們大概要術後七到八週才能開始開車，活動能力也要術後五到七個月才能全面恢復（沒有同時做韌帶重建手術者）。

內側副韌帶撕裂

內側副韌帶位在膝關節的內側，當你往內扭轉身體時，它可避免膝關節因這個動作裂開。整體來看，內側副韌帶撕裂（Medial Collateral Ligament Tear）的普遍程度大概是前十字韌帶撕裂（請見第 65 頁）的兩到三倍。若

你在膝關節彎曲時向外扭身，或是膝關節外側直接受到撞擊（如打美式足球、籃球或足球時的高速衝撞）可能就會導致內側副韌帶撕裂。（請見圖3.11）

內側副韌帶撕裂通常不用動手術即可自行痊癒。然而，若它們是屬於下列兩種情況，大多很難自行癒合。第一種情況，如果膝關節伸直時，膝關節會因此傷呈外翻狀態，那麼這個內側副韌帶撕裂就不太可能在不開刀的情況下癒合。第二種情況，如果內側副韌帶撕裂的位置在它與脛骨相連處，且韌帶有往膝關節縮回的狀況，通常也不太可能自行痊癒。這是因為撕裂的內側副韌帶很可能會被附近的膕旁肌肌腱困住，根本沒有機會重新長回脛骨。不

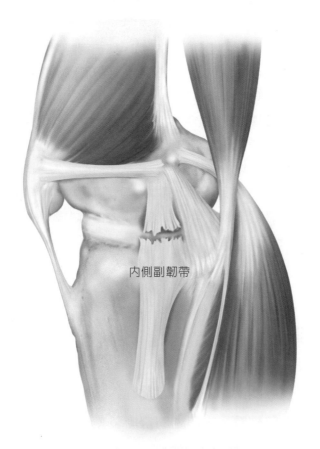

內側副韌帶

圖 3.11 內側副韌帶撕裂

論是第一種或第二種情況的內側副韌帶損傷，都會讓膝關節因向外的壓力變得非常不穩定，而醫師在處置這類膝關節不穩定的病人，應該都會透過各種檢查評估病人的狀態。臨床檢查或 X 光加壓攝影，搭配核磁共振造影掃描，可以讓醫師明確判斷出病人有無這類內側副韌帶撕裂。大部分治療複雜膝關節損傷的外科醫師都會利用 X 光加壓攝影，客觀地確認該病人的內側副韌帶有無徹底撕裂。所幸，在臨床上，這兩種內側副韌帶撕裂並不是很常見。

大部分的內側副韌帶撕裂都是屬於部分撕裂，或是撕裂的位置位在它與股骨相連處；這類內側副韌帶撕裂的特色是，病人的膝關節伸直時，膝關節不會因此傷呈外翻狀態。這類內側副韌帶撕裂在絕大多數情況下，都不需要手術，因為它們有很大的機會能自行癒合。好好執行專為此傷量身打造的物理治療計畫——這套計畫包含了騎室內腳踏車，它除了可以恢復病人的活動能力，還能強化其股四頭肌群的力量。有需要的話，你也可以配戴樞紐式膝關節護具（hinged knee brace），能幫助你更快恢復活動能力。

一旦內側副韌帶撕裂還同時牽扯到膝關節其他韌帶的撕裂時，手術可能就會成了必要的處置手段。對於內側副韌帶只有在與股骨相連處部分撕裂，膝關節又不會在伸直時呈外翻狀態的人而言，即便你同時有前十字韌帶撕裂的問題，都可以先透過好好接受物理治療，讓內側副韌帶自行癒合，再於一到兩個月後接受前十字韌帶重建手術。萬一在完成物理治療的療程後，你的內側副韌帶損傷依舊沒有痊癒，你應該就要考慮動一個同時重建內側副韌帶和前十字韌帶的手術。

假如內側副韌帶撕裂還同時牽扯到其他複雜的膝關節損傷（例如傷到膝關節後外角這類複雜的結構），醫師就應該在重建其他受損韌帶時，同時重建內側副韌帶，以保障病人能得到最好的預後成果。膝關節受到這類損傷時，務必盡快接受治療，以確保膝關節的各個結構能完好的歸位，不會衍生出結構鬆動的問題。

〈小檔案〉內側副韌帶撕裂

- **普遍程度**：在美國，每年大概有七十五萬人為此傷所苦，其中女性的個案數大概是男性的兩倍。
- **常見成因**：會使膝關節彎曲和呈外翻狀態（請見圖 1.4 的外翻示意圖）的扭轉動作，或重擊膝關節外側之類的接觸性損傷，它們都會導致內側副韌帶撕裂。
- **患者族群**：十幾歲的足球或美式足球選手，從事滑雪運動和好動者往往也有比較高的風險。
- **該採取什麼行動**：在你的膝關節只受到這個損傷的情況下，它對你造成的影響通常不大，也不會引發什麼令人擔心的症狀。萬一你在傷到膝關節後，出現膝關節內側隱隱作痛和膝關節不穩定的狀況，就應該找個時間去看醫生。倘若你出現的症狀是發麻無感、刺痛、膝關節極度不穩定，或是無法行走，那麼你就要盡快去急診室就醫。
- **傷勢的分級**：內側副韌帶撕裂的傷勢可分一到三級，第三級就是內側副韌帶完全撕裂。要特別注意的是，它的傷勢分級並不能說明你撕裂發生的位置（韌帶中段、股骨端或脛骨端），不過治療此傷的方式，倒是會因你撕裂的位置不同而有差異。
- **治療選項**：主要分為保守療法和手術兩大類。大致上，絕大多數單純的內側副韌帶撕裂，以及位在韌帶中段或股骨端的撕裂，醫師都會建議病人採取保守療法的療程。如果此韌帶撕裂還合併其他損傷，導致膝關節極度不穩定（膝關節伸直時會因此傷外翻），或保守療法發揮不了功效，就應該接受手術治療。
- **治療後的預期成效**：把時間拉長來看，大部分內側副韌帶撕裂痊癒後，都不會對活動能力造成太大的影響。
- **重拾活動能力的時間軸**：有些內側副韌帶撕裂，確實可以在未接受手術的情況下恢復良好，這都要多虧膝關節內側的骨骼結構本來就很穩固，以及這個部位具備良好的血液供給網絡。病人大多都可以在六週內重回運動場，投入高活動強度的賽事。至於需要開刀治療的病人就不同了，他們恢復活動能力

的時間軸會長很多：術後他們光是不能負重的時間就長達六週，之後才能視狀況逐步增加活動量；從受傷哪天算起，他們大概要花九到十二個月才可以徹底恢復之前的活動能力。

不需手術治療的內側副韌帶撕裂，可依其撕裂程度分一到三級。第一級是內側副韌帶有撕裂，但韌帶並沒有裂開；通常這個等級的撕裂都可以在兩週內痊癒。第二級是內側副韌帶部分撕裂，且撕裂處只有輕微的裂開和疼痛；若運動員有這類撕裂，一般都可透過治療和復健，在三到四週內重回比賽狀態。第三級是內側副韌帶雖完全撕裂，但不需手術治療；若運動員的撕裂屬於這個等級，通常要花五到六週（有時候時間可能還要拉得更長一些），才能徹底重返可上場競賽的狀態。在這段等待內側副韌帶癒合的時間裡，務必盡可能多做一些踩室內腳踏車的鍛鍊，這項鍛鍊有助內側副韌帶纖維的癒合，因為它能讓纖維以比較整齊的排列方式長回正確的位置。

對於那些需要接受手術治療的人來說，其治療原則就跟本書所討論的其他韌帶損傷類似，需要使用到移植物來重建韌帶功能（請見第 70 頁）。內側副韌帶損傷的重建方式和前十字韌帶略有不同，因為它不需要鑽製兩個骨隧道。進行內側副韌帶重建手術時，外科醫師會將移植物的脛骨端以縫合錨釘固定到脛骨上端，股骨端的部分才會以鑽製骨隧道的手法固定。除此之外，內側副韌帶撕裂與前十字韌帶和後十字韌帶的手術方式，還有一個小地方不太一樣，那就是內側副韌帶重建手術多半是以移植物來支持原生韌帶的修復，但前十字韌帶和後十字韌帶的重建手術幾乎都是直接以移植物取代原生韌帶的功能。膕旁肌的肌腱是重建內側副韌帶時，最常使用的自體移植物選項，其次則是脛骨前肌的肌腱。

軟骨受損

關節軟骨是一個神奇的組織。它極為複雜，目前仍沒有一位科學家能創造出可完全複製其功能的物質。這個位在你骨頭末端的軟骨（形態就跟你在雞骨頭末端看見的那個軟骨一樣），對你膝關節活動的滑順度、避震度，以及正常活動的能力非常重要。一旦發生軟骨受損（Cartilage Injury），就會導致所謂的關節炎（欲知更多關節炎的相關資訊，請見第 71 頁），影響到你正常活動的能力。十八世紀的知名英國外科醫師約翰‧亨特（John Hunter），就曾在一七四三年表示，軟骨傷到就是傷到了，無法再修復至受損前的狀態。遺憾的是，從今日的科學證據來看，這項陳述依舊是不可撼動的事實。讓缺損軟骨能經由手術獲得真正的修復，一直是醫界追求的最高目標，因為它是導致關節進一步受損的關鍵因素。（請見圖 3.12。）

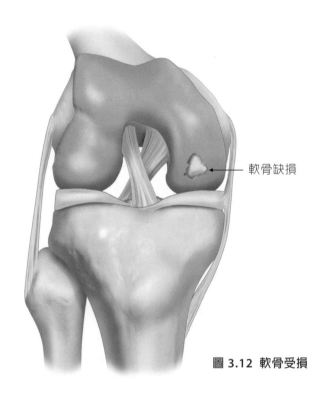

軟骨缺損

圖 3.12 軟骨受損

早期的軟骨磨損稱為「軟骨軟化症」，是關節炎的初始階段。有時候關節軟化症會造成部分軟骨剝離（分層），影響到你的活動能力。如果這個現象只發生在軟骨的最表層，沒有蔓延到下層的軟骨，那麼以關節鏡修除受損的軟骨，能有效改善你的活動能力。

　　然而，如果你在術後又從事高活動強度的運動，讓關節的某個部位承受特別大的壓力，此舉很可能會使軟骨再次磨損。由於關節炎無法治癒，所以若你要膝關節長期保有比較好的功能，就務必調整活動的強度，否則你的關節炎可能就會進一步惡化。（你要記住，這些損傷不見得會帶給你疼痛感，因為發炎反應才是讓這項疾病出現不適症狀的主因。有時候，物理治療也能透過強化肌肉，改善你的症狀。）如果你還是不顧後果的繼續從事高強度活動會怎樣？日積月累下，你軟骨的缺損會越來越嚴重，你的症狀也會越來越多，出現像是關節疼痛、腫脹或僵硬等問題。傷及軟骨全層的軟骨缺損就好比高速公路上的坑洞：每部駛過這個坑洞的車子，都會撞擊到坑洞的邊緣，讓整個洞慢慢越破越大。

手術治療

　　越小的坑洞越容易治療。就我們目前擁有的軟骨修復技術來看，與較大的缺損相比，手術對小缺損的修復效果較好，病人在術後擁有良好生活品質的機會也比較高。也就是說，病人在病變情況越輕微時接受治療，就越有機會得到比較好的治療成果。

　　軟骨整形術是治療軟骨病變的主要方法之一。這種手術會將受損的軟骨邊緣剝除，讓軟骨重現光滑的表面。不過此手術僅適用表層的軟骨缺損，對傷及軟骨深層的缺損幫助不大。換句話說，許多病人因表層軟骨受損和剝離產生的不適感，都可因軟骨整形術獲得改善，且此法就是治療這類軟骨病變的主要手段。

微骨折（microfracture）是另一種比較高階的軟骨病變治療技術。進行微骨折手術時，醫師會在你的硬骨層鑽一些小孔，促使人體生成一些可支撐軟骨的新生組織。這門技術背後的理論是，此舉可刺激骨頭深處的幹細胞（請見第 317 頁）聚集，最終它們會在手術處形成一層結構比較穩固的纖維軟骨（fibrocartilage）。手術後，病人至少要拄六週的枴杖，才能避免這群幹細胞在尚未發展成纖維軟骨前，就先因外在壓力脫落；同時，這也能讓硬骨層中，因鑽孔受損的骨小樑（trabecular bone）充分地修復。由於這層組織還需要花上一些時間，才可以發展到足以發揮避震效果的堅韌度，所以大部分的病人在接受微骨折手術後，至少有六到九個月都不行從事任何會對膝關節造成壓迫的活動。

另一種治療局部性軟骨缺損的技術，是從膝關節的某個區塊取出一塊帶有軟骨的骨頭，將它補到「坑洞」裡。這門技術叫做「自體軟骨移植」（autogenous cartilage transfer），同樣的，它也是對缺損範圍較小的軟骨損傷有較好的治療成效。這項技術的優點是，它是個可用你自身組織填補缺損，一次到位的手術。然而，如你所見，這其實就是一個「挖東牆，補西牆」的修補方式，所以那個貢獻出軟骨以供治療的膝關節區塊，有可能會因此萌生一些問題。除此之外，手術後不只接受移植的部位需要一段時間與植入的軟骨邊緣接合在一起，貢獻出軟骨的部位也需要一段時間去長出一層類似纖維軟骨的組織。因此，完成這場軟骨移植手術後，還需要等上好幾個月的時間，才能讓移植產生的各個傷口都充分癒合。

一旦軟骨缺損的大小超過兩公分，微骨折和自體移植手術的療效就會大幅降低。在這類情況下，可能就要採取「異體軟骨移植」（osteochondral allograft transfer）手術，從比較年輕的捐贈者身上取得一塊帶有軟骨的骨頭；或者是，採取「自體軟骨細胞移植手術」，先從身上取下部分軟骨細胞於實驗室培養，待這些細胞生長到一定數量後，再植入欲修補的部位。這些

手術更為複雜，恢復期也必須以枴杖助行較長的時間。完成這兩種手術後，通常都要歷時至少一年的時間，才有辦法再度從事會對膝關節造成一定負荷的活動。

介紹了這麼多治療軟骨病變的方法，但綜觀來看，其實竭盡所能地避免軟骨受到傷害，才是治療軟骨病變的最好辦法。也就是說，小心呵護半月板組織，避免膝關節負荷過重，即是確保你軟骨健康的王道。千萬不要忘了，軟骨一旦受到傷害，就不可能再以相同的組織修復損傷，而且目前也沒有任何一種治療方式可以讓它恢復到完全正常的狀態。

〈小檔案〉軟骨受損

- **普遍程度**：我們很難知道到底有多少人有軟骨受損的問題，因為許多人都沒有被診斷出來。在美國，每年大約有五萬場手術都是為了修補/恢復軟骨而做，相當於每年每十萬個美國人就會有十五人做過這項手術。
- **常見成因**：軟骨損傷是骨頭末端的軟骨受到傷害。直接性創傷，以及因為遺傳性缺陷或缺乏半月板所導致的長時間磨損，都可能傷到軟骨。
- **患者族群**：前十字韌帶撕裂的高中生，他們會因為膝關節骨頭末端的部分軟骨脫落，變得極度不穩定。
- **該採取什麼行動**：核磁共振造影幾乎是診斷軟骨受損的必做檢查。簡單的 X 光檢查雖然也可以診斷這類損傷，但它可提供的資訊量遠不及核磁共振造影。
- **傷勢的分級**：軟骨受損的傷勢可依軟骨缺損的深度分級，且臨床上通常會以軟骨軟化症一詞稱呼軟骨受損。第一級軟骨軟化症是軟骨表面部分受損，第二級軟骨軟化症是軟骨有近一半的厚度出現病變，第三級軟骨軟化症是軟骨受損的深度已接近骨頭，第四級軟骨軟化症則是軟骨全層受損、磨損到骨頭裸露。
- **治療選項**：軟骨損傷的治療選項囊括物理治療、配戴護具、注射針劑或手術。手術可分為切除受損軟骨，以及修補軟骨兩大類。

- **治療後的預期成效**：很遺憾，關節炎是一種無法治癒的病症。因此，治療軟骨受損最好的方法就是，找出它們一開始受損的原因，並避免繼續從事那些活動。活體移植的軟骨置換手術雖然能有效改善病人的活動狀況，但這項手術的主要目的是讓你的膝關節不會過度疼痛和腫脹，所以接受這項手術，不代表你在術後就可以肆無忌憚地從事高強度活動，因為你移植的軟骨還是可能因此磨損。
- **重拾活動能力的時間軸**：接受關節鏡軟骨整形術的病人，需要以柺杖助行兩到七天，且多數病人的活動能力都可以在六到八週內全面恢復。接受微骨折手術的病人，需要在完全不負重的情況下，以柺杖助行六到八週，平均需要花七到九個月的時間才可全面恢復活動能力。接受自體軟骨細胞移植手術的病人，需要在盡可能不負重的情況下，以柺杖助行六週，平均要花四到六個月的時間恢復活動能力。接受異體軟骨移植的病人，除了有長達八週的時間完全不能負重，在接下來幾個月的負重量也要循序漸進的增加；一直到骨頭充分修復前，他們都應該避免從事會對膝關節造成壓迫的活動，這可能會花上一年的時間。如果病人是右腿接受手術，通常在術後的九到十週，他們就可以恢復開車的能力。

髕骨骨折

如前文所述，膝蓋骨（髕骨）是全身上下所有關節中，承受最多壓力的部位。髕骨骨折（Petalla〔Kneecap〕Fracture）可能因直接性碰撞發生，例如跌倒時膝蓋直接著地、車禍，或是從高處墜落時以跪姿落地，股四頭肌還同時猛力收縮。（請見圖 3.13）如果髕骨骨折的位移程度非常小，且膝關節還是可穩定活動（能在整條腿打直的狀態下把腿抬起），就表示該處軟骨的狀態仍相對良好，你多半不需要為了治療挨刀。有時候髕骨骨折的病人可能需要打個石膏，或是配戴一段時間的護具固定膝關節，才能讓骨折徹底癒

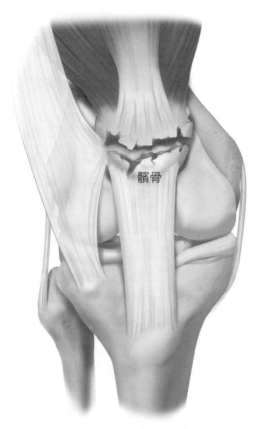

髕骨

圖 3.13 髕骨骨折

合，這樣的處置方式在年輕傷患身上特別常見。大部分的骨折都可以在六週內痊癒，這段期間病人都必須以柺杖助行。

不過，對那些骨折位移程度很大，或是膝蓋骨完全裂開、出現明顯裂隙的病人來說，手術就是必要之舉。這是因為膝關節承受很大的壓力，盡快以手術排除骨折這個狀況，才能夠盡可能降低軟骨的受損程度。前面有提到，創傷也是造成關節炎的因素之一，而髕骨骨折就屬於這類危險因子，所以一旦你有髕骨骨折的經驗，務必注意不要做出過度屈膝的動作。一般來說，呈橫向（與身體的軸線垂直）裂開的髕骨骨折比較需要開刀修補，因為裂成上、下兩段的髕骨，會分別受到股四頭肌肌腱和髕骨肌腱的拉扯。

〈小檔案〉髕骨骨折

- **普遍程度**：在美國，每年大約有四萬五千人為此傷所苦，相當於每年每十萬名美國人就有十三人受過此傷。
- **常見成因**：膝蓋直接撞到某個東西，或是跌倒時膝蓋直接著地。
- **患者族群**：在冰上滑倒、膝蓋著地的五十五歲女性。
- **該採取什麼行動**：就醫診斷。如果你撞到或摔到膝蓋後，腿還能伸直、也可以走路，主要的問題只有疼痛，你可以找個你方便的時間去門診就醫。可是，如果你伸直膝關節和走路的能力都大受影響，你就必須盡快聯絡你的家庭醫師，或到附近的急診室診斷病況。
- **傷勢的分級**：此傷的嚴重程度，可依髕骨的不穩定性以及骨折處骨頭位移的狀態判定。骨頭沒有什麼位移、關節表面也相對平滑者，或許只需要接受一些非手術性的治療，並限制負重量即可。骨頭位移嚴重者，則通常需要開刀將位移的骨頭歸位、固定。
- **治療選項**：骨頭無位移的髕骨骨折，可用靜養和限制負重量來養傷。骨頭有位移的髕骨骨折則需要手術治療。
- **治療後的預期成效**：預後狀況的好壞取決於軟骨受損的程度。骨頭沒移位、軟骨也沒受損的病人，骨折癒合後，大部分都可以完全恢復以往的活動能力。骨頭有移位、軟骨也有受傷的病人，在骨折癒合後，可能會出現難以執行弓箭步和深蹲等動作的狀況。
- **重拾活動能力的時間軸**：手術治療者，術後六週內都不可以負重。術後七到八週左右，他們通常就可重拾開車能力。三個月時，他們的骨折處多半會徹底癒合，而膝關節的強度則會在術後五到七個月之間恢復。

開刀修復髕骨骨折時，外科醫師一般會在膝蓋前側開一個切口，先清理骨折處的傷口，再將裂開的髕骨盡可能緊密地擺放在一起。假如髕骨碎成很多塊，這個過程簡直就像是在拼拼圖。接著，醫師會以鋼針固定各髕骨碎片的位置，然後在手術中繼續利用關節鏡或 X 光，判斷骨折處的軟骨面是否需

要修補。雖然這個舉動意味著，手術後髕骨的表面可能無法修復到百分之百完美，但坦白說，醫師為髕骨骨折的病人開刀治療的最主要目的，就是要確保骨折處的軟骨能恢復到最佳的狀態。待軟骨的問題也處置完畢，醫師就會用「張力帶鋼絲固定」（tension band wiring）的技巧，將鋼絲繞過先前固定膝蓋骨碎片的鋼針並收緊，這樣所有碎裂的膝蓋骨就可因鋼絲的拉力全部靠攏在一起。

總之，一旦髕股骨折有移位的情況，你的醫師就會努力以手術顧全軟骨健康。手術之後，你必須以枴杖助行六週，且完全不可以負重，但如果軟骨的復原狀況不錯，倒是可以提早做一些活動膝關節的復健動作，好將膝關節硬化的風險降到最低。

脛骨平台骨折

脛骨最上端、支撐著大腿骨的部分叫做脛骨平台，前十字韌帶的一端就附著在脛骨平台的中央。脛骨平台分內、外兩側，內側脛骨平台（在脛骨的內側）的關節面比較大、比較平，還略呈凹面。外側脛骨平台（在脛骨的外側）的關節面就比較小，且略呈凸面。它們兩者的結構特性，可幫助脛骨平均分散來自大腿骨的壓力。

脛骨平台骨折（Tibial Plateau Fracture）可能造成相當嚴重的後果，因為它們會傷及軟骨表面。（請見圖 3.14。）依脛骨平台碎裂的位置和形式也分為好幾類，若你的脛骨平台是粉碎性骨折，那麼創傷性關節炎大概很快就會找上你，因為裂成數小塊的脛骨平台很難完整拼湊在一起。治療脛骨平台時，醫師會先評估你骨折的移位程度（此移位常會造成脛骨底部的部分關節面下沉，引發軟骨磨損的問題），還有骨折的範圍，判斷你是要開刀治療，或是可以在不開刀的情況下，以枴杖助行一段時間，讓骨折自行癒合。

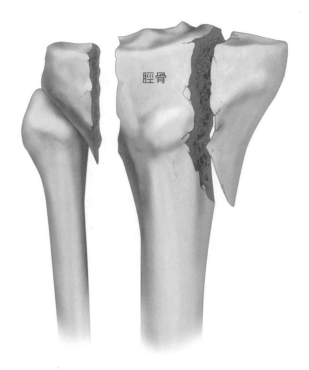

圖 3.14 脛骨平台骨折

除了例行性的 X 光檢查，病人往往也需要做個電腦斷層掃描，才能讓醫師確切掌握骨折移位的狀況。在某些情況下，你的醫師可能還會要你做個核磁共振造影，看看你的半月板、前十字韌帶和其他周邊韌帶的狀態。

骨頭沒有移位的脛骨平台骨折幾乎都不用手術治療，在骨折癒合前，病人只需要將膝關節固定一段時間，或是避免負重即可。這類骨折通常都不太會傷到軟骨，所以只要骨折處能好好癒合，短期內病人的膝關節都能一如往常般的勇健。不過，若把時間拉長來看，這些病人日後還是有機會受關節炎所苦。如果你想確保自己不會出現關節炎的問題，務必用正確地方式鍛鍊膝關節，不要讓膝關節變得硬梆梆，因為這就是避免日後關節炎找上門最好的方法。

至於骨頭有移位的脛骨平台骨折，幾乎都免不了手術這個步驟。面對這類情況，病人通常都必須配戴固定膝關節的護具一段時間，以確保碎裂的骨頭可以在正確的位置癒合。如果骨頭表面碎裂的情況很輕微，脛骨的關節面通常可以成功修復。萬一碎裂的情況很嚴重，病人的關節面不只不太可能恢復到正常狀態，長期預後的狀況可能也會不太樂觀，因為日後該部位形成關節炎的機會很大；即便病人的軟骨表面看似很正常，它的軟骨細胞也可能因脛骨平台的嚴重受損、漸漸死亡，走向關節炎一途。

　　多花一點心力選擇你的醫療團隊，大概就是治療傷勢嚴重的脛骨平台骨折最好的方法。可以的話，請找一位曾成功修復過這類骨折的外科醫師為你執刀。假如你在第一次的脛骨平台骨折手術中，沒有把脛骨的關節面修補好，之後的手術大概也沒什麼機會解決這個問題和預防關節炎的發生。

　　手術後，你需要在完全不負重的情況下，以枴杖助行至少六週，但這段期間，我們還是很鼓勵你活動膝關節。不論你是否還有其他的損傷，都務必確保膝關節不會因為這類骨折變得僵硬。適當的物理治療既可以減輕膝關節的腫脹程度，也能夠恢復肌肉的力量和關節的活動力—這些都是你得到最佳治療成果的重要條件。

〈小檔案〉脛骨平台骨折

- **普遍程度**：在美國，每年大約有三萬五千人為此傷所苦，相當於每年每十萬名美國人就有一人受過此傷。
- **常見成因**：車禍、滑雪受傷，或是從高處跌落。
- **患者族群**：滑雪時跌倒的五十歲女性。
- **該採取什麼行動**：脛骨平台骨折屬於強烈撞擊造成的損傷，傷勢緊急且危急者需要盡快就醫處置。X 光檢查可以協助醫師判斷骨折的骨頭有無移位，萬一 X 光提供的影像不夠清楚，電腦斷層掃描可提供更清晰的影像，讓醫師了

解骨頭移位的程度。如果骨頭沒有移位，可能就不需要開刀；但如果移位了，就需要開刀。

另外，更重要的是，嚴重的脛骨平台骨折還會傷及重要的神經、靜脈和動脈，甚至是引發腔室症候群（compartment syndrome）。當大量液體（通常是受傷造成的出血）累積在小腿的腔室，超出你身體排出該部位液體的能力，就會造成所謂的腔室症候群。這些排不出去的液體會壓迫你的肌肉，甚至是阻斷它們的血液循環，導致肌肉壞死。碰到這類情況，你一定要立刻到急診中心或急症照護中心就醫。越來越嚴重且令人難以忍受的疼痛感，就是腔室症候群的頭號症狀。

- **傷勢的分級**：不論脛骨平台骨折發生的位置是在內側、外側或有無延伸至脛骨，都可依骨頭移位的程度，將其分為好幾類。這套複雜的分類系統能有效協助醫師判斷手術的方式，以及治療的可能成效。
- **治療選項**：無移位的脛骨平台骨折可能需要以護具固定膝關節，但通常只要拄一段時間的枴杖即可痊癒。移位的脛骨平台骨折若要得到的最好的恢復成果，則需要接受手術治療。
- **治療後的預期成效**：通常脛骨平台碎裂的程度越低，治療的成效越好。骨頭碎成比較多塊，或呈粉碎性骨折的病人，往往無法完全恢復活動能力，且他們日後必須接受膝關節置換手術的風險也會高出許多（請見第 68 頁）。
- **重拾活動能力的時間軸**：大部分的脛骨平台骨折，不論有無手術治療，在受傷的頭六週，都需要在完全不負重或限制負重量的情況下靜養。傷口的復原速度取決於傷勢的嚴重程度，還有是否需要動用到骨頭移植之類的手術。

脛骨近端骨折

脛骨骨折的位置常常落在脛骨上端的三分之一處。（請見圖 3.15。）相較於其他部位的骨折，脛骨骨折特別常呈現開放性骨折（請見第 50 頁）。一旦骨折在肌膚表面造成傷口或孔洞，你的感染風險就會大增，所以若你是

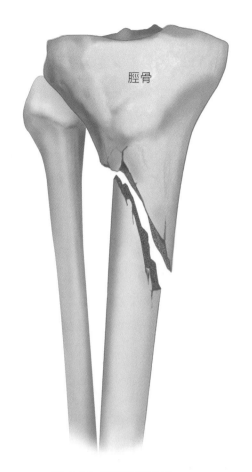

脛骨

圖 3.15 脛骨近端骨折

開放性骨折，務必立刻去急診室接受治療。

　　區分脛骨近端骨折（Proximal Tibia Fracture）與脛骨平台骨折（請見第109 頁）的主要依據，是它們骨頭碎裂的範圍有沒有囊括關節面。一般來說，比起碎裂範圍囊括關節面的脛骨平台骨折，碎裂範圍沒有包含關節面的脛骨骨折比較好治療，長期預後也比前者更好，而且也更不容易衍生出關節炎之類的問題。

　　許多脛骨近端骨折屬於撕裂性骨折，是與脛骨相連的髕骨肌腱在剝離脛骨粗隆時，造成部分脛骨粗隆碎裂所致。脛骨粗隆撕裂性骨折（tibial tubercle avulsion fracture）不一定會造成膝關節的排列移位。

　　脛骨粗隆撕裂性骨折的傷患絕大多是年輕人，而且這些年輕人多半是生長板快要閉合的青少年。傷勢比較嚴重的個案，在養傷的過程中必須特別留意傷口癒合的狀況，才可確保傷腿能徹底痊癒。脛骨近端骨折也可能因強烈撞擊造成，例如汽、機車相撞等意外。

　　許多肌肉（膕旁肌群、髕骨肌腱、腓腸肌和小腿肌群等）都附著在脛骨近端這個位置，所以這段骨頭也會受到許多肌肉的拉扯。在骨頭完好的狀態下，這些肌肉能讓你的脛骨自然、順暢地活動，因為其他部分的脛骨會平衡這些肌肉施加在脛骨近端的力量。然而一旦脛骨從這段骨頭或這些肌肉附著處的下方斷裂，這些肌肉就會把靠近上端的部分碎骨往上、往前或往內側拉扯。除非開刀治療，否則這類骨折的碎骨都無法自行長回原位。

　　骨頭移位程度非常低者（即骨頭仍整齊排列）在打石膏和盡量不負重的情況下，靜養四到六週傷口即可癒合。在這段期間，你應該要服用阿斯匹靈之類的抗凝血劑，將形成血栓的風險降到最低，因為一旦形成血栓，它可能會跑到你的肺部，妨礙你的呼吸能力。

　　骨頭明顯移位者，則務必開刀治療，以確保你的脛骨能長回原位，恢復到最好的狀態。這類手術可能會用到骨骼外固定器（external fixator）、骨板和骨釘，以及釘入骨頭中央的骨髓內釘等醫材。

〈小檔案〉脛骨近端骨折

- **普遍程度**：在美國，每年大約有七萬五千人脛骨骨折，相當於每十萬名美國人就有二十三人為此傷所苦；其中有約 5～11% 的病人，骨折的位置落在脛骨近端，所以美國每年大約有七千五百人脛骨近端骨折。
- **常見成因**：生長板尚未閉合的青少年，若突然受外力衝擊，可能會導致他們

的脛骨近端出現脛骨粗隆撕裂性骨折。成年人的脛骨近端骨折則通常是強烈衝撞造成，例如四輪沙灘車、摩托車或汽車相撞。

- **患者族群**：正在抽高，且在籃球場上急停的十四歲少年。或是騎四輪沙灘車與他人相撞的四十五歲男子。
- **該採取什麼行動**：這類損傷需要立刻給醫師檢查，有時候醫院還會要求住院觀察，因為這類損傷可能會引發腔室症候群，讓肌肉因缺血損壞死，是非常危急的情況。若病患呈開放性骨折，其感染的風險也會比較高。
- **傷勢的分級**：可依脛骨粗隆移位的程度分級。輕微移位者可能不需要手術治療，但嚴重移位者就需要開刀恢復膝蓋骨的活動能力。
- **治療選項**：治療選項包括非手術性和手術性治療。脛骨粗隆撕裂性骨折的病人，通常只有裂骨嚴重移位或裂骨完全脫離脛骨者，必須接受手術性治療。脛骨近端骨折的成人除非裂骨沒有任何移位，或移位的程度相當輕微，否則幾乎都需要開刀治療。
- **治療後的預期成效**：絕大多數病人在骨折痊癒後，都可完全恢復過去的活動能力。
- **重拾活動能力的時間軸**：在這類骨折復原的期間，病人通常有長達六週不能負重，或必須限制負重，具體的限制依病人有無開刀而定。大致上，骨折癒合後，病人就可以慢慢增加活動量。手術時，若醫師有使用骨髓內釘治療脛骨近端骨折，那麼病人在手術當天就可以開始負重。病人走動和活動的頻率越高，經歷併發症的機會就會越少。臨床顯示，不活動的患者會比較容易出現血栓、肺炎等諸多併發症。

股骨遠端骨折

大腿股末端（股骨遠端）的股骨遠端骨折（Distal Femoral Fracture）可大可小（請見圖 3.16）。年輕的病人多半都是打石膏治療，且可能不需要開刀。年長者由於骨質流失，在治療或癒合上可能都會碰上不少困難。

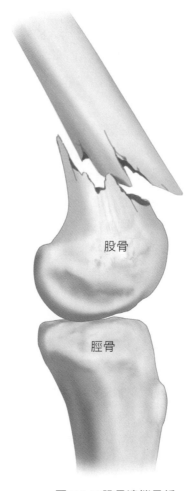

股骨

脛骨

圖 3.16 股骨遠端骨折

　　整體來說，股骨遠端的裂骨有移位的病人，都需要手術治療。這類手術的步驟通常很繁複，且執刀者必須步步精準到位，才有辦法徹底恢復股骨和關節面的完整性。

　　如果裂骨有移位的狀況，醫師可能就會開刀固定裂骨的位置，例如在股骨末端打入一根骨髓內釘固定股骨的位置，或是用骨板和骨釘從股骨側面固定裂骨。萬一骨折的範圍殃及關節面，且對軟骨表面造成明顯損傷（大概一到兩公厘以上），可能就需要開刀恢復關節表面的完整性。骨髁部冠面骨折

（Hoffa fracture，只有單一股骨髁〔femoral condyle〕裂損）的治療難度可能很高，因為它的骨折範圍可能會殃及整個關節表面，且固定裂骨使用到的骨釘等醫材也必須同時固定到軟骨，才能將它們歸復原位。這可能是治療此類骨折的必要之舉，因為這樣才能固定裂骨，確保它們長回對的位置。待骨折一癒合，醫師馬上就會安排另一場手術，搶在這些骨釘傷到軟骨表面之前，將它們移除。

〈小檔案〉股骨遠端骨折

- **普遍程度**：在美國，每年大約有五萬八千六百人股骨骨折，相當於每十萬名美國人就有三十七人為此傷所苦。近來，股骨遠端骨折的發生率會逐年攀升，主要是因為接受全膝關節置換手術的人越來越多，而人工膝關節的組件會在周邊骨頭產生一些壓力點。
- **常見成因**：直接性撞擊，例如運動傷害或車禍。
- **患者族群**：生長板尚未閉合的青少年，或曾經做過人工膝關節的年長者。
- **該採取什麼行動**：這類損傷需要到附近的急診室就醫，以判斷傷勢的嚴重程度和治療方式。股骨遠端骨折可能會出現裂骨嚴重移位的狀況，若碰上這種情形，病人大概需要盡快接受手術，將裂骨歸復原位。
- **傷勢的分級**：可依裂骨的移位程度分級傷勢輕重。裂骨無移位者的傷勢可能比較不危急；相對的，裂骨有移位者的傷勢不但會比較重，治療的難度也會比較高。
- **治療選項**：治療的方式同樣取決於裂骨的移位程度。裂骨沒有移位或僅輕度移位者，可能只需要打石膏治療；裂骨移位者則多半需要手術治療—非手術性的閉鎖性復位術（closed reduction），或手術性的開放性復位術（open reduction）和內固定術（internal fixation）都是可能採取的治療方式。
- **治療後的預期成效**：絕大多數病人最終都可以恢復過往的活動能力。不過年長病人大概很難完全恢復活動能力，一方面是他們的骨質多半很差，一方面是他們通常是粉碎性骨折，而這些因素都會讓他們預後的狀況非常不樂觀。

- **重拾活動能力的時間軸：**大部分病人在受傷頭六週，都必須在完全不負重或盡量不負重的情況下，以柺杖助行。六週後，你通常就可以開始慢慢增加負重量，但實際情況還是要依你傷勢的嚴重程度，以及骨板和骨釘的使用量而定。到了第七週或第八週，你應該就可以恢復開車的能力。然而，想要全面恢復活動能力，你或許需要花上四到六個月，或更長的時間。

手術後，務必進行復健，及早活動膝關節。如果膝關節因骨折完全無法活動，之後變得僵硬的風險就會大增。這是因為股骨上端的股四頭肌群有可能會出現沾黏的狀況，增加執行物理治療的難度。碰到這種狀況，你可能需要接受第二次手術，釋放疤痕組織對膝關節造成的壓力，才能讓膝關節做出屈膝的動作。

後十字韌帶撕裂

後十字韌帶是膝關節裡體積最大、力量最強的韌帶。它位在膝關節正中央，一旦受傷，膝關節可能就會出現一直往後滑動的現象。正因為後十字韌帶的分量和力量都不小，所以要造成它撕裂的傷都不會太小；也就是說，絕大多數後十字韌帶撕裂（Posterior Cruciate Ligament Tear）都會伴隨著其他韌帶損傷。不論是發生在膝關節內側或外側的接觸性損傷，通常都會導致該側的副韌帶、後十字韌帶和前十字韌帶同時出現撕裂的狀況。單純的後十字韌帶撕裂，發生的機會率大概只有一至兩成。大部分的後十字韌帶撕裂都是屈膝的時候，膝蓋前側受到撞擊所致。諸如運動時跪跌在地、在冰上滑倒，或在車禍中撞到儀表板等，都是造成後十字韌帶撕裂的常見原因。（請見圖 3.17）

單純的後十字韌帶撕裂或者伴隨著其他損傷，會決定是否需要手術，以

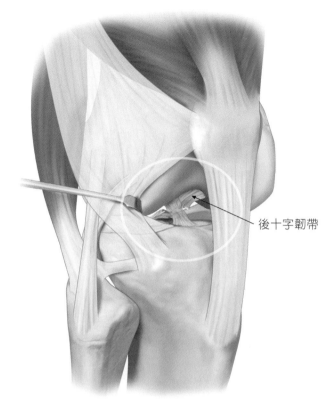

後十字韌帶

圖 3.17 後十字韌帶撕裂

及手術的時間。有些單純的後十字韌帶撕裂，只要配戴專為後十字韌帶損傷設計的護具（dynamic PCL brace）或打個石膏就能痊癒，但伴隨其他損傷發生的後十字韌帶撕裂很少能徹底痊癒，且應該盡快動手術重建，才能獲得最好的治療成效，並降低日後萌生退化性關節炎的風險。

　　單純的後十字韌帶撕裂，通常會使膝關節產生輕微的痠痛感和腫脹感。後十字韌帶撕裂的出血情況不會像前十字韌帶那般嚴重。除此之外，它可能會讓你覺得膝關節變得不太穩定，尤其是你在做彎腰、減速或下樓梯等動作的時候，但有時候你不見得會馬上注意到這些症狀，因為膝關節受傷後，你可能會跛行一陣子，或是在行動上特別小心翼翼。因此，有部分單純後十字韌帶撕裂的病人，可能會在傷到膝關節好幾週後，才意識到自己的後十字韌

帶受了傷。雖然單純的後十字韌帶撕裂不易察覺，不過一旦你發現了，還是要盡快就醫診治，因為及早配戴專為後十字韌帶損傷設計的護具，可減輕後十字韌在膝關節活動時承受的壓力，這樣一來，受損的後十字韌帶就有機會在不開刀的條件下自行修復。

至於有同時傷到其他韌帶的後十字韌帶撕裂病人，例如膝關節脫臼的病人，就必須緊急開刀治療。只要你在傷到膝關節後，有出現膝關節疼痛且嚴重失去穩定性，讓你整個人只能搖搖晃晃的站立的情況，就應該盡速就醫，找門診醫師或急診醫師仔細評估你膝關節的脈搏、神經功能，以及膝關節的整體穩定性。這些檢查對膝關節脫臼格外重要，因為動脈損傷務必及時做出處置，若未在受傷後八小時內做出處置，你的腿很可能會要截肢。（欲了解膝關節脫臼的經典範例，請見第一章第 41 頁提到的影片。）假如你自己或父母、教練或朋友看到你的膝關節受到了這種傷害，務必盡快將你送往急診室。你的檢查項目應該包含 X 光檢查，這樣醫師才可確認你的骨頭有無因此類損傷斷裂。

我們是在過去十年間才發展出成功重建後十字韌帶的方法，在此之前，醫學界一直無法順利重建後十字韌帶。一方面是因為當時的術後復健方式並未將重力納入考量，所以相關的復健療程常會導致新植入的後十字韌過度伸展；另一方面則是，那個時候也尚未發展出專為後十字韌帶損傷設計的護具，這套護具可保護病人新植入的後十字韌帶，避免它因屈膝的動作承受過大壓力。許多在十到十五年前受過重建後十字韌帶訓練的醫師，都對後十字韌帶手術在臨床上呈現的成果不太滿意。因此，昔日的醫師都不太推薦後十字韌帶病人做重建手術，因為當時這類手術並不能發揮很好的療效。

不過，就在過去十年間，出現了許多探討後十字韌帶撕裂的研究。這些研究不但詳細剖析了後十字韌帶的結構和生物力學，更開發出了許多重建後十字韌帶的新手術技巧。再者，專為後十字韌帶損傷設計的護具問世後，它

就排除了重力對新移植的後十字韌帶的影響，這讓病人可以在完成重建手術的當天，就開始執行活動膝關節的物理治療。如果你的傷勢需要做重建手術，請找一位受過最新訓練的外科醫師，因為近代的後十字韌帶重建技巧、復健方式以及專門護具，能夠讓後十字韌帶重建手術發揮很好的療效，病人可得到與前十字韌帶重建手術不相上下的成果。

　　如果你單純只有後十字韌帶受傷，那麼你的治療選項可分為保守和手術治療兩大類。保守治療的方法包括：休息、冰敷、Tylenol 止痛藥（乙醯胺酚）、物理治療和配戴護具。後十字韌帶損傷的病人在做物理治療時，受到的限制會比前十字韌帶多。因為後十字韌帶損傷病人專用的護具通常體積龐大，舒適度也比較差；而且由於屈膝這個動作動會對後十字韌帶造成一定程度的壓力，所以他們在剛開始復健時，動作通常也不能太大、必須保守一點。另外，前十字韌帶的復健會著重在強化膕旁肌的肌力，但後十字韌帶的復健則會著重在強化股四頭肌的肌力，因為強健的股四頭肌能保護新植入的後十字韌帶。

　　手術治療方面，後十字韌帶重建手術的步驟和前十字韌帶手術雷同，重建過程中，醫師也會在你的脛骨和股骨上鑽製骨隧道，然後將移植物固定到那些隧道中。阿基里斯腱是異體移植物的來源之一，但膕旁肌群的肌腱才是重建後十字韌帶時，最常使用的自體和異體移植物來源。不過，後十字韌帶重建手術和前十字韌帶重建手術之間，還是存在著小小的差異，那就是它們使用到的移植物數量不同。前十字韌帶手術的移植物通常都是單束，但如前文所述，後十字韌帶是體積大上許多的韌帶，所以在重建時，醫師通常都會以雙束的方式重建後十字韌帶。目前已有大量的證據指出，以雙束的方式重建後十字韌帶，能讓膝關節恢復比較好的功能性和穩定性，但是這種手術方式的執行難度也會比較高。有鑑於此，在與醫師討論時務必事先了解他們想進行哪一種手術，還有為你安排那種手術的理由。

〈小檔案〉後十字韌帶撕裂

- **普遍程度**：在美國，每年大約有六千五百人後十字韌帶受損，相當於每年每十萬名美國人就有兩人受此傷所苦。
- **常見成因**：脛骨因前側受到撞擊，向後移動。打美式足球這類高強度運動時，因擒抱產生的接觸性損傷；車禍時，膝蓋撞到儀錶板；或是跌倒時，膝蓋直接跪地，都可能是造成這類撞擊的原因。
- **患者族群**：汽車殘骸中的乘客，或是被人從膝蓋下方擒抱的美式足球員。
- **該採取什麼行動**：注意傷勢危急的徵兆。膝關節嚴重失去穩定性、出現麻木和刺痛的感覺、骨頭的排列變得很不整齊（腿指向不正常的方向），以及無法支撐身體的重量等，全都是你應該馬上去急診室接受評估的徵兆。
- **傷勢的分級**：後十字韌帶撕裂和前十字韌帶撕裂的分級方式類似：可依受損的程度分一到三級，第三級是後十字韌帶完全撕裂。
- **治療選項**：分為保守（非手術）療法和手術兩大類。保守療法通常是用來治療單純後十字韌帶部分撕裂，以及較不好動或不太會從事對膝關節造成龐大壓力的活動的病人。至於前十字韌帶完全撕裂者、需要保有良好膝關節穩定性的運動員，還有接受非手術性治療不見療效或成果不理想者，醫師通常都會建議他們動手術。
- **治療後的預期成效**：有些病人的後十字韌帶可以自行癒合，但完全撕裂者的傷勢在自行痊癒後，韌帶往往會變得鬆弛。為什麼會這樣？這一點我們可以用橡皮筋來思考。因為這就像把一條橡皮筋拉展到最緊繃的狀態一段時間，鬆手之後它無法再回到先前的緊度那樣。面對這種情況，醫師多半都會建議病人開刀。手術的成果會因為手術的方式和外科醫師的經驗，而有所不同。由於相對其他的膝關節損傷，後十字韌帶撕裂相對罕見，所以在求醫的過程，你應該找一位擅長處理這類損傷的醫師，以確保你得到最佳的治療成果，因為這類手術不常見，執刀的難度也比較高。
- **重拾活動能力的時間軸**：病人通常可以在六週內恢復走路能力，但要重新投入體育活動大概要等上九到十二個月的時間，因為屆時韌帶才會恢復到足以

應付這些活動的強度。一般來說，你能走路的兩到三週後，就可以恢復開車能力。

腓側副韌帶和膝關節後外角損傷

過去多年來，眾人對膝關節外側的結構一直不太了解，許多外科醫師都將這個部位的膝關節叫做「膝關節的神秘地帶」。當時他們雖然不了解它的解剖結構，卻知道它受損時會對行動造成極大的影響，而且手術的成果並不是很理想。直到最近，有越來越多研究詳細探討它們的解剖學結構、生物力學，並針對此處撕裂的韌帶發展出新的重建手術技巧，才讓這個部位的手術成果大幅提升。

醫學界以「後外角」（posterolateral corner，PCL）這個專有名詞稱呼膝關節外側這個部位，而關於後外角，你要知道的第一件事是：它的骨頭形狀與膝關節內側不同。雖然內側副韌帶損傷自行痊癒的機會滿大的（請見第92頁），但絕大多數的腓側副韌帶和膝關節後外角損傷（FCL/LCL and Posterolateral Corner Injury）都不會自行痊癒。與結構穩定的膝關節內側不同，後外角原本的結構就不太穩定，因為脛骨和股骨在膝關節外側相交時，兩者的關節面，即外側股骨髁和外側脛骨平台都是凸面。因此，後外角一旦受到傷害，務必迅速就醫處置，以得到最好的治療成果。再者，腓骨頂端下方還有一條叫做總腓神經（common peroneal nerve）的重要神經通過，後外角受傷時，該條神經可能也會受到傷害或拉扯，進而導致你出現垂足（foot drop）這種提不太起腳板的異常步態，或是足背和腿側神經痛的症狀。

很多情況都會導致後外角損傷：因接觸性或非接觸性傷害，過度向後彎曲的膝關節、運動時腿部內側受到撞擊，或者是車禍中受到重大創傷。後外角損傷常會造成膝關節呈內翻狀態，並使脛骨朝股骨外側旋轉（膝關節外旋）。這類損傷會大幅削弱腿部的力量，增加病人受到其他傷害的風險，必須盡快就醫，請有經驗的外科醫師評估傷勢。

幾乎所有的膝關節後外角損傷都會傷到其他的膝關節韌帶。膝關節外側有好幾個特殊的結構，它們是維持你膝關節穩定性的關鍵。這些結構當中，又以腓側副韌帶最為重要，這條韌帶也叫做外側副韌帶，它能讓你的膝關節不會左右搖擺。腓側副韌帶撕裂時，你不一定會有明顯的疼痛感和腫脹感，但你可能會發現自己很難往你受傷那條腿的那一側轉身。另一組位在膝關節外側的重要結構是膕肌肌腱和膕腓韌帶（popliteofibular ligament，PFL）。這些韌帶可以確保脛骨不會往股骨外側旋轉。（請見圖 3.18。）

因為腓側副韌帶撕裂和後外側角損傷極少自行痊癒，所以及時接受診斷和治療是必要之舉。如果你拖了六週或更長的時間才去接受治療，且有 O 型腿（大部分男性都有一點 O 型腿），那麼在開刀重建韌帶之前，你通常需要先動個矯正腿形的截骨手術（osteotomy），以確保之後重建的韌帶不會被過度拉伸。顯然，先切斷骨頭、重整骨頭的排列狀態，再於六到九個月後進行第二階段的韌帶重建手術並不是個理想的治療方式。所以，如果你想要早日治癒這類損傷，務必盡快就醫治療。

腓側副韌帶完全撕裂，或膝關節後外角的結構嚴重受損的病人，多半應該在受傷後的兩週內開刀治療。這是修復這些結構的最佳時機，因為在此之前受損的組織還沒有被酵素分解；酵素會削弱組織的堅韌度，讓組織無法穩固地縫合在一起。在這段時間內接受治療，膝關節也能以更正確、更緊密的排列方式癒合，因為這類損傷拖得越久，膝關節的結構就會變得越鬆散，各組織恢復原樣的可能性也會下降。近日的腓側副韌帶和後外角重建技術已大

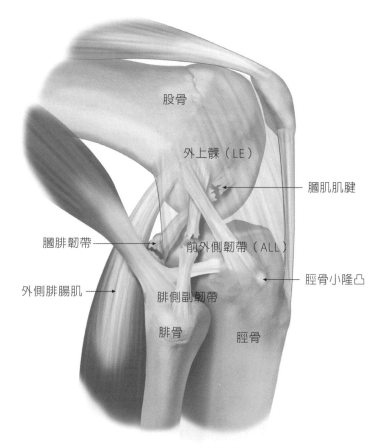

圖 3.18 腓側副韌帶損傷

股骨

外上髁（LE）

膕肌肌腱

膕腓韌帶

前外側韌帶（ALL）

脛骨小隆凸

外側腓腸肌

腓側副韌帶

腓骨

脛骨

幅精進，許多病人在術後都可以繼續從事高強度運動。在以前，這是不可能發生的事情，別說運動了，病人甚至連最基本的日常活動都會受到限制，因為無法得到良好治療的後外角損傷，使得膝關節持續呈現不穩定的狀態。

治療垂足

如前文所述，部分後外角損傷的病人會傷到神經，導致病人無法正常控制該腿的足部動作。遺憾的是，大約有一半的病人無法完全擺脫這個傷害對他們的影響。傷到神經的後外角損傷病人可能會出現足部外側和足背發麻，

以及足部或腳踝無力的症狀。脛骨和腓骨上側和外側的肌肉一旦出現無力的狀況，你就會很難做出將腳踝向上彎、把腳趾往你的方向拉、將腳踝向外拉，或把大拇指拉向你自己等動作。

　　鍛鍊阿基里斯腱力量的伸展運動是常見的垂足治療方式，這項伸展運動會用到毛巾這個小道具。伸展時，病人須將該腿伸直，並將毛巾置於該腿的腳底板，然後手握毛巾兩端，將腳踝往上抬。這樣的伸展一天要做數次。這樣一來，等神經恢復功能的時候，你的足部就不會因缺乏肌力無法正確活動。另一種治療方式是穿戴一種叫做足踝矯正器（ankle foot orthosis）的輔具。你無法將腳踝往上拉的時候，你的足部會一直軟趴趴的垂向地面，時間久了，你的腳可能就會因為阿基里斯腱長時間處在收縮狀態，而只能呈現這個姿勢。

　　假如你垂足的狀況已經持續了一段時間，你也許需要去看個擅長治療足踝問題的骨外科醫師，跟他討論看看開刀治療的可能性。開刀將腳踝內側的肌腱轉移到足背，能有效改善垂足的狀況，讓你不用再穿帶輔具，可是這個手術並不能恢復你足部的正常活動能力。由此可知，你發現自己有垂足的狀況時，務必盡快接受檢查和治療。

〈小檔案〉腓側副韌帶和膝關節後外角損傷

- **普遍程度**：非常罕見的損傷，在美國，每年不到五千人。
- **常見成因**：接觸性運動和車禍是此傷的常見成因，而且它們通常會同時導致其他的膝關節損傷。把腿伸得過直之類的非接觸性傷害，亦是造成這類損傷的原因之一。另外，如果你持續撞擊你的膝關節內側，也會對後外角的結構造成壓力，導致後外角損傷。
- **患者族群**：大學美式足球隊隊員，或滑雪受傷的人。

- **該採取什麼行動**：這種損傷大多是強大的力量造成（不論是接觸性或非接觸性的力量），而且常常會使膝關節變得非常不穩定性。膝關節嚴重失去穩定性、出現麻木和刺痛的感覺、骨頭的排列變得很不整齊（腿指向不正常的方向），以及無法支撐身體的重量等，全都是你應該馬上去急診室接受評估的徵兆。
- **傷勢的分級**：腓側副韌帶／外側副韌帶撕裂和後外側角損傷，可依傷勢的嚴重程度分一到三級。臨床檢查和 X 光加壓攝影的影像都是分級傷勢的依據。
- **治療選項**：第一級和第二級撕裂通常只需要物理治療，不用開刀。第三級撕裂幾乎都要開刀治療。
- **治療後的預期成效**：徹底受損的腓側副韌帶/外側副韌帶和後外側角損傷，若及時接受韌帶重建手術（受傷後兩週內），其治療的成效幾乎都會比延遲治療者好。沒有關節炎或軟骨問題的病人，活動能力多半可恢復到跟以往差不多。不過，第三級損傷的病人，不但需要長期治療（傷後要接受六週以上的治療），日後也很難徹底恢復正常的活動能力。
- **重拾活動能力的時間軸**：病人在受傷後的頭六週都不可以負重。六週之後才可以在枴杖之類的輔具幫助下，慢慢增加負重量；等到他們走路不會跛之後，就可以慢慢不使用枴杖。手術後七到八週時，病人通常就可以恢復開車能力。由於這類損傷大部分都會同時傷到其他韌帶，所以要完全恢復正常的活動能力，一般需要花上九到十二個月的時間。

股四頭肌肌腱撕裂

股四頭肌肌腱是連結股四頭肌（位在大腿）與膝蓋骨的媒介。它是人體較為厚實的肌腱，而它之所以會如此厚實，是因為它需要將許多來自股四頭肌的力量，往膝蓋骨的方向傳遞。

若你在沒心理準備的情況下，猛然屈膝並強力收縮股四頭肌（例如滑雪

時不小心從陡坡往下滑，或是下樓梯時意外踩空），可能會使你的股四頭肌肌腱因突如其來的強大力量撕裂，與膝蓋骨分離。（請見圖 3.19）股四頭肌肌腱撕裂（Quadriceps Tendon Tear）最容易發生在年過四十，或免疫功能缺損的人身上；後者包括有糖尿病或腎臟問題，或有服用氟　諾酮類（fluoroquinolone）抗生素（例如 Cipro 這款抗生素）的病人。股四頭肌肌腱撕裂是重大損傷，因為這條肌腱一受損，你就無法把腿伸直。情況允許的話，你應該盡快接受手術，修補這條肌腱。

絕大部分的股四頭肌肌腱撕裂都不會被人忽視，因為該腿會因此失去行

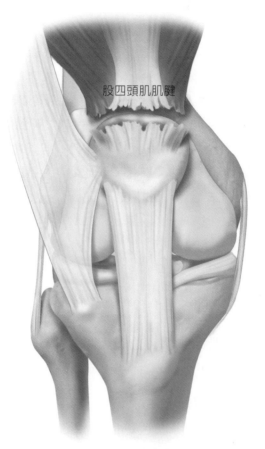

圖 3.19 股四頭肌肌腱撕裂

走的能力，所以它們往往都能迅速獲得診斷和治療。修補股四頭肌肌腱的手術會在膝關節前側開一個切口，醫師會從這個切口為病人清創和修整撕裂的肌腱，待肌腱的斷面整理平整後，醫師就會將它重新接回膝蓋骨。

一般來說，醫師會使用縫合錨釘重新建立股四頭肌肌腱和膝蓋骨之間的連結。將縫合錨釘固定到膝蓋骨上的方法有兩種，一種是直接將縫合錨釘釘到膝蓋骨上，另一種則是先在膝蓋骨上鑽置骨隧道，再將錨釘穿過骨隧道固定。之後，醫師只需將錨釘另一端的縫線綁到股四頭肌肌腱上，即完成重建兩者連結的工程。進行這項手術時，醫師務必特別留意縫合錨釘的強度，除了要確定這些錨釘有足夠的力量支持股四頭肌肌腱長回原位，還要確保這些錨釘不會隨著時間慢慢滑脫，導致股四頭肌肌腱在癒合後無法恢復原本的緊度。手術之後，有長達六週的時間你都必須避免負重，以防止此處的組織因承受過多的壓力，讓好不容易癒合的撕裂處又再度斷裂。

萬一沒有馬上接受手術會怎樣？倘若沒有馬上處置股四頭肌肌腱撕裂的問題，一段時間之後，它就會發展成一種慢性問題，變成大麻煩。這段期間，膝蓋骨下滑的情況會變得更嚴重，股四頭肌的長度也會變短，而這些變化都會讓股四頭肌肌腱更難接回膝蓋骨。碰到這類情況，病人通常都要使用韌帶移植物來輔助肌腱修復，才有機會得到最好的修復成果。不過，就算在這場重建手術中得到了最好的修復成果，膝蓋骨也不一定能回歸原位，肌腱的力量也不一定能恢復到原有的水準。

換句話說，越早發現股四頭肌肌腱的損傷，並盡快接受手術治療，能讓你擁有完全恢復往日活動能力的最佳機會。手術後，你需要靜養、以枴杖助行一段時間，而且在這段期間請你千萬不要做出「揠苗助長」的舉動。有些病人就因太急著恢復過往的活動能力，提早增加了活動的強度，導致肌腱部分分離，膝蓋骨無法回歸原位。等肌腱癒合後，你可能還要花上幾個月的時間恢復股四頭肌的力量，才有辦法再度投入喜愛的活動。

〈小檔案〉股四頭肌肌腱撕裂

- **普遍程度**：在美國，每年大約有五千人股四頭肌肌腱受損，相當於每十萬名美國人就有一點四人受此傷所苦。
- **常見成因**：四、五十歲的病人多半是突然以屈膝姿勢落地，讓膝關節直接承受強大的衝擊力所致。
- **患者族群**：下樓梯踩空滑倒的四十五歲男性。
- **該採取什麼行動**：如果你有感覺到膝蓋骨上方發出「啪」的一聲，或是出現腿無法伸直、劇烈疼痛等症狀，務必盡快就醫檢查。這個傷可能會影響到你的行走能力，所以你應該要去找你的家庭醫師，或到附近的急診室診治。
- **傷勢的分級**：此傷的傷勢可依撕裂程度分級。如果你只有輕微的痠痛感，但肌腱沒有明顯撕裂，是屬於輕度撕裂。中度撕裂是股四頭肌肌腱有部分撕裂，但病人仍可將腿伸直舉起。重度撕裂就是股四頭肌肌腱完全撕裂，從髕骨的連結處斷裂。
- **治療選項**：治療方法由撕裂的程度決定。輕度和部分撕裂或許能夠在不開刀的情況下，經由調整活動強度和物理治療獲得改善。完全撕裂通常都會建議開刀修補。
- **治療後的預期成效**：病人可能會一直覺得撕裂處有些許的疼痛感，但他們多半能恢復大部分股四頭肌的力量。
- **重拾活動能力的時間軸**：手術後，醫師會告知病人六週內都必須在完全不負重，或盡量不負重的情況下靜養。這段期間，病人應該以枴杖助行。如果是右膝受了這個傷，接受股四頭肌肌腱修補手術的病人，通常可以在股四頭肌恢復到足夠的強度時，恢復開車的能力，這個時間點大概會落在術後的七到八週。不過，病人在全面重返正常的活動強度之前，還需要多花一點時間恢復股四頭肌的力量；按照往例，這個目標大概可在術後四到六個月達成。

髕骨肌腱斷裂

　　髕骨肌腱與膝蓋骨和脛骨前側相連。即便是在一般的日子裡，這條肌腱都承受著龐大的壓力。你從高處落地或突然跪下時，都可能導致髕骨肌腱撕裂（Patellar Tendon Rupture）與膝蓋骨分離（圖 3.20）。這是非常重大的損傷，若沒有馬上治療，還可能對頂尖運動員的職業生涯造成威脅。髕骨肌腱撕裂的病人還包括，有糖尿病或腎臟問題的人，以及有服用氟　諾酮類（fluoroquinolone）抗生素的人（例如 Cipro 這款抗生素，因為這類抗生素會導致肌腱分解）。

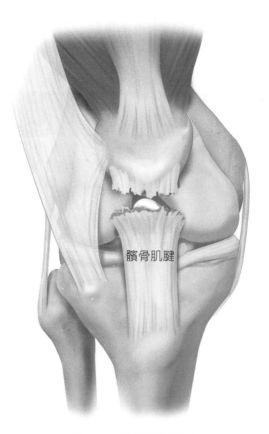

圖 3.20 髕骨肌腱斷裂

除非本身的健康狀況太差，不適合動手術，否則髕骨肌腱完全斷裂的病人幾乎都難逃開刀治療一路。修補髕骨肌腱的手術會將撕裂的肌腱末端，重新接回膝蓋骨。手術中，醫師會在病人的膝蓋骨上鑽製兩個骨隧道，將牢固的縫線穿過孔洞、綁到肌腱末端上，再讓病人以屈膝的姿勢，將撕裂的肌腱綁到膝蓋骨上，此過程可完整修補髕骨肌腱。在某些情況下，執刀者可能需要以長方形的排列方式，在髕骨肌腱周圍的脛骨和膝蓋骨多穿入幾條縫線、固定肌腱，為髕骨肌腱打造最好的修復條件。

　　臨床上，我們也看過一些個案，他們的髕骨肌腱幾乎撕裂到無法修補的程度。面對這樣的個案，可能就需要動用到更複雜的手術方式修復他們的髕骨肌腱。進行這類手術時，醫師會在病人的脛骨小隆凸和膝蓋骨鑽製骨隧道，並將膕旁肌肌腱植入骨隧道，替病人重建髕骨肌腱。想要恢復高強度運動能力的運動員特別需要接受這類手術。

〈小檔案〉髕骨肌腱斷裂

- **普遍程度**：在美國，每年不到五千人。
- **常見成因**：突然從高處落地，例如打籃球的時候。
- **患者族群**：把打籃球當休閒娛樂的三十歲男性。
- **該採取什麼行動**：與股四頭肌肌腱撕裂類似，此傷屬於比較緊急的損傷（但通常不危急）。劇烈疼痛、感覺膝蓋骨下方發出「啪」的一聲，或是腿無法伸直等狀況，都是你要就醫的警訊，請你盡快去找你的家庭醫師或到附近的急診室接受診治。
- **傷勢的分級**：髕骨肌腱斷裂的傷勢可分為輕度、中度和重度。
- **治療選項**：使髕骨肌腱出現輕微斷裂的輕度到中度撕裂，可能不需要開刀治療，但完全撕裂的髕骨肌腱通常都需要開刀修補。修補髕骨肌腱的常見手術方式是在膝蓋骨上鑽孔，再用穿過孔洞的縫線將肌腱接回膝蓋骨。至於髕骨肌腱嚴重毀損者，可能就需要以膕旁肌肌腱做為移植物，重建髕骨肌腱。

- **治療後的預期成效**：大部分運動員的活動能力都可以恢復往日的 85～90%。
- **重拾活動能力的時間軸**：剛修補完的髕骨肌腱很脆弱，所以病人需要先以枴杖助行六週。術後七到八週左右，他們通常就可以恢復開車能力。全面恢復正常活動能力的時間點，大概會落在術後五到七個月之間。

膝關節脫臼

　　膝關節脫臼（Knee Dislocation）是很重大的損傷。除了要擔心韌帶受損的問題，它對血管造成的傷害還會讓病人面臨生命和截肢的威脅，是相當危急的情況。

　　膝關節脫臼會同時傷及多條膝關節周圍的韌帶，導致整個膝關節的排列易位，股骨和脛骨不再對齊。（請見圖 3.21）若運動員在競賽中發生膝關節脫臼的狀況，務必盡快將脫臼的骨頭復位（把骨頭放回原本的位置），並接受詳細的檢查，確認該腿動脈和神經的完整性。高速衝撞所造成的膝關節脫位，例如車禍或從高處跌落，其傷勢通常較為嚴重，因為關節周邊的皮膚和其他軟組織，諸如肌肉、肌腱、神經和血管等，可能都會受到非常嚴重的傷害。已有數篇研究指出，傷到動脈的膝關節脫臼者，如果沒在八小時內接受治療，該腿會面臨將近九成的截肢風險。因此，只要你的傷勢有可能導致膝關節脫臼，你就應該立刻去急診室就醫，好讓醫師詳細評估你膕動脈的脈搏和整體狀態。萬一醫師對你動脈受損的情況有所疑慮，就會要你去做電腦斷層血管造影（CT angiogram）；此檢查會將特殊染劑注入動脈，評估它受損的狀況。

　　假如檢查後，沒有發現任何動脈或神經受損的跡象，關節也已經復位，

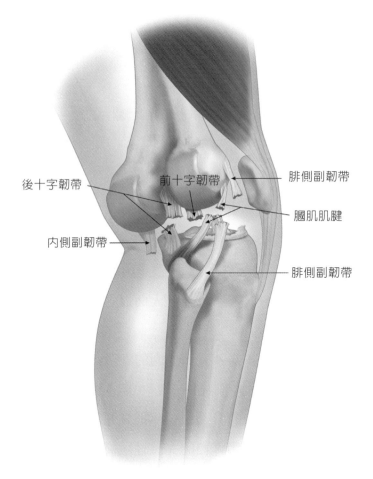

後十字韌帶　　　　前十字韌帶　　　　腓側副韌帶

內側副韌帶　　　　　　　　　　膕肌肌腱

腓側副韌帶

圖 3.21　膝關節脫臼

醫師就會評估你關節復位後的穩定性，看它還會不會滑動。萬一它還會滑動，可能就需要用石膏或是骨骼外固定器將它們固定在對的位置上。醫師應該還會為你安排核磁共振造影掃描，確認你軟骨面、韌帶和半月板的狀態。

　　幾十年前，醫界常常只會以打石膏的方式處置膝關節脫臼的病人，雖然這樣的治療方式也確實能讓病人暫時得到不錯的治療效果，但現在我們知道，它並不能帶給病人最好的治療成果。可以的話，現在我們都會建議病人，在膝關節脫臼後的兩週內，動個手術固定膝關節的結構。雖然這樣的處

置方式對年長者、有開放性骨折，或有嚴重糖尿病或腎臟病問題的人，不見得適用；但對健康、膝關節保有一定活動程度，且脫臼處周邊沒有任何撕裂或問題的人來說，手術就是必要之舉。

開刀固定脫臼的膝關節是件大事。這表示，病人在手術前，應該多做些功課，找位經驗豐富的醫師為自己執刀；因為執刀者對這類手術的實作經驗越多，開刀時他就越能迅速掌握你膝關節的狀況，給予你最有效的處置。

就臨床經驗來看，我們發現，一次到位的手術對患者最好；所謂的「一次到位」是指，開一次刀就將病人所有受損的韌帶重建好，撕裂的半月板修補好，易位的結構也全部復位。手術後，病人應該要好好接受物理治療，以確保重建的韌帶不會過度拉伸，膝關節也不會變硬。有些病人，會因為受傷和後續手術形成過多的疤痕組織，導致膝關節嚴重僵硬。為了避免這個狀況，你應該要在手術後的第一天就開始接受物理治療，適度活動膝關節。尋找物理治療師時，請務必確認他可配合醫師建議為你設計復健菜單。

整體來說，大部分運動造成的膝關節脫臼，開刀治療後的恢復狀況都很好。一方面是因為動脈受損的機率不到百分之一另一方面則是多重韌帶重建手術的成果通常都不錯。相對的，高速衝撞造成的膝關節脫臼，其恢復狀況就比較難預料，因為它會對軟組織和其他結構造成較大的傷害。這類病人在術後或許需要接受更密切的追蹤，以確保他們膝關節的活動能力有朝對的方向前進；除了要預防他們的膝關節出現嚴重僵硬的情況，還要避免他們重建的韌帶因其他的軟組織損傷過度拉伸。

由於膝關節脫臼多半和重大創傷脫不了關係，所以絕大多數的病人都會在十年內衍生出關節炎的問題。這大概是因為當初膝關節受到衝擊的時候，造成了部分軟骨細胞死亡。針對這個部分，我們能做的不多，只能盡可能恢復病人的肌肉量，降低日常活動對膝關節的衝擊。保留撕裂的半月板也很重要；如果半月板需要切除，病人受退化性關節炎折磨的風險就會大增。

〈小檔案〉膝關節脫臼

- **普遍程度**：非常罕見的損傷，在美國每年不到五千人。
- **常見成因**：運動（滑雪、美式足球或橄欖球）造成的重大損傷、從高處摔落，或是車禍。
- **患者族群**：被人從膝蓋處擒抱的二十二歲大學美式足球隊跑衛。
- **該採取什麼行動**：膝關節脫臼是非常嚴重的損傷，需要立即就醫評估，急診室大概是你最佳的就醫選項。首先，醫師會確認你的血液循環和神經血管狀態有無受損，然後會幫你安排個 X 光檢查，確認你沒有骨折，之後才會將你的脫臼的膝關節復位。
- **傷勢的分級**：脫臼的膝關節能不能自行復位，是決定傷勢嚴重程度的標準。沒有復位的膝關節骨頭會對周邊神經和動脈造成很大的壓力，因此將脫位的骨頭復位刻不容緩。萬一病人還有開放性骨折、動脈受損或膝關節周邊骨折的情況，該脫臼就會被視為重度損傷，這類病人日後大多無法完全恢復活動能力。
- **治療選項**：醫師幾乎都會建議病人開刀。基本上，多重韌帶重建手術是治療膝關節脫臼最好的方式。除此之外，膝關節周邊血管、神經和骨頭受損的狀況，也會影響治療的方式。
- **治療後的預期成效**：大部分因運動傷到多條韌帶的病人，最終都能重返過去的活動能力。不過，因高速衝撞膝關節脫臼的病人，多半都無法完全恢復往日的活動能力，因為這類脫臼會傷到很多其他的結構。
- **重拾活動能力的時間軸**：手術後，病人必須在完全不負重，或盡量不負重的條件下，以枴杖助行至少六週；過了這段時間，才可視狀況慢慢增加負重量。至於開車能力，病人可能還要多花一到兩週的時間才能恢復。如果病人的傷勢有機會完全恢復往日的活動能力，其時間點大概也會落在脫臼後的九到十五個月之間，實際所需的時間取決於病人有無其他相關損傷。動脈或神經有受到傷害的病人，日後常常都必須面對重大、永久性的問題。

髕股關節不穩定

如果你髕股關節（膝蓋骨〔Kneecap〕）的結構不夠緊密，且有脫位（subluxation，部分髕骨滑出關節），或是脫臼（dislocation，髕骨完全滑出關節）的狀況，這會讓你的活動能力大打折扣。（請見圖 3.22）大部分因非接觸性因素膝關節脫位或脫臼者，其膝關節的結構幾乎都有一些先天性的問題，例如嵌住髕骨的股骨溝槽太淺，或是髕骨的位置不正（比股骨溝槽高太多，或偏離股骨溝槽）。因接觸性因素膝關節脫臼者，就不一定有這類先天性或後天性的結構問題。

膝蓋骨是一個受股四頭肌肌群控制的獨立骨頭，它與脛骨之間有髕骨肌腱將兩者相連。屈膝時，膝蓋骨會嵌入大腿骨末端的股骨滑車溝；可是，你伸直膝關節的時候，膝蓋骨不會嵌在溝槽裡，在這種情況下，它最容易往外側滑動。

許多生理結構方面的因素都會增加膝蓋骨脫臼的機會。首先，假如你膝

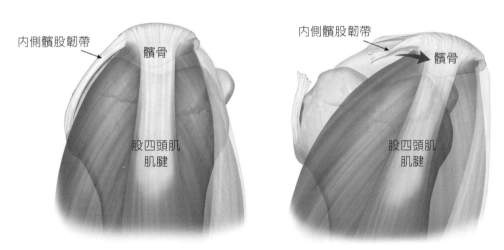

圖 3.22 髕股關節（膝蓋骨）不穩定

蓋骨的位置比一般人高，沒辦法嵌在股骨滑車溝裡，它就會比較容易往外滑。醫學界把這種髕骨過高的情況叫做「高位髕骨」（patella alta）。再來，如果你股骨滑車溝的溝槽比較淺，或是比一般人平坦，膝蓋骨也會比較容易滑出軌道。醫學界把這種溝槽過淺的情況叫做「股骨滑車發育不全」（trochlea dysplasia）。另一種結構因素則與股四頭肌、膝蓋骨、髕骨肌腱和脛骨之間彼此相連的角度有關，它們形成的這條連線又叫做「脛骨粗隆—股骨滑車溝」（tibial tubercle to trochlea groove，TT-TG）角或間距。如果「脛骨粗隆—股骨滑車溝」的間距超過二十公厘（mm），整條連線就會像是一條拉緊的弓弦，你把腿打直時，膝蓋骨向外滑動或脫臼的風險就會高出許多。另外，內側髕股韌帶（medial patellofemoral ligament，MPFL）這條將大腿骨內側和膝蓋骨內側連在一起、固定膝蓋骨位置的韌帶，也可能成為增加膝蓋骨脫臼風險的因素。這條韌帶不能有任何損傷，否則膝關節打直時，膝蓋骨很可能會因此承受較大的壓力，進而向外滑動。

許多因素都會左右膝蓋骨脫位或脫臼的治療方式。一般來說，只要沒傷到膝蓋骨或股骨滑車面的硬骨和軟骨，膝關節脫臼就不需要開刀治療。第一步，你應該設法消腫，這樣股四頭肌才能恢復活動力。然後，你要強化股四頭肌的力量，這樣它們才能更穩固的將膝蓋骨保持在對的位置上。如果你的膝蓋骨位置還算正常（也就是沒有高位髕骨）而且大腿骨末端的溝槽也算深，沒有任何股骨滑車發育不全的跡象，這樣的非手術性療程，大約有九成機會能成功改善髕骨關節不穩定的狀況。

萬一你有高位髕骨或股骨滑車發育不全問題，上述療程就不見得幫得上忙。儘管醫師或許還是會要你試著強化股四頭肌的力量，讓它更穩固地保持膝蓋骨的位置，因為內側髕股韌帶撕裂，還有髕骨過高或股骨滑車溝太平坦的問題，都會讓膝蓋骨有很高的風險反覆脫位或脫臼。雖然復健確實值得一做，但整體來說，只要結構問題沒根治，未來再度脫臼的風險就是會很大。

一旦膝蓋骨脫臼過二或三次，幾乎是務必靠手術來解決這個問題。

經歷過第一次的髖骨脫位或脫臼後，通常要花至少四到六週的時間做復健，以確保膝關節的活動能力、股四頭肌的力量，還有膝蓋骨和股骨滑車之間的平衡，都已恢復到一定的水準，足以應付過往的活動強度。

倘若你必須開刀治療，你的骨頭結構和膝關節內側韌帶的整體狀態，會決定你手術的方式。研究顯示，修補內側髖股韌帶的成效，並不如直接用移植物取代、重建它來得好，所以幾乎所有的外科醫師都會把內側髖股韌帶重建手術納為穩定膝關節的步驟之一。另外，如果你的「脛骨粗隆—股骨滑車溝」的間距超過二十公厘，外科醫師大概就會把你的脛骨粗隆往膝關節內側移動。如果你有高位髖骨，外科醫師可能會把你的膝蓋骨向下移往脛骨，以確保膝關節能嵌在股骨滑車溝。最後，如果你的股骨滑車的溝槽過於平坦或形狀異常，醫師大概就會為你動一個叫做滑車整形術（trochleoplasty）的手術，重塑你大腿骨末端的形狀，盡量將它修整成 V 形的滑車溝。

做完這些手術後，病人接下來要做的復健療程幾乎都一樣。基本上，一開始病人都必須在完全不負重的條件下，以枴杖助行六週。不過為了確保膝關節不會在靜養期間變硬，術後他們還是可以盡早接受物理治療、活動膝關節，並將一開始的復健目標定在術後兩週能屈膝 90 度以上。只有做內側髖股韌帶重建手術的病人，在鍛鍊股四頭肌時，可能需要帶著護具才能抬起伸直的腿。不過，如果醫師有移動脛骨粗隆的位置，病人在術後頭六週就不可以做直腿抬腳的動作，因為突然收縮股四頭肌的拉力可能會讓固定脛骨粗隆的骨螺絲鬆動，導致病人必須再開一次刀。假如你還有做滑車整形術，手術後，你一定要特別注意該腿的負重量，給其軟骨面足夠的時間癒合。通常，有做脛骨粗隆截骨手術、脛骨粗隆整形術，或同時做這兩種手術的病人，在手術後六週這個時間點，都必須做個 X 光檢查，確認手術處已充分癒合，能夠開始負重和做一些簡單的鍛鍊，例如騎室內腳踏車。

〈小檔案〉髖股關節不穩定

- **普遍程度**：由於並非所有膝關骨不穩定的人都會就醫，特別是沒什麼嚴重症狀的病人，所以很難知道到底有多少人有這個問題。不過，美國每年約有七千五百人膝蓋骨脫臼。

- **常見成因**：膝關節伸直時受到的運動傷害。

- **患者族群**：有 X 型腿的青春期女性足球員。

- **該採取什麼行動**：如果膝蓋骨有「自行復位」（也就是你沒做任何處置，它就在發出幾個「啪、啪」聲後，自動回到了原本的位置），那麼這個傷就不是什麼危急，甚至稱不上是個緊急的狀況，你要做的，就是安排個時間去找家庭醫師或骨外科醫師看診。許多髖股關節不穩定的病人，都會有膝蓋骨反覆自發性脫臼的情況。面對這種情況時，在你看醫師之前，可先以休息、冰敷、加壓和抬高（即「R.I.C.E.」急救法）等步驟處置。不過，持續呈現脫臼狀態的膝蓋骨就需要緊急處理，你必須當天就去門診就醫，或是直接去急診室診治。

- **傷勢的分級**：這是由病人受傷的詳細狀況決定。如果膝蓋骨脫臼時有傷到硬骨或軟骨，就屬於比較嚴重的傷勢，通常需要開刀治療。假如病人有髕骨過高（高位髕骨）、股骨遠端扁平（股骨滑車發育不全），或內側髕股韌帶嚴重撕裂（它可將膝蓋骨固定在膝蓋內側）等問題，他們膝蓋骨再次脫臼的風險就會大增。

- **治療選項**：大部分沒傷及軟骨的膝蓋骨脫臼，都可以靠物理治療醫治。至於髖股關節極度不穩定，或反覆脫臼的病人，醫師則會建議他們開刀治療。手術的內容可能包含軟組織（韌帶和肌腱）的修補和重建手術，還有截骨（切除並移除骨頭）和軟組織手術。

- **治療後的預期成效**：大約有 80％的膝蓋骨脫臼病人，術後能恢復原本的活動能力。但，那些在活動上必須受到比較多限制的人，他們的膝蓋骨下方通常都會發展出關節炎的問題。

- **重拾活動能力的時間軸**：非手術性的膝關節脫臼療程，通常要持續四到六週。此療程的物理治療會強化病人的肌力，確保他們能重返原本的運動強度。手術性治療多半需要病人在術後六週內，在完全不負重，或部分負重的條件下靜養。過了這段期間，他們就必須開始鍛鍊、慢慢恢復整體的活動強度。通常他們在能夠承受全身重量的一到三週後，就可以恢復開車能力。徹底恢復原本活動強度的時間點，一般會落在術後的五到七個月之間。

脛股關節排列不正

　　你對脛股關節排列不正（Tibiofemoral Malalignment）的問題一定不陌生，因為它就是俗稱的 O 型或腿 X 型腿。正常情況下，你承重的重心應該會通過膝關節的正中央。如果你有 O 型腿，即膝關節呈內翻（varus）排列問題，你的膝關節內側就會承受比較多重量；如果你有 X 型腿，即膝關節呈外翻（valgus）排列，你的膝關節外側就會承受比較多重量。（請見圖3.23。）（O 型腿或 X 型腿如果嚴重到會讓人行走困難，在病人沒有關節炎的情況下，他們通常都需要去找專精膝關節手術的醫師，把骨頭弄直。）

　　整體來說，男性比較容易有點 O 型腿，女性則比較容易有點 X 型腿。如果你的軟骨和半月板都很健康，韌帶也沒受損，這通常不會影響到你的活動能力。但是，萬一你承受較多重量的那一側膝關節軟骨出了問題，膝關節排列不正的狀況就會影響到你的行動能力。一旦你磨損到守護膝關節健康的半月板，就會接連引發一連串的軟骨損傷，這意味著，許多症狀都會如雨後春筍般的迅速浮現，關節炎也會更快找上你。因此，膝關節排列不正的病人應該照個全腿 X 光詳細評估，決定是否要先以護具或手術矯正排列。

　　舉例來說，如果你有 O 型腿，膝關節內側的軟骨又有問題，你的軟骨

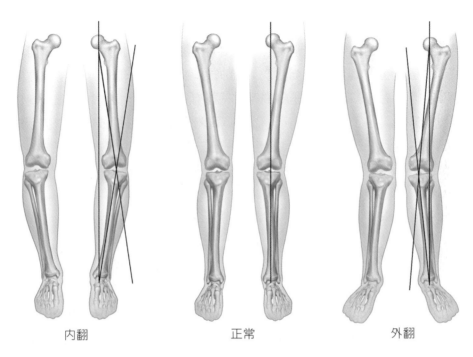

内翻   正常   外翻

圖 3.23 脛股關節排列不正

通常會受到磨損，日後你出現不適症狀的速度也會比你膝關節排列正常時快。另外，如果你既有 O 型腿，內側的半月板又曾因無法修補的撕裂傷切除，那麼之後你很可能會比較快出現退化性關節炎的問題，因為你失去了你膝關節內側的重要避震器。

同樣的，如果你有 X 型腿，外側的半月板又因受損切除，你也很可能會比較快出現退化性關節炎，而且這個速度不但會比膝關節正常排列者快，也會比 O 型腿的人快。你有 X 型腿時，你膝關節外側的軟骨也會比較容易受到磨損，更重要的是，膝關節外側的問題對軟骨的殺傷力往往較大。

假如你需要動軟骨手術或半月板移植手術，手術時你通常必須同步矯正膝關節的排列狀態，否則在膝關節排列不正的情況下，手術的成果一定會大打折扣。

另一個情況是，萬一你沒在韌帶一出狀況的時候就接受治療，它所造成

的膝關節不穩定就會變成一種慢性問題。如果你有 O 型腿，膝關節外側又受了傷，例如腓側副韌帶或膝關節後外角損徹底受損（請見第 123 頁），除了修復韌帶的手術外，你大概還需要接受其他的手術。面對這種病人，醫師一般都會建議他們在重建膝關節的韌帶前，先矯正 O 型腿的腿型（將骨頭打斷，重新塑形）否則，新移植的韌帶很可能會因不正常的腿型受到拉扯。這個道理也適用在有 X 型腿，同時又有慢性內側副韌帶損傷問題（請見第 97 頁）的病人身上。醫師會建議這類病人先以股骨遠端截骨手術矯正膝關節的排列，再做內側副韌帶的重建手術；或者，這兩項手術也可同時進行。

髖股關節的排列也會影響退化性關節炎病人的治療成果。膝關節內側有退化性關節炎又有 O 型腿的病人，膝關節內側會承受更大的壓力，這可能會非常不利治療。這時候穿戴專為 O 型腿設計的護具，可以有效減輕病人膝關節內側的壓力，改善他們膝關節的功能。對年紀比較輕、只有膝關節內側有退化性關節炎，且穿戴護具能有效改善膝關節功能的病人來說，脛骨近端截骨手術（proximal tibial realignment osteotomy）或許很適合他們，這個手術可以將他們負重的重心從膝關節內側，調整到膝關節的正中央，賦予病人更好的活動能力。相較於部分膝關節置換手術，醫師通常會比較推薦脛骨近端截骨手術，因為這項手術的治療效果比較持久，病人也可以持續從事各類如果他們接受膝關節置換手術就不能做的活動。

這對只有膝關節外側有退化性關節炎、又有 X 型腿的病人，也是同樣的狀況。這時候如果穿戴專為 X 型腿設計的護具，能有效改善他們的活動能力，股骨遠端截骨手術（distal femoral realignment osteotomy）或許就很適合他們，這個手術可以將他們負重的重心從膝關節外側，調整到膝關節的正中央。股骨遠端截骨手術雖不像脛骨近端截骨手術那般常見，但大致上，那些能因護具有效改善症狀的病人，都可因這項手術大大受惠。

〈小檔案〉脛股關節排列不正

- **普遍程度**：要知道到底有多少人有脛股關節排列不正的問題，簡直是不可能的任務；因為並不是每一個人都會注意到，或是會出現排列不正的症狀。不過，這個問題確實比我們先前討論過的膝關節問題普遍許多。

- **常見成因**：O 型腿和 X 型腿有可能是遺傳造成，也有可能是膝關節受傷，或切除部分半月板造成。

- **患者族群**：高中時動過半月板切除手術，且現在有 O 型腿的四十歲男性。或是，有嚴重 O 型腿或 X 型腿的六歲孩童。

- **該採取什麼行動**：髕股關節排列不正，通常不太需要特別關照。有退化性關節炎或慢性膝關節韌帶不穩定的病人，才需要特別針對排列不正的問題做定期的檢查和治療。

- **傷勢的分級**：O 型腿或 X 型腿的嚴重性，要看你負重的軸線偏離膝關節的中心點多遠。如果你的軸線大幅偏離中心，就會讓膝關節內側或外側承受額外的壓力。

- **治療選項**：穿戴護具或許能幫助你減輕膝關節內側或外側的過量壓力，因為它能矯正膝關節的排列。假如護具能成功舒緩你的疼痛，醫師或許就會建議你藉由截骨手術，矯正膝關節排列不正的問題。

- **治療後的預期成效**：需要動截骨手術矯正膝關節排列問題的病人，通常可在術後五到七個月左右，恢復活動能力。如果他們患有嚴重的關節炎，通常必須避免從事高強度的運動。

- **重拾活動能力的時間軸**：接受截骨手術的病人，通常需要在完全不負重，或盡量不負重的條件下，以枴杖助行八週。雖然他們要到手術的三個月後，才能慢慢增加負重量，但術後九到十週的時候，他們就可以恢復開車的能力。等到病人手術的傷口完全痊癒，力量也完全恢復，他們就可以全面恢復以往的活動能力；這個時間點多半會落在術後六到九個月左右。

化膿性關節炎

　　化膿性關節炎（Septic Arthritis）的意思就是膝關節內部受到細菌感染。很多情況都有可能讓這個情況發生，例如在刷牙的過程中，細菌經血液流竄到你的膝關節，或身體的其他部位定居；或是膝關節受傷時，細菌從傷口入侵；抑或是，手術後積在膝關節裡的血液，都有可能成為培養細菌的溫床（對細菌來說，這些積血就像是飽含它們生存養分的濃湯）。一旦細菌在體內繁衍到一定的數量，開始隨著血液在身體裡流竄，各部位受到感染的機率也會隨之增加。

　　化膿性關節炎需要立即開刀治療，把膝關節感染處的細菌和組織殘骸都

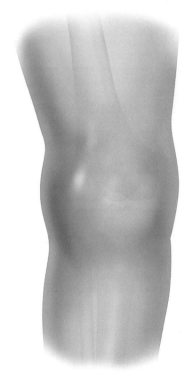

圖 3.24　腫脹、發炎的膝關節

沖洗掉。由於細菌的酵素會漸漸將軟骨分解，所以務必盡快接受關節鏡手術，將感染處的細菌徹底清除。

不過，若是做全膝關節置換手術，或部分膝關節置換手術的病人發生感染，它的治療方式可能就會有所不同。雖然有時候人工膝關節的組件有機會保住（如果是置換手術後的數週到數月內發生，有機會保住，可是實際情況還是要依外科醫師的判斷決定），但大多數時候，所有的組件都必須移除。醫師會用含有抗生素的骨水泥墊片暫時取代原本的人工關節組件，然後要病人接受至少六週的抗生素治療。等到病人的症狀和血液檢查的結果都顯示感染根除了（通常至少要三個月後），醫師可能就會再度為病人進行全膝關節置換手術。一般來說，第二次的全膝關節手術成果，都不會跟第一次一樣好，所以如果你有要做全膝關節手術，務必事先針對化膿性關節炎採取一些防範措施。另外，你的醫師或許會因為你要看牙醫，或是有其他的生理狀況，開一些預防性的抗生素給你。

〈小檔案〉化膿性關節炎

- **普遍程度**：在美國，每年約有八千人化膿性關節炎，相當於每十萬名美國人就有二點五人受此症所苦。
- **常見成因**：膝關節附近的皮膚有牛皮癬或撕裂傷的病人，其膝關節內部都有可能受到感染。另外，手術後的感染也是常見的成因之一。
- **患者族群**：傷到膝蓋，且傷口貫穿膝關節的人；或最近做過膝關節手術的病人。
- **該採取什麼行動**：化膿性關節炎是一個必須緊急手術治療的病症。如果你一直覺得膝關節又熱又腫，或出現發燒、畏寒的症狀，請盡速就醫。假如你最近有開過刀，更是要特別留意這些事情。打電話給你的醫師，他們可以依你當下的情況給你最好的建議，但是，萬一這個辦法行不通（像是碰到週

末），你可能就要盡快到附近的急診室進行評估。

- **傷勢的分級**：所有的化膿性關節炎都該嚴肅看待。雖然並不是所有的細菌都會對人體造成嚴重的傷害，但是在治療任何一位化膿性關節炎的病人時，都應該將手術納入考量。

- **治療選項**：絕大多數有化膿性關節炎的病人，都需要動關節鏡手術，為感染處清創。一次手術可能不夠，病人多半必須接受數次的清創手術，並搭配靜脈注射的抗生素療程，才有辦法徹底根除膝關節裡的感染。

- **治療後的預期成效**：如果化膿性關節炎能及時發現並接受治療，大部分的病人都可以恢復原本的活動能力。但若化膿性關節炎沒有及時處置，拖了一段時間才接受治療，病人的軟骨可能就會受到傷害，日後他們或許就無法恢復原本的活動能力。至於動過膝關節置換手術的病人，假如他們是在手術後沒多久發生化膿性關節炎，醫師或許可以在不動膝關節組件的情況下，用抗生素治療這個狀況。不過，萬一他們感染的狀況持續了一段時間都壓不下來，醫師就必須將所有的組件都取出，並在感染處置入含抗生素的墊片一段時間，靜待病人能再次接受膝關節置入手術的時機點。這會是一段漫長、無力的過程，所以務必盡可能避免這個情況發生。

- **重拾活動能力的時間軸**：這要依膝關節感染處的清創程度而定。絕大多數的病人都需要接受兩到六週的抗生素靜脈注射治療，才有辦法根除感染，具體的時間則要看病人是感染到哪種細菌。這段期間，他們必須放鬆身心、不要過度活動，才能避免膝關節發炎和腫脹的狀況加劇，盡早平復感染。另外，這段期間醫師通常也會限制病人的活動量和負重量，所以病人務必謹守醫師的規範活動，並對整個治療的過程保有耐心和信心。如果病人做過膝關節置換手術，而且必須將全部的組件取出治療，他們大概要花上好幾個月的時間，才有辦法再度接受膝關節置換手術。這也意味著，病人可能會有好幾個月的時間無法負重。這段期間肯定不會太好過，但你一定要記住，你的健康是一場長期投資，所以請務必耐住性子、謹守醫師的指示，盡可能讓自己得到最好的治療成果。

發炎性關節炎

　　發炎性關節炎（Inflammatory Arthritis）的症狀和表現方式都跟退化性關節炎（第 71 頁）不一樣。發炎性關節炎通常意味著該關節的滑膜受到了刺激，分泌了會導致軟骨分解和整個膝關節發炎的酵素。（請見圖 3.24。）因此，這類關節炎跟那種因為切除半月板引發的關節炎不同，隨著時間的推移，後者只會對關節的局部軟骨造成影響，但前者卻會對整個膝關節的軟骨造成影響。最常見的發炎性關節炎是類風溼性關節炎（rheumatoid arthritis，RA），此症患者的免疫系統基本上無法正常運作；但其他的自體免疫疾病或萊姆病之類的疾病，也會引發這類關節炎。

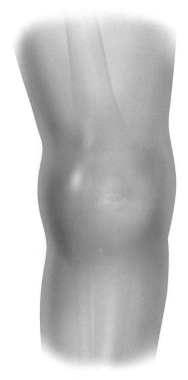

圖 3.24 腫脹、發炎的膝關節

有時候醫師會很難分辨你的情況是感染，還是發炎性關節炎。一般來說，他們都會安排病人做 X 光檢查，以詳細評估膝關節的狀態。在許多情況下，醫師可能還會另外安排病人去做膝關節核磁共振掃描或電腦斷層掃描，以及特殊的血液檢查，好揪出病人潛在的發炎性問題。

當你有發炎性關節炎時，務必盡可能降低膝關節的腫脹程度。比較新的抗發炎藥物和類風濕性藥物在這方面的療效非常好。不過，倘若你腫脹和行動能力降低的情況不見好轉，醫師或許就需要利用關節鏡，為你做個滑膜切除術（synovectomy），用刮刀將你膝關節的滑囊清除，盡可能降低軟骨的耗損。

〈小檔案〉 發炎性關節炎

- **普遍程度**：發炎性關節炎有很多種，最常見的是類風濕性關節炎。目前全美有一百三十萬名類風濕性關節炎患者，而膝關節就是類風濕性關節炎患者最常出狀況的大關節。
- **常見成因**：壁蝨叮咬、遺傳性的自體免疫疾病，或環境因素所致。
- **患者族群**：多處關節受類風溼性關節炎影響的四十歲女性，或受壁蝨叮咬的三十五歲女性。
- **該採取什麼行動**：發炎性關節炎通常是由家庭醫師或風濕科醫師診斷出來。要確認你有無發炎性關節炎，往往需要做一些血液檢查。假如你注意到自己在被壁蝨叮咬後，皮膚出現牛眼狀的紅疹，就表示你染上了萊姆病，應該盡快就醫治療，以免衍生出其他的併發症。
- **傷勢的分級**：發炎性關節炎的傷勢是依關節滑囊的發炎程度而定。輕者病人可能只會有輕微的痠痛感，或是活動時膝關節會腫脹；重者病人可能就會整個膝關節明顯腫脹和發燙。如果發炎性關節炎是因影響其他器官的發炎性疾病所致，其嚴重程度就要依該器官的受損狀況決定。
- **治療選項**：治療方式是由發炎性關節炎的類型，還有症狀的嚴重程度決定。

觀察、調整活動強度、使用特定藥物，或動關節鏡手術清除關節滑囊等，都是可能的治療選項。

- **治療後的預期成效**：萊姆病所引發的發炎性關節炎或許能夠治癒。不過，其他類型的發炎性關節炎恐怕就是病人必須終生面對的問題，需要持續以藥物和手術控制病情。
- **重拾活動能力的時間軸**：大部分無法根治的發炎性關節炎病人，其膝關節都會因活動常常發炎。雖然每次發炎持續的時間都不太一樣，但通常病人都可以在數天或數週內恢復正常的活動能力。

近端脛腓關節不穩定

近端脛腓關節不穩定（Proximal Tibiofibular Joint Instability）在診斷上的難度頗高。正因如此，大致上在它真正惹出什麼麻煩前，病人都不會知道自己有這個問題。

脛腓關節是位在膝關節外側，小腿骨（腓骨）和脛骨之間的關節。在運動時，以腳踝伸直（就像你踩汽車油門的姿勢）的狀態跪跌在地，是最常傷到這個關節的方式。通常，這類損傷會造成膝關節後側的韌帶撕裂，它們是所有膝關節韌帶中最脆弱的。這會導致你的膝關節外側失去穩定性，尤其是腓骨頭（fibular head）的位置，它的活動幅度會因此變大。

這個損傷需要固定治療，好讓疤痕組織將韌帶上的傷口修補起來（疤痕組織會由外而內的把傷口收起來）；否則，病人的膝關節可能會一直處在不穩定的狀態。你通常會在做「蹲」的這個動作時，明顯感受到膝關節的不穩定：感覺膝關節外側會有種好像有什麼東西要轉出關節。這股因膝關節不穩定造成的旋轉，也可能會拉伸到膝關節外側的神經，導致腳背和腿部外側出現發麻和刺痛的感覺。在某些情況下，病人可能還會開始出現抬不起腳板，

或無法將足部向外轉的症狀。

想要有效治療近端脛腓關節不穩定，務必先正確診斷出它的狀態，這個部分通常少不了臨床檢查。醫師會讓病人屈膝九十度，確認受傷膝關節旋轉和移動的幅度，再將這個數據與病人沒受傷的膝關節相比較。如果受傷膝關節的旋轉幅度真的比較大，而且似乎是引發上述症狀的原因，醫師往往就會做出近端脛腓關節不穩定的診斷。由於膝關節的旋轉幅度是判定近端腓脛關節不穩定的關鍵，所以 X 光在這方面多半幫不太上忙，不過，若 X 光的影像顯示該關節的寬度有變寬，可能就表示它受到了嚴重的傷害。一般的核磁共振造影掃描可能會照不到這些韌帶的撕裂傷。

運動貼布是確認這個診斷的小道具（你或許看過這些運動貼布，它們就是職業運動選手會貼在關節附近的彩色貼布），醫師會把它貼在你的腿部外側，打算借助貼布的拉力，將易位的腓骨頭拉回近端脛腓關節。如果病人確實有因為貼了這個貼布，感到關節變得比較穩定，或是神經受到刺激和疼痛的狀況改善了，通常就表示手術應該能有效改善他們的病況。

近端脛腓關節不穩定的手術方式已經與時俱進了好一段時間。目前醫學界對這項手術的共識就是：重建受損的韌帶最能有效恢復病人的活動能力。以前的醫師在處理近端脛腓關節不穩定時，有時候會直接把近端脛骨和腓骨接在一起，封死這個關節，但這種做法常常無法恢復病人的活動能力，甚至還會讓他們衍生出更多問題。

膕旁肌肌腱是重建此處關節韌帶最常使用的移植物，可異體移植，也可以自體移植。進行重建手術時，醫師會做一個貫穿腓骨的骨隧道，洞口會從腓骨的後側穿出；接著他會在脛骨原本連接後側韌帶的位置也做一個骨隧道，然後將用來重建韌帶的膕旁肌肌腱放入，並固定到這些骨隧道中。手術後，你通常要在完全不負重的條件下，以枴杖助行六週，給韌帶足夠的時間癒合。另外，手術後你應該要避免做出蹲或抬舉物品的動作，為期至少四個

月，以確保你不會過度拉伸重建的韌帶。一般來說，你大概可以在術後五到七個月左右，全面恢復活動能力。

〈小檔案〉近端脛腓關節不穩定

- **普遍程度**：相對罕見的狀況，在美國，每年不到五千人。
- **常見成因**：以腳踝伸直的狀態跪跌在地。
- **患者族群**：以腳踝伸直且蹠屈（plantarflexion，腳板朝地面彎曲）的姿態，跪跌在地的二十二歲男性籃球員。
- **該採取什麼行動**：掛號就醫。如果你有出現任何令人警戒的症狀，例如劇痛、發麻無感，或嚴重腫脹，請直接去急診室就醫。
- **傷勢的分級**：依扭傷的程度可分為輕度（第一級）、中度（第二級）和重度（第三級）。
- **治療選項**：治療選項包括穿戴護具（急性損傷）、在近端脛腓關節處貼運動貼布（慢性損傷）和手術。輕度扭傷（第一級）可能只需要調整活動的強度，以及避免運動幾週。中度扭傷（第二級）除了要以枴杖助行，可能還需要將膝關節固定治療一段時間；不過，第三級扭傷就務必固定治療六週的時間，好讓疤痕組織將韌帶上的傷口修補起來。萬一術後近端脛腓關節不穩定的狀況還是很嚴重，病人可能就要接受進一步的手術。
- **治療後的預期成效**：大部分的病人都能夠恢復高強度的活動能力。
- **重拾活動能力的時間軸**：術後，病人有為期六週的時間，完全不能負重。他們的開車能力大概會在術後七到八週恢復。接受韌帶重建手術的病人，在術後四個月內，都應該避免做出蹲或抬舉物品的動作，以免新建置的韌帶承受過多的壓力。正常來說，病人術後大概要花上五到七個月的時間，才能全面恢復活動能力。

奧斯古—謝拉德症

奧斯古—謝拉德症（Osgood-Schlatter Disease）通常都發生在正處抽高階段的青少年身上。要了解這個疾病到底是什麼，首先我們務必先了解膝關節這個部位的解剖結構。

從膝蓋骨向下延伸到脛骨的肌腱叫做髕骨肌腱。這條肌腱的脛骨端附著在脛骨的一個骨節上，正常來說這個骨節並不明顯，解剖學會將它稱做骨凸。生長板尚未閉合、正在快速生長的青少年，膕旁肌群可能會變得緊繃，對膝關節前側造成壓力，而為了抗衡緊繃的膕旁肌，他們在伸直膝關節時，可能就必須對膝關節施加更大的壓力。不過由於青少年的肌腱強度可能會比骨頭強度好一些，所以在這一連串的力量拉扯之間，他們的生長板可能就會被微微拉開。時間久了，他們受到刺激的生長板或許還會進一步導致髕骨肌腱附著的骨凸變大，而這正是奧斯古—謝拉德症的典型病徵。（請見圖3.25）

絕大多數有奧斯古—謝拉德症的青少年，都是正在做一些會讓他們關節這個部位負荷過大的體能活動。確診這個疾病的主要依據不是X光檢查，而是臨床檢查；醫師會觸診病人的脛骨粗隆，了解他們疼痛的狀況和活動程度。治療奧斯古—謝拉德症時，醫師會請病患盡可能避免從事會過度刺激這個部位的活動，並積極伸展膕旁肌。通常冰敷、調整活動強度，以及物理治療都能有效緩解這個部位的不適感。隨著生長板漸漸閉合，過了抽高的階段，這些青少年的奧斯古—謝拉德症症狀往往也會消失。不過，有少部分病人，其生長板上方的某塊骨頭可能會因這股強大的張力被扯掉，落入髕骨肌腱後方的滑液囊內，所以等到他們成年，這些症狀可能也不會消失。

奧斯古—謝拉德症很少需要開刀治療，多半只有部分骨頭被扯掉的病人，才需要開刀。基本上，在手術之前，醫師都會建議病人先透過物理治療改善症狀。

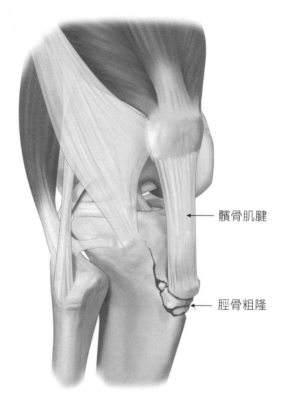

髕骨肌腱

脛骨粗隆

圖 3.25 奧斯古─謝拉德症

〈小檔案〉奧斯古─謝拉德症

- **普遍程度**：這是一個以影響青少年為主的疾病。研究指出，十二到十五歲的孩童有 9.8％有這個疾病；在運動界，這個百分比更高。
- **常見成因**：青少年在生長板尚未閉合的時候，過度活動。
- **患者族群**：參加團體越野選拔賽的十四歲男孩。
- **該採取什麼行動**：你應該到附近的初級醫療院所就醫，接受適當的治療，並持續追蹤病況。
- **傷勢的分級**：奧斯古─謝拉德症的嚴重程度並沒有明確的分級標準，病人疼痛的狀況就是醫師判定病情程度的主要依據。疼痛的情況越嚴重，你就越應該多休息，並盡可能減少活動的強度。

- **治療選項**：治療選項幾乎永遠都是靜養、調整活動強度，以及物理治療。
- **治療後的預期成效**：絕大多數的奧斯古—謝拉德症病人，都會在生長板閉合後不藥而癒；不過，有些人的脛骨前側可能還是會留下小小的突起。
- **重拾活動能力的時間軸**：恢復活動能力的時間點取決於症狀何時緩解，這有可能是幾週，也有可能是幾個月。

分離性骨軟骨炎

膝關節的分離性骨軟骨炎（Osteochondritis Dissecans，OCD）通常是生長板閉合出狀況，所造成的問題，主要發生在青少年身上。分離性骨軟骨炎大多是生長中心（即骨化中心，ossification center）沒將生長板閉合所致；在生長板沒完全與它下方骨頭的主體密合在一起的情況下，病人可能就會因為部分剝離，或完全剝離的分離性骨軟骨炎損傷感到疼痛。雖然軟骨下方的硬骨閉合問題（即生長板閉合問題）才是引發分離性骨軟骨炎的主要原因，但如果這個問題遲遲沒解決，又出現軟骨剝離的狀況，軟骨的表層就會接著受到波及，而這會是更大的麻煩。

膝關節的分離性骨軟骨炎損傷，最常發生在股骨內髁的外側——即膝關節內側（圖 3.26）。下一個最常發生分離性骨軟骨炎損傷的部位則是股骨外髁（膝關節外側），這是個比較難處置的位置，因為它受損的範圍往往頗大。其他諸如股骨滑車和髕骨（膝蓋骨）等部位，也都可能發生分離性骨軟骨炎。大約有三成膝關節有分離性骨軟骨炎損傷者，會雙膝同時受此症所苦，所以醫師多半會為你做雙膝的 X 光檢查。

膝關節分離性骨軟骨炎損傷的預後狀況，取決於你的生長板是否閉合。如果你的生長板尚未閉合，該損傷也沒有造成軟骨部分或完全剝離的現象，

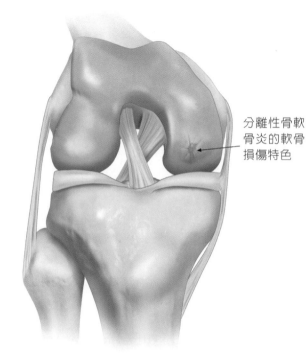

分離性骨軟骨炎的軟骨損傷特色

圖 3.26 分離性骨軟骨炎

那麼你的分離性骨軟骨炎損傷就有機會隨著時間慢慢修復。治療青少年或即將邁入青春期的孩童，通常會採取調整活動強度（停止一切體育活動）和穿戴護具的方式。之後醫師或許也會要你做個核磁共振造影檢查，看看傷處有無囊腫（若有，就表示你的傷勢比較嚴重），還有你的骨頭有無漸漸癒合。儘管一般的 X 光檢查即可看出你有無分離性骨軟骨炎損傷，但其修復狀況常常還是要靠核磁共振造影掃描的影像來判讀，X 光影像很難看出。

生長板一閉合後（女生是十三、十四歲左右，男生是十五、十六歲左右），分離性骨軟骨炎損傷痊癒的機會就不大了。要用什麼方式治療這類年輕病患，主要是由他們症狀的輕重，還有他們的損傷有無造成軟骨剝離而定。症狀輕者可能是活動時會有輕微的疼痛感，重者除了會有更強烈的疼痛感，還會出現一些像是「鎖膝」之類的力學症狀，這是因為分離性骨軟骨炎

損傷會讓膝關節卡住，讓膝關節難以做出彎曲或伸直的動作。

基於膝關節軟骨能保則保的原則，如果可以的話，醫師在處置分離性骨軟骨炎損傷時，也會偏好將剝離的軟骨釘回原位，而非切除。

分離性骨軟骨炎損傷要用什麼樣的手術治療，則是由軟骨有無剝離、是部分或完全剝離，還有是整片受損或粉碎性受損來決定。粉碎性受損幾乎沒有痊癒的機會，也不太可能透過手術修補。

假如病人有分離性骨軟骨炎損傷的症狀，且軟骨仍在原位，但在調整活動強度和使用護具後，病況依舊不見起色，醫師可能就會建議他們接受手術；這類手術會在他們損傷的地方鑽洞（通常是由分離性骨軟骨炎損傷的外側鑽入硬骨），刺激骨頭啟動修護機制。

萬一軟骨有部分或完全剝離的狀況，且是整片受損而非粉碎性受損，病人就需要開刀修補軟骨。醫師會開一個小切口，掀起分離性骨軟骨炎損傷的組織，將損傷底部的疤痕組織刮除，然後在損傷處的硬骨鑽孔，盡可能激發骨頭的修護潛力。醫師也可能會從病人生長板上方的脛骨近端取下一塊骨頭，當作修補軟骨的移植物，再為病人施打高濃度血小板血漿，這些舉措也都是為了盡可能激發骨頭的修護潛力。目前這些手術的成功率約有七成。雖然對年輕的病人來說，這樣的成功率似乎不太理想，但它還是很值得一試，因為修補軟骨的整體療效一定會比切除好。

萬一病人的分離性骨軟骨炎損傷必須切除治療，則醫師通常會以異體骨移植（osteochondral allograft）的方式，填補切除損傷處硬骨和軟骨形成的坑洞。簡單來說，就是病人哪個部位少了一塊骨頭，醫師就會從捐贈者膝關節的同個部位取下一塊骨頭，然後用這塊骨頭填補病人缺損的硬骨和軟骨。假如你需要手術治療，手術前，你的醫療團隊應該會確認你有無其他潛在問題；如果有，他們會先把你的那些問題處理好，再為你安排手術，否則手術的成功率會大幅下降。他們應該會幫你做個全腿 X 光，確認你的腿骨沒有排

列不正、不需要做截骨手術（請見第 124 頁），確認你膝關節受損側的半月板仍可發揮避震器的功能，還有確認你的脛骨表面沒有明顯的關節炎。待一切都準備就緒後，異體骨移植物手術成功改善膝關節分離性骨軟骨炎損傷的機率就會大大提升；就近十年的臨床數據來看，它的成功率已可高達九成。

〈小檔案〉分離性骨軟骨炎

- **普遍程度**：特別容易發生在青春期的男孩身上，所以年輕的男性運動員最常有這個問題。在美國，每年新增的個案數不到五千人，相當於每十萬名美國人就有一人會受此傷。
- **常見成因**：造成膝關節出現分離性骨軟骨炎損傷的原因尚不明朗，目前推測這可能與遺傳和環境因素有關。
- **患者族群**：練足球練到膝關節疼痛的十五歲男孩。
- **該採取什麼行動**：分離性骨軟骨炎損傷務必及早診斷、及早治療。不過它不是什麼緊急或危急的損傷，所以除非你的膝關節有因碎骨易位卡住，否則一般來說，你只需要到門診接受檢查和評估。
- **傷勢的分級**：這是由病人的生長板是否閉合、軟骨有無剝離，還有是部分或完全剝離決定。
- **治療選項**：輕症者可能只需要調整活動強度和穿戴護具；但軟骨有部分或完全剝離的病人，就需要開刀治療。
- **治療後的預期成效**：生長板尚未閉合的青少年，有機會徹底恢復到原本的活動狀態。軟骨有部分或完全剝離的病人，在未來幾十年間，可能會衍生出其他問題。
- **重拾活動能力的時間軸**：開刀將易位的裂骨復位，還有做完骨移植手術的病人，通常要在完全不負重的狀態下，靜養六週。六週後，他們就能慢慢脫離以枴杖助行的日子。基本上，這類損傷約要五到七個月才能痊癒，且為了確保手術成功，接下來的數年，病人都應該密切追蹤恢復的狀況一定期做 X 光檢查，必要時可能還需要做核磁共振造影檢查。

Part 2

膝關節手術
大小事

All About
Surgery

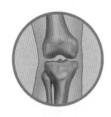

CHAPTER 4

我應該接受
膝關節手術嗎？

本章將探究怎樣的傷勢該開刀治療，
怎樣的損傷則可以不用開刀、
改施以其他種治療對策。

般來說，除非碰上了攸關生死的狀況，大多數時候我們可以選擇是否
要接受膝關節手術。更重要的是，選擇權是掌握在自己的手裡（不是
在醫師或其他任何人的手中），這也是在接受所有醫療照護時應該秉持的原
則。做出動手術的決定前，務必做過周全的考量。

此時此刻，你已經受了傷，也得到了診斷。你找了一位擅長醫治你這類
膝關節損傷的醫師，他也給了治療的建議。或許你還會去尋求第二位醫師的
意見，然後仔細考慮他的意見。在做出最終決定時，可能已經反覆推翻了自
己的決定十幾次。如果在決定開刀前沒有走過這些步驟，具體來說，就是你
根本不清楚自己有哪些治療選項，或沒有詢問第二位，甚至是第三位醫師的
意見。那麼在這個階段，我們就會建議你不要急著下決定，先回過頭好好把
這些步驟走過一遍。開刀不是一件小事，所以不該在沒深思熟慮的情況下做
出決定。就跟買房子、換工作或結婚一樣，選擇開刀也是一件人生大事。

在本章，我們會將手術前應該提出的問題討論過一遍。我們會告訴你哪
些情況下，開刀是個正確的決定；在哪些情況下，開刀又是個錯誤的決定。

我們也會告訴你，手術會帶來怎樣的長期效益，或是膝關節損傷惡化的機率，將如何受開刀或不開刀的決定左右。

某些關於手術整體情況的問題，都與個人狀態息息相關，應該由你自己來回答。了解這些手術的風險、好處和論據，除了能讓你更了解自己的傷勢、預後和恢復狀況，還能用更從容、自在的態度面對一切的醫療照護。

做出決定

以下是你在做出要開刀的最後決定前，應該提出的一些重要問題。這當中有些是我們在臨床上發現許多病人會考量的問題，有些則是病人沒有想到但應該要提出的問題。藉由提出這些問題，我們希望你能更清楚手術是否符合你的個人需求，又有哪些手術可以幫助你達成目標，以及你必須為手術付出多少體力和時間。

我對診斷結果有信心嗎？

想用正確的方式治療你的膝關節，你一定要先有個正確的診斷結果。為了確保你能得到精準的診斷結果，請你一定要要接受全面的檢查，依照傷勢做合適的 X 光檢查、高水準的核磁共振造影掃描，如此一來，醫師才能給你更正確的建議。把時間拉長來看，你的決定對膝關節的整體健康非常重要。

如果已經到了要做決定的這個時間點，上述的每一件事你大概都做過了。不過，多徵詢其他醫師的意見準沒錯。雖然每一位能擁有醫師頭銜的人，都是從醫學院畢業，但這不表示他們受過的訓練、擅長的領域，或是意見都會一模一樣。再者，這個世界上也許沒有所謂最好的醫生，但卻可能有「最適合你」的醫生。因此請積極尋求其他醫師的意見；將你的所有掃描、檢查和病歷提供給他們評估，然後根據這些資訊衡量全部的選項，選出一位

你認為最可靠、最能幫助到你的醫師，接受他為你規劃的治療計畫。

我的傷有可能自行痊癒嗎？

我們想要告訴因膝關節受損所苦的病人，骨科的思考邏輯就跟是非題很像。當某個具備特定功能的結構遭破壞、失去了那個功能，我們第一個要考量的事，是它能不能自行痊癒；如果它無法自行痊癒，我們通常會透過手術修復它。請詢問你的醫師，過去那些傷勢相似的病人自行痊癒的機率有多大。醫師應該很清楚哪些傷有機會自行痊癒，又有哪些傷需要手術治療。

第三章中將損傷類型詳細做了分類，並說明了接受不同治療的可能預後狀況。不過話說回來，你的損傷到底能不能自行痊癒，主要還是看診斷結果是什麼。這又再次強調了第一個問題的重要性：「我有得到正確的診斷結果嗎？」然後就能根據每一種可能治療方式的利弊得失，理出哪個選擇能為你帶來最好的結果。

我需要將膝關節的功能恢復到什麼程度？

我們假設一個情況：你的車子引擎出了狀況，無法開到時速一百二十英里，只能開到時速八十五英里；不過，你只會在城裡開車，而且那座城鎮限速五十英里。那麼在這個情況下，你根本就不需要修車。在跟醫師討論膝關節損傷時，也應該有這樣的概念。你已經失去了什麼功能，這對你現在和未來的生活又有什麼影響？想想個人的活動狀態，你想要做些什麼，還有需要擁有怎樣的活動能力才能享受生活。然後，你和醫師就可以從中找出需要恢復哪些失去的功能，接著，醫師就會按照他們對各種損傷的了解（他會知道哪些傷能自行痊癒，哪些傷通常需要動手術），為你規劃出一套最能滿足個人需求的治療方法。

現在我們來看看咪咪和米亞這兩位病人。她們傷到前十字韌帶的方式雷

同，但她們兩人都應該開刀修補這個損傷嗎？答案是未必。

　　咪咪是位七十五歲的老婆婆，平常的活動就是做做園藝和偶爾在水中做些有氧運動；米亞則是個十六歲的女孩，而且一年四季都在從事戶外運動。就咪咪的活動情況來看，她實在是沒什麼理由為了前十字韌帶撕裂，去做前十字韌帶重建手術；這個手術不但不會為她帶來什麼好處，術後她還必須走過漫長的康復之路。最終咪咪選擇不開刀，因為就算她沒有百分之百完整的前十字韌帶，她大部分的日常活動能力也不會受到影響。然而，熱愛運動的米亞就不一樣了，如果她想繼續從事高強度活動，就需要擁有完整的前十字韌帶，所以這個手術能讓她受惠。

　　要不要開刀，不只要看你受了什麼傷，你的年齡、處於人生的哪個階段，還有生活型態全都必須納入考量。你必須記住，如果知道有哪個人的膝關節受了類似的傷，還為此開了刀，也不表示你的情況就需要開刀治療。當然，個人化的治療不會只依據病人的年齡和性別來規劃。舉例來說，我們就不會用完全一樣的方式去治療所有的五十歲男性。你的興趣、活動強度、工作類型，還有希望膝關節的整體功能恢復到怎樣的狀態，全都是在選出最佳治療方案時必須考慮到的因素。

我在開刀和不開刀的情況下，走向退化性關節炎的機率有多大？

　　退化性關節炎是膝損傷病人必須考量到的另一項因素。關節炎是不可逆的。退化性關節炎無藥可醫，一旦患上，它就會不斷侵蝕膝關節的功能。因此務必給予損傷最好的治療，以預防關節炎的發生，或是將關節炎發生的機會降到最低。

　　在這裡，年齡就是你選擇「開刀」或「不開刀」的重要因素。從邏輯上來看，你受傷時的年紀越輕，之後身體處在創傷後狀態的時間就越長。也就是說，你會給關節炎比較多的時間伺機而動。因此，相較於年紀較長的病

人，我們往往建議年紀較輕的病人接受比較積極或侵入性的治療。舉例來說，我們會建議他們開刀治療無法自行痊癒的韌帶撕裂傷，或是以修補切半月板的方式處置撕裂的半月板，而不是直接將受損的半月板切除。半月板是對抗關節炎最重要的結構，所以保持它的完整性，大概就是讓膝關節永保安康最好的方式。切除半月板一定會在日後衍生出關節炎的問題，讓病人的膝關節失去穩定性。時間是形成關節炎的另一項因素，這就是為什麼切除年輕病人的半月板，會大幅增加他們受關節炎所苦的原因（因為關節炎可以在他們身上發展很長的時間），但切除半月板對年長病人的危害就比較少。

我的健康狀況適合開刀嗎？

病人的整體健康狀態是我們必須考量到的另一個面向。由於對大部分的膝關節損傷而言，開刀都只是一個選擇性而非必要性的治療方式，所以我們在採取這樣的治療方式前，務必全面評估它對病人的風險和益處。一旦你知道了開刀和不開刀會為你的膝關節健康帶來怎樣的結果，接下來就必須考慮到這場手術會對你整個人帶來怎樣的影響。你的健康狀況足以應付手術當下的壓力，還有術後的恢復期嗎？這就是為什麼醫師需要知道你的腎臟、心臟、肺臟和肝臟等重大器官的健康狀態，以及是否有其他可能增加恢復難度的病症，例如糖尿病或自體免疫疾病。在你開刀前，執刀醫師一定會先為你做術前檢查，以詳細評估這些因素（請見第 174 頁）。

如果不開刀，我有什麼替代方案？可以先試試物理治療嗎？

物理治療是恢復所有膝關節損傷的必備元素，它既可以是療程中的主角，也可以是輔助手術的配角。想得到最佳的治療成果，就務必透過物理治療去鍛鍊膝關節周邊的肌肉，讓膝關節恢復良好的強度、活動度和靈活度。就如第三章所說，有些損傷只要做做物理治療就能得到很好的治療成果，但

有些損傷就需要靠手術來修復。大致來說，越嚴重的損傷，就越不可能單靠物理治療得到良好的治療成果。

手術的成功率有多高？

這個問題很難回答，因為它涉及太多因素。基本上，你的傷勢越嚴重，治療成果就越難預測。有些膝關節損傷很複雜，務必找專攻這類損傷且經驗豐富的外科醫師，才有機會爭取到比較好的治療成果。你的整體健康狀態是影響治療成果的一大因素；沒什麼病痛、保持健康體重，以及不從事高風險行為的病人，其治療成果往往會比體弱者好很多。最後，你對醫師指示的服從度，還有術後投入了多少心血在做復健，也會大大影響手術的成功率。

再來，我們要說的是「開刀就一定有風險」，就算你的醫師對這場手術有百分之百的信心也一樣。有太多因素會左右手術的成果，在一切尚未塵埃落定前，誰也不能保證這場手術一定能成功。手術後，你說不定會發現膝關節的穩定性無法完全恢復，或是無法徹底緩解疼痛；甚至還有可能發現，手術對膝關節的疼痛和不穩定性沒有半點幫助。雖然這些情況聽起來不太妙，但這全都是手術後可能得到的結果。沒有人可以保證手術能解決身上的所有問題。話雖如此，但如果你已經充分了解傷勢和治療方式，並選了一位信賴的醫師開刀，那麼就應該樂觀看待預後。

恢復期要多久？

這又是一個高度主觀、必須依傷勢和整體健康狀態回答的問題。有些手術和損傷不太會引發疼痛；也就是說，術後幾乎馬上就能從事各種活動，且這類手術的恢復期長短，多半都是由病人的疼痛感決定。相對地，有些手術的恢復期就會拉的比較長，病人可能會有長達三個月都必須在完全不負重的條件下養傷，且在此同時，必須持續降低膝關節的腫脹度，以及鍛鍊膝關節

的活動度。不過，不論是哪一種手術，術後病人一定都會痛上一段時間，而有些治療也確實能讓病人受益良多。

如你所見，手術並非是每一個問題的標準答案。你在手術與物理治療這類比較保守的治療方式之間做出選擇前，必須先經過重重考量、做出許多決定。最重要的是，你一定要有一個觀念：沒有什麼一體適用、人人好的正確決定，因為每一位病人的需求都不盡相同。要接受怎樣的醫療照護，最終的決定權還是在你自己手上。我們不是在一九五〇年代，那個時候的醫師只會走進病房，告訴你診斷結果和接下來的處置方式，然後就逕自走出病房；現在情況不一樣了，你的醫療照護方式將由你自己主導。因此，身為提供醫療照護的醫療人員，我們的任務就是要告訴你，你有哪些選擇、還有這些選擇背後的理論是什麼，好幫助你從中選出最適合你的治療方式。

有關手術的常見疑問

在這個段落，我們會討論一些與手術本身有關的基本問題，且這當中有部分問題的主題你或許會想事先和醫師討論，例如要選用自體移植物（自己的組織）還是異體移植物（別人捐贈的組織），以及要選擇局部麻醉或全身麻醉等。

整個手術涵蓋了哪些流程？

一開始，你會接受麻醉，然後執刀醫師會用鋒利的刀刃切開皮膚。接下來，醫師可能會用電鑽、電鋸，或兩者並用，根據手術的需求切割骨頭，然後用骨螺絲、骨釘或其他固定裝置，固定移植物、骨折處或鬆動的碎骨。基本上，我們就是在你身上做些木工，但過程中完全不會有任何感覺，所以請不要太過擔心。不過手術後，你就一定多少會感受到這場木工對你帶來的影

響。欲了解各種膝關節損傷更具體的手術流程，請見第三章；更多關於手術當日的細節，請見第六章。

「開放性」手術和「關節鏡」手術之間有什麼不同之處？

這兩個簡短的醫用術語，分別代表著兩種執行骨科手術的基本方式：（1）開一道大到可以直接看見需修復處的切口，叫做「開放性」（open）手術；（2）開一道較小、只夠關節鏡或手術工具進入膝關節的切口，並利用鏡頭提供的即時影像進行手術，叫做「關節鏡」（anthroscopic）手術。由於關節鏡手術是在膝關節的內部進行（請見第 166 頁），因此，有些發生在膝關節外部的損傷（例如腓側副韌帶、內側副韌帶、脛骨近端骨折等）就不適用關節鏡手術。大部分膝關節內部的損傷都可以採取關節鏡手術，但並非全部。這要視損傷的具體情況、複雜度，以及需要達成的治療目標而定。請記住，你永遠都可以提問。所以萬一你有不清楚的地方，請洽詢你的醫師，了解為什麼要用這種方式為你手術，他們會很樂意為你說明。

什麼是異體移植物和自體移植物？

移植物是用來重建撕裂或受損組織的一塊組織。執刀醫師可以用自體移植物或異體移植物來幫你重建組織。自體移植物是從自己身上取下一塊組織，然後把這塊組織轉植到其他部位。舉例來說，醫師可以取你的膕旁肌肌腱，用以重建前十字韌帶。異體移植物是從已故捐贈者身上取下的組織。為了盡可能降低感染和不良反應的風險，這個組織會先經過消毒，再用來重建或取代你受損的組織。通常，異體移植物再度撕裂的機率會比較高，尤其是年紀較輕者。已經有研究表示，年過四十者不論是用自體移植物或異體移植物，其移植物再度撕裂的機率都差不多；因此，如果病人不到四十歲，醫師通常都會建議他們以自體移植物修復損傷。

我能指定用怎樣的方式進行手術嗎？例如移植的方式。

可能可以，也可能不可以。簡單來說，這完全要看執刀醫師的習慣而定。有些醫師可能會比較偏好某種手術方式或形式（這當中也囊括了移植的方式），所以要求他們用不同的方式進行手術，可能會讓他們在執刀的過程中有種綁手綁腳的感覺。這就好像如果你是一個果粉：你的電話、你的電腦，你的一切 3C 產品都是蘋果這個牌子。但就在你要做一份重大簡報的前一晚，你的老闆卻給了你一台微軟電腦，還要你用這台電腦搞定簡報。當然，你大概還是可以想辦法完成這項任務，但如果你可以用你的蘋果電腦作業，一定可以更事半功倍地完成它。請與你的醫師開誠布公地詳談，了解他們偏好的手術方式，還有他們選用該種方式的理由，這些都將成為你做出明智決定的關鍵。

手術期間我一定會睡著嗎？在麻醉上我有哪些選擇？

這是一個牽扯到多項因素的問題。一般來說，進行手術的方式可分為兩大類：一種是全身性麻醉，病人會睡著；另一種則是局部麻醉，病人會保持清醒，僅手術部位受到麻醉。要選擇哪一種麻醉方式，基本上要根據你手術的類型，還有你本身的風險因子決定，這部分你可以與醫師詳加討論。

手術之前，你可以和你的執刀醫師和家庭醫師討論手術的麻醉方式，不過最終的麻醉方式還是要由手術當天的麻醉科醫師決定。手術當天是你與麻醉科醫師談談的好時機，此舉不但可以讓他替你解答心中未解的疑問，還可以傳達你對麻醉方式的偏好。

粗略來說，全身性麻醉就是麻醉科醫師用特定藥物讓你入睡，然後替你插管－把一根管子從嘴巴或鼻子放到你的氣管裡，幫助你呼吸。全身性麻醉是一個很棒的選擇，因為之後的整個手術過程你都會處於睡著的狀態。這對

醫師很有幫助，因為你的身體會徹底放鬆，他在手術的過程中就會輕鬆許多。容易焦慮的病人大多很適合這種麻醉方式，因為術後你的情緒會比較鎮靜。不過在此我們還是要提醒你，插管固然是個安全的醫療手段，但這它並非全無風險。

另一種麻醉選項是局部麻醉，它又稱「神經阻斷術」（nerve block，直接將麻藥打在神經周邊，讓手術部位失去知覺）；這種麻醉方式會搭配鎮定藥物進行，以確保你在手術的過程中保持放鬆，但你不會徹底失去意識，也不必插管。這種麻醉方式的止痛的效果非常好，因為它是讓麻藥直接作用在神經上，所以你的手術部位應該會沒有感覺。它還能省掉插管這個步驟，並在手術中保持清醒。不過，由於局部麻醉通常無法讓你像全身麻醉那樣放鬆或平靜，所以有時候執刀者會比較難作業。另外，神經阻斷術也不是萬無一失，有時候病人的神經也可能因此受到永久性的傷害。

值得一提的是，這些選項也可以混搭，並非只能二選一。比方說，你可以在接受全身麻醉的情況下，同時透過在手術部位周邊注射麻藥的神經阻斷術，局部麻醉該部位。

請務必詢問你的執刀醫師和家庭醫師你有哪些麻醉選項，還有他們認為哪一種麻醉方式最適合你。

手術後我的膝關節會痛多久？

雖然有很多不同的藥物都能幫助你緩解疼痛，但手術後你的膝關節一定會痛一陣子。疼痛是一種主觀的感受，每一位病人對疼痛的耐受度也都不太一樣，所以臨床上，我們多半會用三天、兩週和六週這幾個時間點，向病人說明他術後的疼痛可能會怎樣變化。麻醉消退後，你身體產生的反應，還有一大堆其他的因素，往往都會讓你的疼痛在術後第二到三天達到高峰。

手術後的第二天，你可能會覺得一切都很美好；你能動、能做物理治

療，因為此時你身上還殘存著一些麻藥或神經阻斷劑。等到第三天麻藥全退了之後，就會突然有種自己被卡車撞到的感覺。照理說那天之後，你的疼痛感就會慢慢消退，可是因為每天的活動量也會慢慢增加，所以這股疼痛可能會以相對穩定的狀態持續一段時間。儘管如此，但這段時間你的傷勢還是會有所進步。如果你的活動量有逐日增長，但疼痛的強度卻沒什麼改變，就表示狀況有越來越好。到了兩週這個時間點，你通常就會明顯感受到疼痛和痠痛感改善了，或是差不多要熬過這段急性疼痛的高峰期。然後術後六週，你的疼痛感應該就會大致消退，只剩下痠痛感。

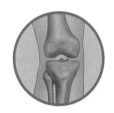

CHAPTER 5

手術前的
各項檢查

了解手術細節，建立心理韌性

　　我傷到前十字韌帶和半月板之前，從來不曾對尖銳物品或鮮血心生恐懼。我記得大概在要開刀的前一週，運動醫學的老師在課堂上放了一部重建前十字韌帶的手術影片，還拿了一些該手術會使用到的工具供大家傳閱。

　　一開始我覺得很好，我坐在座位上看著影片，仔細觀察那些工具。但是沒多久，我就被眼前影片的畫面壓得喘不過氣——因為它不只呈現了手術的複雜性和各種細節，也清楚反映了病人在手術台上的脆弱性。之後我就會是影片中的那個人，毫無意識地躺在手術台上，任由執刀醫師用手術刀劃開我的肌膚，將我的膝關節暴露在亮晃晃的手術燈下。即便手術將由我的父親執刀，我還是覺得非常無助。

　　我嚇壞了。我不喜歡無法在手術中保持清醒，或是無法知道自己的膝關節會怎樣被歸位。我不喜歡自己無法參與手術，只能任人擺布。我也不喜歡那種必須將自己全權交給其他人「處理」的感覺。我拄著枴杖一跛一跛地走出教室，躲到一個壁櫃裡，一直在影片結束之後才出來。

　　在這件事之前，甚至是之後，我從來沒想過我會需要問一些一般人可能會在手術前提出的問題，因為我的執刀醫師和物理治療師就是我的父母。面對這兩個應該是全世界最在乎我的人，我幹嘛要了解這些？

但後來，就在要被麻醉之前，我感覺到自己被一股龐大、未知的焦慮感和恐懼感籠罩。這股突然湧現的感受強而有力的束縛著我，我的呼吸變得急促、淚水盈滿眼眶。我爸爸，同時也是我的執刀醫師，被我的樣子嚇了一跳。明明前一刻我都還好好的，怎麼突然就哭了起來？我沒辦法回答他，因為就連我自己也說不上是為什麼。

雖然現在我回想那段往事，會覺得如果當初我有看完課堂上的那部影片，說不定可以從中得到不少收穫；但我也知道，就算當初有努力從中學到更多關於手術的流程，它也無法撫平手術前的不安。相對地，我會希望我有在手術前提出更多問題，讓自己更具體地了解到接下來會發生什麼事，還有這些事情會在什麼時間點發生，又會對我造成什麼影響。大多數時候，我都希望當時自己有更詳實地記錄這段旅程，也希望當時我有用更講究的方式來強化自己的身體，如此一來，就可以直接避開受傷的命運。

然而，過去的那份無知也有讓我感到慶幸的地方，那就是我對術後的恢復過程有多艱辛一無所知。當時我的態度非常樂觀，對自己很快就能再度靠自己的雙腳站起來有著無與倫比的信心；我想，或許正是這份信念讓我能快速康復。所以那個時候我才能每天為了早上六點的物理治療五點起床，才能面帶微笑地跛著腳走過醫院廊道，並且繼續擔任當季籃球隊的榮譽隊員。不論傷勢輕重，心理韌性確實是整個康復過程中最重要的一環。就我的經驗來說，當時我一直認為自己馬上就能走、能跑、能踢足球，而我的確也在復健的過程中進步神速，快速地挺過了這一段艱辛歷程。

陪我走過這段路的還有美國影集《實習醫生》（*Grey's Anatomy*），不過這有點令我哭笑不得，因為裡頭有許多血腥和尖銳物品的畫面。

——茉莉亞‧肯尼迪，任職於耐吉洛杉磯分部的數位專員

所以，現在你準備要做膝關節手術了，但我們還沒打算馬上進展到拿出

手術刀的階段。在手術的大日子之前，我們還有一些關卡需要一一克服。這些「任務」，或者說手術前要做的檢查，正是我們要在本章討論的主題。

你看過藥品廣告嗎？廣告中大多會出現熱愛生活的病人，眉飛色舞地告訴你，這款藥物的療效多神奇，又是怎樣治癒他們的病痛。然後，在影片最後，會有一個語速飛快的旁白，迅速念過約五十個，這款神奇藥物可能產生的副作用。手術之前，我們也要跟那個旁白一樣，告訴你手術可能產生的風險。不同的是，我們不會像機關槍一樣匆匆地帶過，而是會花時間好好跟你談談這部分的內容。因此，在手術之前，我們都會跟病人約一個時間，坐在診間好好聊聊這些風險，然後才請他們簽下手術同意書。簡單來說，手術前做的那些檢查，就是為了確定你接受這個手術可能產生的個人風險，以便醫病雙方提早做出因應，將風險降到最低。同時，透過這樣的討論，你也會知道你選擇的手術有哪些利弊得失，充分了解自己即將面對的狀況。

這些術前檢查的項目常常會讓病人感到害怕或困惑。我們常會聽到病人提出「我不就是要動個膝關節手術，為什麼要做這麼多血液檢查？」或是「我的體重（抽菸、糖尿病）跟膝關節手術有什麼關係？」之類的問題。這些都是在臨床上極度常見的問題，本章會針對這些問題一一回應。

不過，在了解我們介紹的各種檢查時，心中務必有一個概念，那就是每種手術要做的術前檢查並不會完全相同。舉例來說，膝關節脫臼手術的術前檢查項目，可能會比前十字韌帶重建手術繁雜許多，因為這個手術要重建的部分不只韌帶，還有血管和神經。檢查的項目也會因病人而異，舉例來說，十六歲的健康高中運動員，術前可能只需一次性的血液檢查；但七十八歲且有糖尿病或心臟病的男性，可能就要做一大堆繁瑣的檢查。我們希望本章的說明不只能讓你知道術前涵蓋了哪些檢查項目，更能讓你知道該在什麼時候接受檢查，以及為什麼要做這些檢查。

第一階段：術前檢查

在執刀醫師為你動刀之前，你需要由另一位醫師來替你做全身性的健康檢查，而這位醫師通常會是內科或家醫科醫師。你或許會問：「為什麼我需要與另一位醫師會診？」

如前文所說，膝關節手術有九成以上都屬於選擇性手術。也就是說，要不要開刀是你的選擇，因為你不會有立即性的死亡或衰弱風險。（但對某些我們在第三章討論過的緊急情況來說，例如傷到血液供給網絡或涉及感染的傷勢，手術就是具急迫性的必要之舉，但這種情況並非大宗。）或許你充滿魅力又自信爆棚的外科醫師會力勸你開刀治療，但我們必須提醒你，不論是重建前十字韌帶或置換膝關節的手術，對你來說都不是什麼攸關生死或國家安全的事情，所以在做這類決定時，你應該以個人的安全為最優先考量。有鑑於這一點，手術前你一定要與醫師充分討論手術的利弊得失。

我們就先從最基本的說起。手術的風險與你的整體健康狀態息息相關。因此，術前檢查就有點像是「專為手術設計的健康檢查」，可評估你出現併發症的風險。

你或許會問：「可是為什麼我不能直接讓我的骨外科醫師幫我做這套健康檢查？」在某些情況下，這種作法確實可行，例如病人的健康狀態良好，也沒什麼明顯的問題，這套檢查就可以由你的骨外科醫師來做。然而，有許多病人還同時患有其他非骨科的疾病，所以這個時候就需要借助別科醫師的專業，才能讓病人獲得比較完善的術前檢查。

肯尼迪醫師的叔叔吉姆，常會調侃肯尼迪醫師的父親（他也是一位骨外科醫師）「不是『貨真價實』的醫師，只是一個骨頭醫師。」雖然這樣的說法有點傷人，但就美國今日的醫療分工來看，這句話確實有幾分道理。現代

的醫生會選擇某一個領域鑽研，努力讓自己成為該領域的專科醫師（而大多數的骨外科醫師都是以名列前茅的成績畢業）。如果你問腫瘤科醫師（癌症醫師），他們會用哪種骨板和骨螺絲修復脛骨平台骨折，他們大概會一臉困惑地看著你，但骨外科醫師就可以給你許多選擇，並幫助你完成整個療程。相反地，如果你問骨外科醫師某種新款化療藥物的作用機制，或是相關副作用，那麼他們很可能會需要上網問問谷歌大神。雖然能讓這麼專精自身領域的醫師為自己看診是件非常幸運的事，但前提是你必須根據你的需求找到對的醫師。就術前檢查來說，家庭醫師之類的全科醫師通常是最好的人選，除非你被歸類為手術的高風險族群，或是有其他特殊的問題，才需要找其他的專科醫師做更詳盡的評估（例如心臟問題找心臟專科醫師，糖尿病、甲狀腺或其他內分泌問題找內分泌專科醫師，肺臟問題找肺臟專科醫師）。

以下是你的醫師可能會在術前為你安排的幾大類檢查項目。這些檢查項目差不多會把你從頭到腳檢查一遍，如果你對醫師安排的檢查有疑問，可以請他們進一步解釋安排這些檢查的原因。

A. 肺臟

顯然，呼吸是一項重要的能力。大部分的手術都需要插管，也就是要將一根管子放入病人的喉部，以確保你在受藥物麻醉、入睡後，依舊能正常呼吸。因此，在術前了解欲接受手術者的呼吸狀態是一件非常重要的事。

1. 理學檢查和聽診

假如你沒有任何已知的肺部問題，醫師大概只會替你安排一些簡單的檢查。像是用聽診器聽聽肺部的狀況，然後詢問最近有沒有呼吸困難的情形。不論你有沒有抽菸，醫師都會檢查你的肺部。抽菸這個主題我們會在之後的章節討論，但你要先知道的是，抽菸對術後的恢復非常不好，且會讓你感染

的風險大增。所有的尼古丁產品都會帶來這個風險。如果你想開刀治療，請好好戒菸，否則醫師很可能會用這個理由拒絕為你開刀。

2. 胸腔 X 光檢查

大部分的病人都會做胸腔 X 光檢查；這項檢查不僅能確認病人無任何肺部問題，日後若有需要，也可以此作為比較的基準值。有些手術會增加你肺栓塞（血栓卡在肺部動脈）和肺炎的風險，所以術前先拍個 X 光當基準值，才能讓醫師知道你肺部在健康的時候長什麼樣子。

3. 肺部功能檢查

要確認病人有無慢性阻塞性肺病（chronic obstructive pulmonary disease，COPD）或氣喘之類的問題，大多需要做一些呼吸功能檢查。基本上，這些檢查能了解你肺部運作的效率有多好（也就是你能吸入多少空氣，又能吐出多少空氣）。不論你是否相信，但這個數據的個體差異性非常大，且吸氣量不足或吐氣量不足都會是個問題。這些檢查可以幫助醫師客觀評估你肺部的運作效率。倘若你有重大的肺部問題，可能就需要找肺臟專科醫師做更詳盡的檢查。

B. 心臟

麻醉、手術的傷口和恢復的過程，都會讓心臟承受的壓力增加。因此，術前務必確認心臟的狀態，以確保它受得了這些壓力。

1. 理學檢查和聽診

這方面的檢查相當多，但最基本的，醫師一定會用聽診器檢查你胸腔和心臟的狀況，並詢問你有無心臟或胸腔方面的症狀，例如心悸（覺得心跳加

速或不規律）、活動時胸痛，或是活動時明顯喘不過氣（肺臟和心臟出狀況都可能造成這個症狀）。如果你年輕、健康，沒有什麼特殊症狀，你的心臟檢查大概就只會涵蓋這些項目。萬一你有風險因素、已知的心臟疾病或需要釐清的症狀，醫師就會安排更詳細的檢查，甚至請你會診心臟專科醫師。

2. 心電圖

拜電視劇之賜，大眾對心電圖（EKG）檢查都有一些粗略的概念。然而，這項檢查並非只有在病人疑似心臟病發作、送入急診的時候派得上用場，醫師也常常用它來檢查一些情況沒那麼緊急的病人。心電圖是一種檢測心臟電位活動狀況的檢查。你的心臟要想正常地跳動，務必有正確的電衝動傳導路徑。以心臟病發作為例，這項檢查可以顯示哪個部分的電衝動傳導路徑異常，不只能確認心臟有問題，還可揪出問題之所在。就術前檢查來說，這項檢查可以檢出更多可能增添手術風險的細微異狀，例如缺血性損傷（心臟因動脈粥狀硬化症或糖尿病等疾病，無法獲得充足氧氣所引發的損傷）。心電圖能確認你心臟的健康，確保它可以用正確的速度和節奏跳動，支持你順利走完整個手術療程。你不需要為了做心電圖去找心臟專科醫師，家庭醫師就可以幫你做這項檢查。

3. 心臟壓力測試

心電圖異常、患有心臟病，或活動時會有胸痛之類症狀的病人，可能就需要接受更多的檢查，而心臟壓力測試就是其中一項。這類檢查相當繁雜，目的是要對心臟施壓；醫師會先用藥物或請病人在跑步機上運動，讓病人的心臟更努力的工作，然後再幫病人做心電圖或心臟超音波檢查，確認那些壓力沒有對心臟造成任何問題，像是造成心臟表現變差或損壞。這些檢查的結果能有效幫助醫師判斷，你的心臟能否承擔手術帶來的壓力。

C. 皮膚

皮膚檢查主要是以視診的方式進行，也就是醫師直接以肉眼觀察你的皮膚，看看它有透露任何你已經感染或可能感染的跡象。開刀處附近有傷口的人，手術的風險比較高，因為那些傷口是感染的熱點。另外，若病人有傷口久未癒合的狀況，可能就意味著他有一些會阻礙身體修復的問題。糖尿病、慢性腎臟病、肝臟疾病、血管疾病、抽菸，以及慢性疾病等，通常都會削弱傷口的癒合能力。對這些傷口癒合能力不佳的病人而言，骨外科手術恐怕就不是一個理想的治療選項。因為手術一定會產生傷口，不論是劃開皮膚的切口，或是手術修補的部位，術後都必須靠病人自身的修復能力癒合。萬一傷口遲遲無法癒合，就會導致感染，甚至可能演變成麻煩。

D. 藥物

有些病人每天都要服用一大堆的藥物，但準備接受手術前，醫師可能會想要稍微調整一下你的用藥狀況，因為有些藥你可以繼續吃，但有些藥你卻必須暫時停藥。這是此階段檢查必須顧慮到的另一個主題。舉例來說，假如你有服用高血壓藥物 ACE 抑制劑（像是利欣諾普〔lisinopril〕），醫師可能就會請你照常服藥到手術當天早上。大部分的抗凝血劑（例如華法林〔warfarin〕、Xarelto、Lovenox、肝素〔heparin〕和克隆皮得格〔clopidogrel〕）都必須在手術前停藥個幾天或幾個小時，以將出血風險降至最低。糖尿病藥物是另一大類需要關注的用藥：手術當天，這類藥物的用藥量往往需要減半，或是做某種程度的調整，以盡可能降低病人在手術期間和手術後，血糖大幅波動的可能性。完整告知醫師你目前所有的用藥就是此處的重點。醫師會針對你的情況告知具體的指示，讓你知道該如何調整用藥的時間和用量。

第二階段：術前生化檢查和體位評估

生化檢查可以讓醫師更清楚病人的整體健康狀況。許多病人都只需要做一些基本的生化檢查，但病痛較多的病人，醫師可能就會替他們安排比較多的生化檢查項目。有幾項生化指標格外重要，手術前你的醫療團隊一定會特別收集這幾項指標的數據。只要這些指標的結果都正常或符合預期，那麼術前的準備就可以繼續往下一階段推進；反之，若結果有異常或不如預期，醫師可能就需要為你安排更進一步的檢查，甚至是延遲或取消手術。

A. 血型和交叉配合試驗

「血型和交叉配合試驗」是每一個要動大手術的人都必須做的血液檢查項目。它可以判別你的血型，並找出有哪些血型與你相容。為什麼務必做這項檢查？因為手術本來就有出血的風險。畢竟，我們用手術刀切開你組織的時候，你一定會流血。好消息是，絕大多數的膝關節手術都不會造成大量失血，且大部分病人的出血量都低於 500c.c. 或半公升。然而，不論大量出血的風險有多小，都不代表不會發生，有時候你可能還是會碰上這個狀況，此時醫師或許就需要為你輸血。倘若你的宗教或個人信仰不允許你接受他人的血液，第 187 頁我們有討論到這個問題的處理方式。此刻你只需要知道，這項生化檢查是為了幫助醫療團隊做好準備，以便他們能在術前備好你術中可能需要用到的血品。

B. 全套血液檢查

全套血液檢查（CBC）能幫助醫師了解你血液中多項成分的濃度，例如血紅素（Hb）、白血球（WBC）等。這套檢查的結果可當作病人血液成分

的基準值，供日後醫師比較病人術後的數值變化。舉例來說，醫師若要追蹤你術後有無受到感染，他會安排你再做一次全套血液檢查，然後將你術後的白血球數值（它是感染和發炎的指標）與術前的數值相比較。同樣的，如果你在手術中流了很多血，醫師擔心你的血量太低，也會再次檢測你的血紅素濃度，並將該數值與術前數值相比。

C. 全套代謝功能檢測

這套檢查跟 CBC 一樣，是一種套裝式的生化檢查，可檢測出多項生化指標。不過，全套代謝功能檢測（CMP）的這些生化指標，主要是反映你的恢復能力，以及肝、腎功能的整體狀態。這套檢查會檢測你體內的鉀、鈣和鈉含量，這些礦物質分子是人體的電解質（electrolyte）；它們帶有電荷，是維持許多身體機能的必需品。當我們身體健康，且一切安好的時候，我們的電解質就會處在一種和諧、平衡的狀態。誠如那句老話「凡事剛好就好」，電解質也是如此。假如它的濃度有太低或太高的狀況，可能就表示身體哪裡出了狀況。

全套代謝功能檢測也會測量可反映你肝臟和腎臟功能的生化指標。其中血中尿素氮（BUN）和肌酸酐（creatinine）這兩個化學物質的濃度，即可讓醫師了解你腎臟的運作狀況。肌酸酐是肌肉代謝後產生的化學廢物，一般腎臟都會將它過濾掉，再透過尿液排出體外。肌酸酐數值過高時，就表示腎臟的運作出了狀況，這也意味著你的整體健康狀態不太理想，術後的恢復能力可能會比一般人差。全套代謝功能檢測囊括的丙胺酸轉胺酶（ALT）、天冬胺酸轉胺酶（AST）和其他眾多生化指標，則可幫助醫師了解病人肝臟的健康狀況。我們在這裡提到的檢測項目，只不過是這套檢測的一小部分，但簡單來說，這套檢測所測量的生化數值都是參與人體特定生化反應的酵素或分子。

並非所有的病人都必須做這套檢查，但在某些情況下，這套檢查確實可以幫助醫師了解不少狀況。比方說，如果病人有糖尿病，又已經有腎臟方面的問題，這套檢查就可以輔助醫師評估病人的腎功能狀態。但看到這裡，你或許會問：「怎麼啦，醫師？我是膝關節要開刀，這關我的腎臟和肝臟什麼事？」我們會說，不論你動手術的位置在哪裡，對身體來說，它都是一種全身性的刺激。手術會刺激身體啟動全身性的發炎反應來修復傷口，也會造成你體液成分的波動，因為手術期間你除了會流血，也會流失大量體液。

如果你在手術期間和手術後有住院，你大概都會打一陣子的點滴。這些流入你體內的靜脈輸液，全都必須經由你的腎臟過濾，所以你需要確定它們能正常運作。至於肝臟則與你傷口的恢復息息相關，同時你術後服用的大量藥物，如鴉片類止痛藥和 Tylenol 止痛藥，也必須由肝臟代謝。所以你的肝臟和腎臟能否正常運作，對手術的成功率有著非常重大的影響。

D. 糖化血色素

除非病人本身有長期服用類固醇之類的特殊狀況，或是對血糖的調控有所憂慮，否則一般醫師只會為糖尿病病人安排這項檢測。血糖在人體消化和利用的具體過程，已遠遠超乎本書的討論範圍，所以在此我們僅是簡單帶過這方面的內容。糖化血色素（HbA1C）是一項可看出病人過去三個月平均血糖值的生化指標。正常的糖化血色素數值要低於 5.7，數值介於 5.7 到 6.4 屬於糖尿病前期（prediabetes），大於 6.5 即會被診斷為糖尿病。

你把食物吃進肚子裡後，食物中的糖就會透過消化被身體吸收到血液中。隨著血液的運送，這些糖可以被細胞吸收、供給細胞能量，或是用各種不同的形式儲存在體內，供日後使用。如果你的身體無法正常地吸收、利用血糖，導致血液中的糖濃度過高，就會引發一大堆的問題，腎臟、神經和血管等器官的功能也會因此受到影響。

在評估是否要動骨外科手術時，我們特別需要考量到病人的血糖狀態，因為當你身體對血糖的調控能力不佳（在血液中的濃度過高），你術後的恢復結果就不會很好。事實上，細菌也很喜歡糖，所以過高的糖化血色素往往也意味著病人術後感染的風險大增。究竟病人的糖化血色素到達哪一個數值，就不適合動手術，這個部分很主觀，主要是依執刀醫師的判斷決定。不過，有多項研究指出，8 或許是個不錯的切點（對許多糖尿病病人來說，要他們的糖化血色素低於 7 是個不太實際也不太可能達成的目標）；這些研究發現，糖化血色素低於 8 的病人，術後出現感染或住院時間延長等重大不良反應的機率明顯較低。從這些研究報告可以看出，如果糖尿病病人想要動膝關節手術，他們務必謹守飲食和用藥指示，以確保他們的血糖能維持在適合開刀的範圍。

E. 抗甲氧苯青黴素金黃色葡萄球菌檢測

青黴素的發現徹底改變了我們治療感染的方式。遺憾的是，此後它也徹底改變了細菌。抗生素是一把雙面刃：隨著科學家越來越擅長開發治療感染這方面的藥物，細菌也變得越來越擅長抵抗這些抗生素。抗甲氧苯青黴素金黃色葡萄球菌（MRSA）就是這種極具抗藥性的細菌，這種細菌遍布各處，從你家附近的運動中心到你口袋裡的錢都可能找到它的蹤跡，你的皮膚上和鼻腔裡也常會出現它們的蹤影。這種金黃色葡萄球菌對抗生素極具抗藥性，所以在治療時需採取稍微不同的治療手段。這可以治療，但仍是一種極具攻擊性的細菌，你不會想要膝關節遭受感染。如果你的感染風險較高，並準備接受全膝關節置換手術等治療，則醫師可能會從鼻腔取樣，檢測看看你有無這種細菌。如果檢測結果呈陽性，就表示你有這種細菌（這相當普遍），醫師會安排你在手術前先做為期五天的抗菌療程，這段期間你都必須依指示在鼻腔內塗抹抗菌軟膏。

F. 體重／身體質量指數

其實，這項數值並不需要靠實驗室的器材檢測，但它可客觀評估病人的體位。 考慮到它的重要性，我們將它列在此處介紹。身體質量指數（BMI）是由公式算出的數值，此公式為：體重（公斤）／身高（公尺）^{2}。體重過重是病人出現感染、血栓、癒合不佳和手術成果不良的另一個風險因素。在第十章，我們會討論到體重控制的主題，特別介紹它對膝關節健康的影響。體重也是執刀醫生考慮膝關節手術是否可行的關鍵條件之一，有些醫生可能會不幫身體質量指數大於四十或四十五的病人開刀。

G. 發炎標記

發炎標記並不是例行性的生化檢查項目，但它們還是值得一說。就如它們的名稱所示，發炎標記是你體內發炎的徵兆。臨床上最常檢測的發炎標記是紅血球沉降速率（ESR）和 C－反應蛋白（CRP）。許多原因都會使這些標記的數值上升，例如受傷、疾病和感染。跟大部分的生化指標一樣，這些數值在個體之間有很大的差異性。因此，在手術前取得一些能反映你體內發炎狀態的基準數值，可幫助醫師日後追蹤你術後的發炎狀況。雖然這些標記不見得能具體指出病人的身體到底是哪裡出了狀況，但它們可以發揮示警的功用，讓醫師為病人進行其他更深入的檢查。

第三階段：與執刀醫師和手術團隊的術前會談

術前會談就是為你手術前做的所有準備工作做一個總結，這些準備工作包括多次的會診，以及各種的身體檢查。正常來說，你應該會在這場會談中敲定有關手術的所有事項，例如了解知情同意書的內容、訂下手術的地點和

時間，還有手術當日的基本流程（手術日的詳細流程我們會在第六章討論）。在這次的會談中，你會與醫師仔細檢視術前做的所有健康評估結果，以確保你和執刀醫生都對手術樂觀其成。最後也是最重要的是，這是你提出內心所有未解疑問的最好的時機，因為手術當天的行程相當緊湊，幾乎不可能提出任何問題，而且當天你大概也沒有餘力去記下這些問題的答案，和可能冒出的新訊息。

知情同意書

簡單來說，知情同意書就是你（也就是病人本人）簽署了書面文件，證明你同意接受手術，並知道接下來要經歷哪些醫療程序。換句話說，簽下了這份文件，就表示你說出了這句話：「是的，我已經知道了關於我的病情和這個手術療程的所有資訊，我願意接受手術。」簽署同意書前，醫療提供者會與你進行討論，以盡可能向你詳盡解說治療的所有細節。他們會告訴你這項療程將涵蓋哪些事項，還有做這些事的原因，他們也會完整列出該療程的風險和好處。如此一來，你就可以確保此項療程對你的利大於弊。

與你討論的醫療提供者應該要是手術團隊裡的成員。他可能是你的主刀醫生、醫生的助手、護理師，如果是教學醫院的話，這個人也可能是住院醫師。我們建議你在簽署同意書時，現場務必要有手術團隊的成員。你不應與其他未參與你手術的人員（例如門診的護士）一起填寫此表格，這項行為相當不妥。如果有人要為你開刀，向你說明該手術風險和好處的人，就應該是執刀醫師或手術團隊的成員。再者，為了確保你對手術的內容毫無疑慮，手術科團隊的成員本來就應該充分解答你的疑問。

知情同意書涵蓋了醫療照護的許多面向，但大致來說，它要告訴你的，就是這個手術可能帶來的風險和好處。首先你應該知道的是，你要做哪一種手術，還有做這項手術的理由。別忘了第三章的內容，每一種損傷都有很多

不同的治療選項（手術性和非手術性皆是）。在這個時間點，你已經做出了要動手術的決定，但我們要提醒你，請務必明白自己選擇這項治療的原因。你不需要鉅細靡遺的知道手術的細節，但應該要了解自己為什麼要做部分膝關節置換手術，而不做全膝關節置換手術；或者是，你為什麼要用自己的髕骨肌腱，不用取自大體的移植物來重建前十字韌帶。（欲了解更多手術類型和與醫師討論的主題，請見第 166 頁。）

所有的骨科手術都會涉及以下四大風險因素，分別是：（1）感染，（2）傷到周邊結構，（3）需要接受進一步的手術，以及（4）讓你不得不動另一個手術的持續性疼痛或問題，以及其他細節。在簽署知情同意書之前，你最好都要有一定程度的了解。

感染

儘管感染在膝關節手術中並不常見，發生率大約僅有 1% 到 2%，但它卻是最令人擔心的問題，因為簡單的小手術，很可能會因為感染變成一場惡夢。你或許會問：「我們該如何預防這種扯後腿的感染發生？」幸好，有很多手段有助於預防感染。有些如前述所說：抽菸者可以戒菸，糖尿病者可以管理好血糖，或是病人可以努力保持健康的體重。然後你的醫療團隊也會針對感染這件事，做出一些可直接性預防感染的舉措。譬如，有些醫師會請你在手術日的前一天晚上和當天早上，用特殊的肥皂洗潔身體。通常在手術期間和術後幾天，醫師也都會給予病人預防性的抗生素。然後手術本身也會在無菌的狀態下進行（手術室的地面絕對乾淨到可以把掉在上面的食物撿起來吃掉）。到第六章，你將知道更多有關手術室的資訊。

傷到周邊結構

傷到周邊結構的情況很罕見，但這是手術的固有風險。傷到小血管或表

層神經是最常見的例子，這類損傷可能毫無症狀，也可能造成局部皮膚發麻、失去感覺。至於傷到較大的靜脈、動脈或重要神經的情況就比較少見，但這類損傷有可能引發併發症。雖然傷到周邊結構的情況不太可能發生，而且大多可以有效預防，但終究是無法抹滅的風險，所以簽下同意書時一定帶著這項認知。

需要接受進一步的手術

這確實有可能發生，一方面是該手術不一定能處理好你的問題，另一方面則是日後可能衍生出其他問題。以前十字韌帶手術為例，你可能在二十歲的時候做了一個成功的前十字韌帶手術，這個手術不但讓你重返過去的活動能力，還讓你的膝關節穩定運作了好幾年的時間。然而你應該知道的是，多年之後，重建的前十字韌帶還是有可能再次斷裂。因此，手術前務必詢問醫療團隊，此手術日後需接受進一步手術的風險有多大。

持續性的疼痛或問題

另一個可能性是，你在五十幾歲的時候有了退化性關節炎，並為此接受了全膝關節置換手術。雖然我們都希望你的膝關節手術能盡可能長久地改善和緩解你的症狀，但這個「盡可能長久」往往不會是「天長地久」。

接受輸血

知情同意書的內容也會討論到輸血的議題。詢問病人在失血量過大時，是否願意接受輸血或其他血品。你有權選擇不接受任何血品，但若做此選擇，就需要另外簽屬一份聲明，明確表達自己在這方面的意願。萬一手術期間真的發生了血量過低的情況，手術團隊也會用其他方式助你度過難關。

拍照和攝影

這份同意書也會詢問你，是否願意讓醫療團隊在手術期間，用相機或攝影機記錄下你的手術過程。通常研究和教學機構的知情同意書才會涵蓋這一項，私人院所的知情同意書並不會有這部分的內容。你的相片、影像和接受的任何治療都必須永久保密，它們只能是你病例的一部分，不能與他人共享。供某些教學醫院的研究使用是唯一例外，但研究者在使用這些相片、影像和資訊時，必須將任何可能透露病人身分的特徵全部移除。這類研究可促進該領域的發展，並提升未來病人的醫療照護品質。

執刀醫師當日的手術排程

簽下知情同意書前，你還應該跟你的醫療團隊討論到一個問題，那就是你的執刀醫師當天的排程如何，會不會有必須同時開兩台刀的情況。如果醫師當天的手術排程非常緊湊，他可能就會有必須同時主刀兩間手術室的情況；而這種情況也意味著，你的執刀醫師並不會從頭到尾都待在你的手術室裡，全程參與你手術的每一個步驟。通常教學醫院比較會有這種情況，他們在手術的過程中會安排多位住院醫師或臨床研究醫師，但私人院所也可能發生這種情況。

最近，大眾會特別關注這個層面，是因為有部分主刀醫師就連手術的關鍵步驟都沒有在場。這句話很重要：「主刀」醫師不見得要全程在場，但手術的關鍵步驟一定得由他親自執刀。也就是說，如果你的主刀醫師必須兩頭跑，那麼他只能將手術中那些非關鍵性的步驟，交由其他協助手術進行的醫療人員操作。這些非關鍵性的步驟包括：手術器械的準備；術前麻醉和將病人擺放成方便手術進行的姿勢；完成主要手術後的傷口縫合；以及等病人從麻醉中甦醒，並將病人轉往麻醉後監測治療室（PACU）等。手術中段的主

要手術步驟雖然會因手術的目的有所不同，但多半會涵蓋處置損傷、準備移植骨件，還有植入移植物等步驟。若你對這方面有任何疑問，應該詢問執刀醫師手術當日的具體流程，以了解手術各個階段的人員配置情況。

麻醉

有些關於麻醉的事宜會放在知情同意書討論。手術當日，麻醉科醫師也會當面與你討論麻醉的風險和好處。

手術當日的資訊

術前會談也是個能讓你盡可能獲知手術一切細節的時機點。從你什麼時候該到醫院、穿什麼衣服、手術日整天的流程，還有每一個人都想知道的——什麼時候可以返家。

大部分的醫療單位都會給你一份交代手術日當日流程的小手冊或網址，上頭會詳細列出你該在什麼時間出現在哪些地點。你要什麼時候到醫院報到，主要取決於你的開刀時間，當日第一台刀和最後一台刀的報到時間就差很多。不過，在你真正躺在病床上，被醫護人員推入手術室前，你還必須完成很多事情，所以一般醫院都會把病人的報到時間，安排在手術排程時間的幾個小時前。

最後，我們必須再次提醒你，這個階段的會談是你提出內心所有疑問的好機會，舉凡「手術後我會很痛嗎？」或是「手術後我要多久才能重返職場？」等任何你擔心或在意的事情，都應該在這個時候提出來討論，因為手術當天他們根本沒什麼時間好好回答你這些問題。

第四階段：完成你的回家作業

許多病人都會問：「在我做出要開刀的決定後，等待開刀的這段期間，我能做些什麼，又不能做些什麼？」現在我們就先從你應該「不要」做的事情說起，請避免：

抽菸和尼古丁產品

首先，你必須要有一個觀念，醫師給你的任何建議都不是在評斷你的生活習慣。你的人生是你自己的，可以自行決定。也就是說，醫師純粹只是從科學或客觀的角度告訴你，尼古丁會讓治療的成效打折扣。研究發現，尼古丁會降低骨頭、肌腱、韌帶和皮膚的恢復速度。皮膚的恢復速度變慢也意味著，你的傷口會久久無法癒合，導致感染的風險增加。簡而言之就是：抽菸會讓你面臨一大堆風險。許多醫師都會要求病患在手術前戒菸，或至少盡可能少抽點菸。這一點必定要銘記在心。

抗凝血藥物

抗凝血藥物，如華法林（warfarin，如 Coumadin）、阿哌沙班（apixaban，如 Xarelto）等，都會防止身體形成血栓。這些藥物能幫助到容易形成血栓，或心房顫動這類心跳異常的病人。然而，這些藥物也很可能會讓你不易止血。手術中，醫師會用手術刀和其他手術器械劃開組織和骨頭，所以你一定會流血。正因為如此，醫師通常會請常態性服用抗凝血劑的病人，在手術前停藥一段時間，待手術完成後再恢復用藥。這個停藥的天數可能要持續至少五天，但確切的停藥天數，還是要視你手術的類型和需要解決的問題決定，當然，這也是你與你的醫療團隊和主治醫師必須在術前充分

討論的部分。這一點對服用華法林這種抗凝血劑的病人格外重要，因為你的醫師需要在幫你安排手術前，先替你做幾項額外的血液檢測，以確保你的狀態適合手術。

接下來，我們就要來說你「可以」做的事。

調養膝關節

就跟你不會想在沒受過半點訓練的情況下，去參加馬拉松大賽一樣，你也不會想要在膝關節狀態很糟的情況下動膝關節手術。你或許會想：「嗯？我要開刀不就是因為它狀況很糟嗎？」我們在這裡說的狀態並不是指膝關節的力量和耐力，而是整體的發炎狀態和活動能力。膝關節的腫脹和僵硬（或活動能力下降）是病人在術後馬上要面臨的最大挑戰。你在手術前花越多工夫去改善這些問題，術後的治療成果就會越好。相信我，你會想要在膝關節沒有發炎的狀態下接受手術，因為此狀態可有效降低它在術後腫脹和僵硬的嚴重程度。

許多醫師會建議病人在術前做一些物理治療，幫助他們改善這些問題。如果你有時間又有資源（金錢或是完善的醫療保險），這會是一項很值得落實的建議。話雖如此，但就算在術前和術後有定期找物理治療師報到，平常也必須按照治療師的指示持續做一些居家鍛鍊膝關節的動作。在做這些居家鍛鍊膝關節的動作之前，請務必弄清楚它們的正確執行方式，然後再搭配一些加壓、抬高和冰敷（請見第 46 頁）的處置步驟，反覆執行這些動作。

控制血糖

這在前篇已經詳細討論過了，但我們想要強調讓血糖保持在良好狀態的重要性。這個意思是，不只是要確保你的血糖在手術的前幾天和前幾週保持

穩定，還要一路堅持到手術的前一晚和當天早上。手術前的會談當中，醫療團隊也會跟你討論到調整糖尿病用藥的方式，若你對用藥方面有任何疑問，當下請儘管提出，如此一來你才能充分理解整個計畫的安排。

補充水分和營養

你的身體即將面對手術這個龐大的挑戰，為了有足夠的力氣從這場刺激中康復，你必須為它備妥充足的營養和水分。這件事不只在手術前重要，在手術後也同等重要。手術前的前幾週或前幾天，請盡可能吃健康、均衡的餐點（請見第十章），並時時補充水分。手術的前一晚，務必吃一頓豐盛、營養的晚餐，並補充大量水分，因為手術當天早上必須禁食，也就是不能再吃或喝任何東西。

好好休息

睡個好覺，試著讓自己不要因手術感到緊張，甚至是不要去想手術這件事。此時此刻，你已經做足了功課，找了最棒的手術團隊，並選擇了最適合你的治療計畫；明天將正式踏上康復之路的起點，至此之後，你的活動能力將越變越好，因為這場手術會降低膝關節的疼痛感，並提升穩定性。這就是你在手術前一晚該有的信念。睡前數數羊、冥想，或做任何可以助你一夜好眠的事情，都能讓你以最佳的狀態迎接即將到來的大日子！

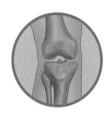

CHAPTER 6

手術當天的
注意事項

膝關節修復的重頭戲現在登場！

終於到了這個時候。你已經和膝關節的毛病共處了數天、數週、數月，或甚至是數年，而今天就是要朝康復之途邁進一大步的日子。不過，我們注意到，許多病人可能會對手術日本身感到焦慮不安。他們從未看過手術室的內部陳設，對整個手術的流程更是一點概念都沒有。許多恐懼都是來自欠缺了解和資訊，特別是在醫療方面。就是考量到這一點，所以我們才想要特別用一章的篇幅，來說明你在手術當日通常會經歷到哪些事情，好讓你不再只能靠著影集《實習醫生》來一窺有關手術室的大小事。最後我們必須提醒你，此章的內容就跟本書的其他章節一樣：它所呈現的是一個常見的範例，但依據執刀醫師和手術類型的不同，你在手術當日經歷到的事情或許也會有些許差異。但我們還是希望，本章的內容能讓你對手術當日的流程有個基本的認識。

早早起床

前面我們有提到，手術的前一晚，你要飽餐一頓，睡個好覺，讓自己為隔天的手術做好準備。然而，從手術當日的半夜十二點開始，你就必須避免

食用或飲用任何東西。就如電影《醉後大丈夫》（The Hangover）的一句對白所說：「不要碰它——甚至連看都不要。」為什麼？因為如果你在胃裡有食物的狀態下麻醉和插管（插一根管子到你的喉部），胃裡的東西有可能會逆流至氣管，導致肺部吸入異物（aspiration）；嚴重的話還會造成肺部感染，演變成所謂的吸入性肺炎（aspiration pneumonia），這可能會讓你的狀態變得非常不好。在這裡，我們想要告訴病人的是，骨科手術本身可能不是什麼大事，但它卻有機會引發像吸入性肺炎這類非骨科的重大併發症。

肺部吸入異物是個不容小覷的風險。這意味著你一定要謹守術前禁食的規範，且手術當天早上絕對不能吃任何東西。不要忘記你先前針對手術風險和好處的討論；如果現在我們要你把肺部吸入異物的風險（它可能導致肺炎，讓你狀況變差、甚至是死亡），與手術順利成功後的好處（膝關節的功能可以大幅提升）放在一起比較，你還會想讓自己去承擔那份風險嗎？所以，手術前千萬不要吃任何東西。不管是老公從巴黎街頭帶給你的可頌麵包，太太為你精心製作的煎蛋捲，或是專業咖啡師倒給你的香醇義式濃縮咖啡，全都不值得你冒著如此大的風險，在術前把它們吃下肚。

吃藥是唯一的例外。雖然並非所有的藥都必須吃到手術當天早上，但有些藥確實需要。請務必與醫師充分討論你的用藥狀況，以釐清有哪些藥物必須服用到手術當天早上。看到這裡，你或許會問：「我該怎麼在不喝水的情況下吃藥呢？」這個部分你可以詢問你的醫師，看看他允許你用什麼樣的方式服藥。基本上，他們大概都會說，喝一小口水（不是一大罐氣泡水或一公升的可樂）幫助你吞藥，並不會造成什麼大問題。

到醫院或手術中心報到

美式足球教練文斯・隆巴迪（Vince Lombardi）曾說過：「別以為你早到了五分鐘，其實你已經遲到了十分鐘。」基本上，這就是我們平日對約定的時間該有的態度，而手術當日更是如此。不論院內的指標有多麼清楚，或是你事前做了多少的準備，在你真正抵達醫院或手術中心報到前，任何意外情況都可能耽誤到你報到的時間。比方說，你只要轉錯一個彎，在眾多的建築之間迷失了方向，你大概一不小心就會晚個十五分鐘才抵達報到處。即便是小小的遲到，都可能對手術當天的流程造成很大的影響。千萬別忘了，你並不是手術當天唯一一個要開刀的病人，遲到不僅會影響到你個人，還會影響到當日每一個病人的手術時程，所以請務必準時。

前往術前準備區

等你找到了報到櫃台，完成了報到手續，醫護人員就會將你帶到術前準備區。在那裡你必須把衣服脫掉。我們這麼說並不是要嚇你，純粹只是要你做好心理準備。把衣服脫掉的意思是你必須全身赤裸，然後套上院方提供的輕薄長袍。這麼做不是為了讓你難堪，而是因為穿進手術室的外衣越簡便，越好保持手術室的無菌狀態。如果這麼做會讓你很不自在，你可以跟你的醫師討論，而且最好是在手術日之前討論。某些情況下，醫師確實會允許病人穿著內衣褲開刀，但在絕大多數的情況下，院方提供的長袍大概會是你唯一的選擇。

換上手術服後，你會到術前準備室裡等著，這段期間會有一些人來問你一些問題，而你的執刀醫師或手術團隊裡的成員應該也會是這些人之一。當日他們的步調通常會有一點匆促，除了會迅速問你一些制式的問題外，他們

還會在你準備動手術的部位做出明確的標記。後者很重要，他們會在手術位置的附近，簽上自己或主刀醫師姓名的縮寫，以示他們在術前與病人確認過手術部位。也就是說，進手術室時，你的左膝或右膝上應該會有他們姓名的縮寫。你或許會覺得，在手術前還要與醫師確認你是哪一側的哪個部位要開刀有點多此一舉，但過去的骨外科手術，確實有發生過病人被開錯側的案例。雖然這類案例很罕見、不太可能發生，但並非不可能。在手術前多花一點力氣提醒他們你手術的位置，可以確保你在術後醒來時，不必面對令人尷尬的場面。

你也會與你的麻醉團隊碰面。他們會與你討論等下替你麻醉的方式。通常，等他們回答完你的所有疑慮後，就會開始給你一些藥物。如果你只有接受全身性麻醉，沒有要做神經阻斷這類的局部性麻醉，他們很可能會用主成分為咪達唑侖（midazolam）的 Versed 來替你麻醉；Versed 屬於苯二氮平類（benzodiazepine）藥物，它可幫助你在手術中保持放鬆或入睡。

如果你要做神經阻斷術，這個時候他們也會給你阻斷神經的藥物。這類藥物會阻斷特定神經的感覺，讓它失去知覺。給藥時，他們會在超音波的輔助下，將帶有藥劑的導管放到欲阻斷的神經附近，讓麻藥慢慢釋放出來，達到阻斷神經功能或麻木該部位的目的。膝關節手術最常阻斷的神經有：股神經（femoral nerve），它行經大腿和膝關節的前側；坐骨神經（sciatic nerve），它是一個分支成多條大神經的重量級神經，負責腿部後側和膝蓋內、外側的感覺；以及隱神經（saphenous nerve），它負責你膝關節內側的感覺。這類麻藥的給藥方式有兩種，一種是單次注射一劑高劑量的麻藥，藥效大概可持續八到二十四小時；另一種則是以連續灌注的方式，緩慢給予麻藥數天，因此術後需要帶著一個裝有麻藥的小塑膠球或幫浦返家。

進手術室

在術前準備區做好了最後的準備後，就是你要被推入手術室的時候了。你會躺在病床上被推進手術室，因為此時你大概只能像個醉漢一樣，搖搖晃晃地行走。你抵達手術室時，他們或許會先給你戴上一頂花俏的髮帽。然後當你被推到手術室正中央的手術台旁，手術室的人員就會開始輪番向你自我介紹。

你被推入手術室時，躺著的那張床是手術準備區的病床。你並不會在這張床上動手術，但會在上面接受一段漫長的消毒程序。基本上，你一進到手術室，麻醉團隊就會讓你進入睡眠狀態。至於他們是會先麻醉你，再把你搬上手術台，還是會先把你搬上手術台，再麻醉你，通常都是由麻醉師決定。就算麻醉前你的神智還清醒到記得住這些畫面，但等他們請你數到十後，你一定就什麼都記不得了。此時麻藥會流入靜脈，帶你進入沉沉的夢鄉。

接下來，工作人員會開始將你的身體擺放成方便手術進行的姿勢。依膝關節手術的不同，你可能會需要呈現稍微側身、屈膝、把腿伸直、用支架架住腿部，或將腿懸在床尾等手術姿勢。每一種手術的姿勢都行之有年、已發展出一套固定的模式，不過執刀醫師也可能會針對自己操作的順手度，將姿勢做一些調整。手術團隊都很清楚執刀醫師的偏好，所以一切都會很流暢地就定位。

擺放好你身體的姿勢後，下一步他們就會為你進行消毒。如果你有看過《實習醫生》、《良醫墨非》（The Good Doctor）、《芝加哥醫情》（Chicago Med）或《醫院狂想曲》（Scrubs）這類醫療影集，大概就會知道手術室是一個無菌的環境，必須盡可能保持在乾淨和無病原菌的狀態。現在，我們就要來介紹手術室人員是如何落實這項要求。

手術室的成員

要讓一艘船成功航向目的地，必須仰賴全船船員的分工合作，你的手術也一樣。要讓你的手術順利進行，也必須仰賴整個手術團隊的分工合作。手術室裡的每一個人都是手術團隊的一員，整個手術過程中，他們全都會齊心協力地讓你的膝關節得到最好的治療成果。

通常，手術室的成員會有：

1. **專責護理師（charge nurse）**，相當於水手長和紀錄員的角色，掌管整個手術室的運作。他們會確保手術順暢運作，並記錄下手術室裡的每一件事─舉凡手術中使用到了多少工具、設備和移植物，以及手術室裡各時間點的人員配置狀態，他們全都會詳實記錄下來。

2. **刷手護理人員（scrub tech）**，擔任技工的角色。手術會使用到的工具都歸這個人管。他們對手術中會用到的各種器械都很熟悉，可在手術中迅速提供醫師合適的鑽頭和牽引器等器材。

3. **麻醉科醫師**，扮演領航員的角色，掌管你生理狀態的運作。他們會在無菌簾的另一側監控你的生理狀態，確保你在手術過程中不會感到疼痛，且呼吸順暢。如果你選擇的是搭配鎮定藥物的局部麻醉，他們會盡可能讓你在手術過程中保持在放鬆和無痛的狀態。如果你選擇的是需要插管的全身麻醉，他們則會確認你在睡眠狀態中，仍保有正常的呼吸能力。麻醉科醫師可能是手術室裡最重要的人物，因為他們能夠確保你的手術如常進行，所以務必把他們的意見聽進去。舉例來說，假如他們說你在手術中全身麻醉會比較好，那麼你最好就照做。

4. **執刀醫師的助理**，相當於大副。他們都是技巧嫻熟的醫師，會幫助主刀醫師進行手術，以確保你在沒有任何併發症的情況下，順利完成手術。

5. **住院醫師（resident）和臨床研究醫師（fellow）**，擔任舵手的角色。在教學醫院，或有培訓住院醫師或臨床研究醫師的醫院裡開刀，你才會在手術室裡看到這些成員。住院醫師是剛從醫學院畢業，通過考試，並完成該職位所需培訓的醫師。你可以把他們視為正在受訓的骨外科醫師。他們還在學習成為一名優秀骨外科醫師的技術，並努力雕琢他們的手術技巧。他們也會參與

手術，但參與的程度要視他們的受訓和技能程度，以及手術的難度來決定。他們在手術中的工作內容相當多元，主刀醫師會視他們的能力派給他們合適的任務。請放心，手術中絕不會有人讓他們去做任何他們不拿手的事，且他們的一舉一動都會在主刀醫師的指導下進行。臨床研究醫師則是住院醫師的第二階段，是正在接受特定次專科訓練的醫生。

6. **主治醫師、會診醫師或主刀醫師**，相當於船長的角色。這所有的頭銜說的都是同一個人。這個人就是你為自己的手術艦隊揀選的船長，是你在經過各種面談和檢查後，決定把自己託付給他的那一個人。他們會是你手術期間的決策者。手術過程中的所有關鍵步驟，他們都必須在場。在主刀醫師無法全程參與手術的情況下，私人院所的主治醫師會親自完成大部分的手術程序；教學醫院的主治醫師則會完成所有高階的手術步驟，而這些步驟都是住院醫師和臨床研究醫師無法勝任的技術。

另外，在場的每一個人都會受到一九九六年頒布的《醫療保險隱私及責任法案》（Health Insurance Portability and Accountability Act，HIPAA）約束。也就是說，他們不能把手術室裡的任何資訊，告訴未直接參與你照護過程的任何人。只會告訴你，還有你具體表態可以分享的家人和朋友。

他們會開始清潔你身體要手術的部位，通常也會把該部位的毛髮剃除。你不必自己先除毛，手術當天交給他們來做就好，因為萬一你在手術前因除毛割傷了自己，感染的風險會增加。下一步，手術團隊會用某種潔膚、抗菌的物質，例如酒精或氯己定（chlorhexidine），來清潔那個部位。然後他們會用外科用覆蓋巾（surgical drapes）把你身體的所有部位都蓋住，只露出要手術的部位。上述過程都是由已經擦洗雙臂和雙手的手術團隊成員完成。

那麼手術團隊成員在進手術室前又要做些什麼？請放心，為了你，手術團隊一定會竭盡所能地讓他們自己和整間手術室保持在乾淨、無菌的狀態。首先，進手術室的每一個人都必須配戴口罩和手術帽，沒有任何例外。即便

那個人只是要探個頭進來問個問題，也必須遵守這些規定。再來，任何會實際參與手術的工作人員，也就是會碰觸到病人的手術人員，都必須將雙臂和雙手刷洗乾淨。

整個清潔的流程大致會這樣進行：先把手上的所有飾品卸下（如戒指），再用某種手術專用的肥皂刷洗雙手。他們會把肥皂塗抹在雙臂和雙手上，用帶有鬃刷的刷具仔細刷洗，就連指甲縫都不會放過。這整個清潔手部的步驟大概會花上幾分鐘的時間。接下來，他們會有兩個選擇，一個是將雙手高舉過腰，讓雙手或雙臂在不碰觸到任何東西的情況下走進手術室，此時會有人遞給他們消毒過的毛巾，讓他們將雙手擦乾；另一個則是他們會直接擦乾雙手，再馬上以乾洗手的方式，用高濃度的酒精或抗菌液擦洗雙手，之後他們就會在不碰觸任何東西的情況下，走進手術室。

這個時候，第一個進入手術室的人（通常是刷手護理人員）會以無菌的方式自行穿上他們的手術袍，並戴上手套。至此之後，其他進入手術室的成員，都會由手術室內已完成全套消毒程序的人員，協助穿戴手術袍和手套。在所有人員都著裝完畢之際，每一位手術人員的手上應該都會戴著兩副無菌手套。接下來，他們就會開始檢視你周圍的區域有無符合無菌的標準，譬如：所有的檯面都必須覆蓋著消毒過的覆蓋巾，還有所有照明設備都必須裝有消毒過的把手等。

要特別強調的是，只要手術袍有碰到任何未經消毒的東西（即便只是掠過），他們都會把身上的裝備全部脫掉，重新將自己消毒一遍（就算在手術途中也是一樣）。由此可知，你的團隊有多在意整個手術環境的清潔程度。

等一切準備就緒後，手術團隊就會進行術前的最後確認，這個步驟就跟飛機機師在起飛前，要依據起飛檢查清單做最後確認類似。主刀醫師會按照手術室的標準作業流程，一一確認每一個步驟都已確實就定位。執刀醫師或專責護理師會唸出病人的姓名和生日、要動什麼手術、開刀的部位在哪一

側，還有查看患者身上相對應的位置是否畫有標記，以確認手術位置無誤。他們也會交代抗生素方面的事項，以及這場手術可能的風險。等一切宣讀完畢，主導這個確認流程的人，就會問手術室裡的每一個人是否認同整個手術的執行方式。只有在全員認同的情況下，他們才會繼續後續的動作。

由於手術的難度和潛在的併發症各有不同，所以完成手術的時間也會有很大的差異。不過手術的基本步驟大致如下：執刀醫師會切開組織，直搗欲治療的部位（關節、韌帶和肌腱等）；然後他們會修復受損的結構；最後，會將傷口縫合。縫合傷口可能會用到很多種醫材。最外層，也就是皮膚表層的傷口，會以手術專用的縫線或釘書針收合。至於內層的傷口，則會以可自行溶解的縫線縫合，這樣之後你就不必將縫線取出，不過外層的縫線和釘書針就需要在傷口痊癒後移除。

手術尾聲，你會慢慢從麻醉中甦醒過來；假如你是在清醒的狀態下接受手術，他們則會漸漸降低你鎮定劑的藥量。如果需要佩戴膝關節的護具，他們會直接幫你穿上，然後把你移回推進來的那張病床上。接著，你就會被送往麻醉後監測治療室。

麻醉後監測治療室

麻醉後監測治療室也可稱做恢復室或復甦室，你會在這裡變得比較清醒。他們會在這裡給你一些止痛藥，並用靜脈輸液補充水分和電解質，讓你覺得舒服一點。你才剛打完一場硬仗，需要補給一些能量。

醫護人員會持續監測你的狀態，以確保從麻醉醒過來的時候，沒有任何不良反應或併發症。麻醉後監測治療室的成員，通常是由護理師和麻醉科醫師組成，他們會監測你的心跳、血壓、體溫還有清醒程度。如果有任何不對勁的地方，他們會迅速召開緊急會議，詳細確認治療的狀況。

多數時候，手術團隊的成員都會到這裡看看你，以確定一切安好、有如預期般恢復知覺。你對這個階段大概不會有太多的印象，因為此時仍會處在一個非常昏沉的狀態。另外，當你躺在恢復室退麻藥的時候，手術團隊會找到你的家人或任何帶你來開刀、經你授權可知悉你病況的親友，告知他們手術的狀況。

術後護理指導

團隊也會在這裡做出最終決定，看看這班醫療列車接下來要把你送往哪一站，也就是說，他們會判斷你是適合返家、去加護病房，還是在普通病房休養一陣子。大多數時候，這班醫療列車都會把病人載到終點站。膝關節手術多半屬於門診手術，所以一旦你的疼痛獲得良好控制，且狀態穩定，你就可以返家休養。不過你在返家之前，務必要確認你自己或照顧你的人，有從手術團隊那裡得到具體的術後護理指導。手術日是個事事都講求速度的日子，當天你和你的手術團隊可能都會非常忙碌。因此我們要提醒你，你在離院的時候，請務必搞清楚你返家後到底要做哪些事情。

正常情況下，他們應該親自交代你這些事項，給你一些簡單的衛教說明帶回家參考。這些說明單會告訴你一些基本的術後護理方式，並留有聯絡人資訊，若術後你有什麼不對勁的地方，就可以打電話回報。上面也會列出一些參考指標，告訴你怎樣是所謂的「不對勁」。雖然術後護理指導通常會說明更多細節，但以下幾點務必格外留意：

發燒

術後的第一天或頭兩天發燒，往往意味著你需要用「誘導型肺計量器」（incentive spirometry machine）這種呼吸器來幫助肺部擴張。基本上，它就是一台讓你深呼吸的裝置，能幫助你擴張和鍛鍊肺部，防止肺部感染。

術後立刻發燒不一定是個可怕的徵兆，但你的團隊會想要了解它背後的原因。術後連續發燒好幾天可能是肺炎所致，但發燒的時間若長達七到十天，可能就是有傷口感染的情況。

手術切口的周圍發紅、出現紅斑

切口周圍有淡粉色的紅暈是非常正常的，它的色調就跟你臉紅時的紅暈類似。但是，如果手術後數週，你的切口還有嚴重發紅、疼痛和發熱的狀況，就「不正常」，若切口的發紅和發熱狀況還隨時間不減反增，更是需要格外注意。假如你的切口一開始看起來很好（微微發紅且漸漸癒合）卻在十四天左右，變得越來越紅和越來越燙，就表示出了什麼問題，需要立刻打電話回報，或到急診室接受診斷。

不成比例的疼痛感

這一點很難定義。基本上，疼痛程度和疼痛耐受度是非常主觀的感受。再者，你才剛動完手術。就算你的執刀醫師說這場手術有多麼「微創」和「不是什麼大手術」，但事實上這仍然是個手術，會用利刃深深切入你身體，割開你的肌膚、脂肪、肌肉，甚至是骨頭的膝關節手術。也就是說，你一定會感受到某種程度的疼痛。所以，這裡說的「不成比例的疼痛感」是指：與你所經歷過的疼痛相比，顯得不太尋常的疼痛。舉例來說，如果術後你本來一天只需要服用幾顆氧可酮（oxycodone）就可以有效舒緩疼痛，但後來同樣的藥量卻無法帶來相同的效果，讓你只能持續受到疼痛折磨，那就是不成比例的疼痛。這有可能是腔室症候群、感染或血栓的徵兆。

不過針對這一點，我們想要提醒一件事：一般來說，病人都會在手術後的第三天感受到最強烈的疼痛感。造成這種結果的原因很多，麻醉（不論是全身或局部）需要花上一天或數天的時間才能完全消退就是其中一項原因。

另外，你多半會在第二天或第三天的時候開始大量活動量，所以你的疼痛分數自然也會變高；不過，這絕對不該是你避免活動的理由，因為你應該盡可能在符合醫囑的條件下，多多活動。

呼吸急促

原則上，突然呼吸急促是必須注意的情況，尤其是在你沒有剛爬完一大段台階時。呼吸急促可能意味著你的肺臟、心臟或兩者同時出了什麼狀況。心臟病發作和肺栓塞是手術必須面臨的風險之一，後者是身體某處的血栓（大多是腿部）隨著身體流動到肺臟。這些都屬於危急的情況，所以萬一你覺得呼吸急促，請立刻到附近的急診室接受評估。

住院觀察：普通病房或加護病房

如果你的手術必須待在醫院觀察幾天，或你的術後狀況不允許你馬上出院（例如生命徵象有問題或疼痛不受控制），那麼醫師就會安排你住院。他們會依據你的照護需求，提供合適的病房。做選擇性膝關節手術的病人，若術後需要住院，大概有九成九都會被安排在普通病房，接受一些比較常規的照護。然而，倘若你的情況需要比較多的關注，他們就會把你安排在加護病房（ICU）。

不要被加護病房這個名稱嚇到了，去加護病房不表示你快死了，甚至不是你有什麼危險。它純粹意味著，你暫時需要接受比普通病房還要多的照護。呼吸道問題是你需要住進加護病房的最常見原因。假如你從麻醉中醒過來的狀況沒有預期中的好，且無法正常呼吸，就需要持續插管。「需要插管」的病人幾乎一定會被送到加護病房照顧，但你需要插管的時間通常很短，不會超過二十四小時，但實際情況還是要依你的症狀和恢復狀況而定。

「需要持續監控心律」是你會被送往加護病房的另一種情況。需要持續監控心律的理由可輕可重；比較嚴重的原因可能是心臟病發作，比較普通、常見的原因則是心律不整。心律不整是你心臟的電位活動出了狀況，導致心臟不正常跳動的情況。這個情況有可能是由一大串超乎本書範圍的原因所致，如果你對自己的狀況有任何疑慮，務必詢問醫護人員。這是你的照護，你有權知道接下來會發生什麼事，還有你為什麼會受到這樣的處置。

如果你不需要待在加護病房，就會被送往普通病房。在那裡，醫護人員會持續提供你在麻醉後監測治療室或手術室裡打的靜脈輸液，並用止痛劑減緩你的疼痛。你的執刀醫師或手術團隊的某個成員，很可能會去你的病房，跟你解說一些你手術中的照片和 X 光影像。術後的第一晚，你要做的就是多補充水分、好好吃飯，還有充分休息。

可惜，醫院並不是渡假村，放鬆身心並不是它們的主要服務項目。住院期間，你的病房難免會有不少人員進出、打擾到你休息，你或許也會覺得你的病床只比水泥地板稍微舒適一些。我們總是會特別告訴病人，醫院是提供生病者和急需照護者專業醫療服務的地方，不是給健康者長期療養的地方。健康者在住院期間，應該以盡早出院、返家為目標，並依其需求另覓其他專業的照護機構或復健機構，協助他們早日恢復往日的活動能力。

有了這個觀念後，接下來我們就要跟你談談做完選擇性手術後，你可出院返家的四項基本條件：

1. **口服止痛藥可有效舒緩你的疼痛嗎？** 或是在不施打任何止痛針劑的情況下，你能夠與疼痛和平共處嗎？

2. **你能夠排便或排氣嗎？** 手術後很常出現便祕的情況，這是麻醉和止痛藥物的副作用之一。不過你要記住，排便雖然不是出院的必備條件，但若你有排氣，就表示你的腸道沒有任何急性問題。

3. **你能夠排尿嗎？** 這也是麻醉後很難做到的事情，因此術後醫護人員需

要監控你的排尿量。年長男性特別容易有這方面的問題，需要醫護人員監控其排尿量，以了解他們是否需要導尿（將管子插入尿道，讓尿液從膀胱排出）。

4. **你能安全地活動嗎？**這是決定你出院後，該到哪裡養傷的最重要因素。另外，你的生活環境、是否獨居，還是與伴侶或與家人同住等條件，也都會影響這項決定的結果。你的醫療團隊會希望你能夠安全地進行所有的日常活動。這個評估會由醫師、護理師，以及有時候會來監測你活動能力的物理治療師完成。大部分病人做完膝關節手術的狀況都不錯，可以返家休養。然而，還是有少部分的病人，尤其是長者，不太適合返家休養，需要暫住在專業的照護機構或復健機構。

術後的隔天早上，你的團隊就會開始用這四項標準評估你的狀況。你的醫師或許會依據你的狀況，稍微調整一下你以鴉片類（通常是屈馬多〔tramadol〕和氧可酮〔oxycodone〕）和非鴉片類藥物（Tylenol）組成的止痛藥配方。手術團隊和護理人員也會依你的排尿和排便狀況，提供適當的輸液和藥物（如番瀉甘〔senna〕這類瀉藥），以幫助順利排尿和排便。

住院期間，許多醫院也會安排物理治療師與你會診。他們會教你一些復健動作，聊聊你的居家環境，並確認你的生理狀態是否適合返家。萬一你不符合返家的標準，或你選擇到專業的照護機構或復健機構，大部分的醫院也都會有社工協助你完成這部分的手續。這些社工會跟你面談，了解你的目標，還有你對機構地點和風格的喜好。之後，他們會代你聯絡多所機構，幫助你入住合適的機構。這可能會是一個非常繁瑣又漫長的過程，但這番努力都是值得的，因為這些機構可以幫助你恢復到更好的狀態。

出院

不論你出院之後是要返家，還是要去機構療養，出院前你都會有一場面談，而這場面談的內容就跟那些手術當天返家的人類似（請見第 201 頁）。手術團隊的其中一位成員會來告訴你，下次回診前你需要注意的基本事項。他們會告訴哪些事該禁止，又有哪些事該小心。他們還會建議你可以做哪些活動和鍛鍊。最後，他們應該會給你一份囊括上述所有資訊的小手冊，讓你帶回家參考；且這本小手冊裡應該也會列有緊急聯絡人的電話。

接下來我們要說的併發症很罕見，但我們覺得你還是可以稍微了解它們一下。我們告訴你這些，不是說你一定要準備好這些東西才能返家休養，而是希望你有備無患、以防萬一。

氧氣

如果你有呼吸困難，或含氧量不足的問題，你或許需要帶罐氧氣瓶回家。不過，這種情況不太可能發生，通常只會發生在你原本就有肺臟疾病（例如慢性阻塞性肺病）的時候。

周邊或中央導管

這種情況發生的機率也很小，但假如你有感染的狀況（不論是術前就存在，還是術後才變明顯的感染），返家時你的四肢或胸部就會裝有導管，以便你施打必須靜脈注射的治療藥物，例如治療膝關節感染的抗生素。

我們通常不會把尿滯留（urinary retention），也就是排不出尿，預設為病人在手術後會面臨的問題；可是它確實會發生，尤其是年長男性容易出現這種狀況。如果你來醫院開刀的時候不用靠導管排尿，照理說，你也應該

以這樣的狀態出院。話雖如此，但在某些情況下，你或許還是需要帶著導尿的工具出院，自行導尿到你的膀胱恢復排尿功能為止。麻醉、藥物還有整個手術的過程，都可能按到你泌尿系統的暫停鍵，讓它跟你的腸胃系統一樣鬧罷工。萬一碰上了這個情況，你除了需要依你個人的需求自行導尿外，還必須定期回你醫師的門診追蹤，讓他用各種醫療手段幫助你克服這個問題，直至你膀胱的排尿功能恢復正常。

　　等到所有的事情都討論過、說明清楚，所有的問題也都得到答覆後，你大概就可以出院了！接下來幾章，就讓我們來一窺後續的康復過程。

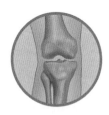

CHAPTER 7

常見的
處方用藥

**手術後需要服用哪些藥物？
有什麼注意事項？是否會有副作用？**

開完膝關節手術後，你可能需要服用很多藥物。我們會把你有機會碰到的大部分藥物都介紹過一遍，告訴你為什醫師要開這些藥給你，還有它們的功用。我們也會提到一些副作用，可能跟哪些併發症有關，以及為什麼務必正確用藥的原因。若要說本章有什麼你非記住不可的觀念，就是你絕對要遵照醫囑正確地服用這些藥物。它們全都是你康復過程中不可或缺的一角，一旦你沒有正確地服用它們（吃太多或吃太少），就會讓它們對你的幫助大打折扣，有時候還會引發非常糟糕的後果。所以，請聽從你醫師的建議，如果你有任何疑問，也請先詢問醫師，切勿擅自更動服藥方式。

醫師會根據你的情況、健康狀態，還有你手術的類型，決定你的用藥種類和劑量。

鴉片類藥物

常見的用藥方式：

✓ 氧可酮（oxycodone）：需要時，每四小時使用 5–10 毫克。（此為

手術後頭幾天的用藥量，之後用藥量就會大幅降低。）

✓ 曲馬多（tramadol）：需要時，每六小時使用 50-100 毫克。（此為手術後頭幾天的用藥量，之後用藥量就會大幅降低。）

✓ 二氫嗎啡酮（hydromorphone）：需要時，每四小時使用 2-4 毫克。（此為手術後頭幾天的用藥量，之後用藥量就會大幅降低。）

大部分人都聽過鴉片類止痛藥（Opioids），顧名思義，它們是用來緩解疼痛的藥物。這類藥物會作用在鴉片類接受器（opioid receptor）上，而這些接受器主要位在神經和脊髓。醫生開給你的處方藥中，可能很多都屬於這一類藥物，像是：氧可酮、OxyContin、Dilaudid（主成分為二氫嗎啡酮）、Percocet（主成分為氧可酮和乙醯胺酚）、曲馬多和嗎啡。基本上，這類藥物的藥效都大同小異，所以你不太需要去細究醫生到底是開哪一種藥給你；但你一定要知道：這些藥物的藥效強大，且具有不小的成癮和依賴風險。不僅如此，如果劑量夠高，它們還可能引發呼吸抑制（respiratory depression）或呼吸窘迫（respiratory distress）的副作用，甚至是致命。它們也會引發一大串比較沒那麼可怕，但同樣惱人的副作用，例如便祕、噁心、頭暈、嘔吐和食慾不振等。有鑑於此，鴉片類藥物必須謹慎使用，且只能遵照處方的指示使用。

病人出現突破性疼痛（breakthrough pain）時，醫師幾乎都會開這些藥物；也就是說，膝關節手術後，醫師會用它們來幫助你度過頭幾天的急性劇烈疼痛。我們都會告訴病人，手術不可能不痛不癢，術後你一定會有一點疼痛和不適的感覺。不過，萬一你會痛到無法好好休養，也無法做一些重要的事情（像是物理治療或日常活動），就需要用到鴉片類藥物。否則，醫師通常會依據你手術的類型，先開一些非鴉片類止痛藥物（如 Tylenol）和非類固醇抗發炎藥物（如 Celebrex、Aleve、布洛芬）；稍後，我們會討論到

使用這些藥物的爭議性。總之,手術後,不管你是要使用上述的哪一款藥物,在使用前都應該先詢問你執刀醫師的意見。另外,你只能在必要的情況下使用這些藥物。當疼痛消退或沒有那麼嚴重的時候,你就不該再繼續使用這些藥物。一般來說,你使用這些藥物的時間通常不會超過兩週。

乙醯胺酚

常見的用藥方式:

✓ Tylenol(泰諾):每六到八小時使用 1,000 毫克,每日總劑量的上限為 4,000 毫克(如果你有個年輕又健康的肝臟和腎臟)或 3,000 毫克(年長病人,或是肝臟或腎臟功能已變差的病人)。

乙醯胺酚(Acetaminophen)是一種非鴉片類止痛藥,常作為術後止痛的第一線藥物,因為相較於鴉片類藥物,它的副作用較少。另外,它的成癮和依賴風險也低許多。

然而,這種藥物並非毫無無風險,Tylenol 還是有機會引發一些副作用;輕者可能會噁心、胃痛和食慾不振,重者則可能會肝中毒(hepatotoxicity)。如果劑量夠高,它甚至會讓你的肝臟突然罷工。這就是為什麼遵從醫囑很重要的原因。醫師會給你一個特定的劑量,要你以此劑量為上限,不得超量。醫師會依據你的幾項條件決定這個特定的劑量,像是肝臟功能、體重和整體的健康狀態。你的肝臟功能會因飲酒改變(飲酒也是術後的禁忌,請見第231頁),所以你一定要充分告知執刀醫師你個人的狀態,並遵照醫師提供的建議劑量用藥。整體來說,大部分成年人一天的總劑量不得超過 3,000 毫克,或每八小時不得超過 1,000 毫克。這些止痛藥物只能在必要時刻使用,且使用時間通常只有數週。

非類固醇抗發炎藥物

常見的用藥方式：

✓ Celebrex（希樂葆）：每日 200 毫克。

✓ 布洛芬（ibuprofen）：需要時，每六到八小時使用 400 毫克（每日總劑量的上限為 3,200 毫克）。

✓ 萘普生（naproxen）：需要時，每六到八小時使用 220 毫克。

非類固醇抗發炎藥物（NSAIDs）主要是透過阻斷發炎反應的路徑、降低傷口腫脹的程度，達到舒緩疼痛和不適的效果。Celebrex、Advil（安舒疼，主成分為布洛芬）和 Aleve（主成分為萘普生）等藥物都屬於這類止痛藥。它們跟 Tylenol 類似，副作用比鴉片類藥物少，成癮風險也比較低。不過，在骨外科界，這些藥物在使用上還是存有一定的爭議性。

雖然從理論上看起來，在術後用藥物阻斷發炎反應的路徑似乎是個好主意，但發炎反應並不是全都對人體不好，有些手術後的發炎反應反倒是將修復分子帶到你手術傷口處，幫助傷口恢復的必要過程。事實上，有部分研究指出，這類抗發炎藥物可能會「降低」骨折這類骨科損傷的癒合程度。尤其是肌腱和軟組織長回骨頭的這個過程，特別容易受到非類固醇抗發炎藥物的抑制，不過整個機制太過複雜，已超過本書的範圍，我們就不在此細說。總之，就是因為非類固醇抗發炎藥物的作用如此好壞參半，所以是否使用，主要還是要依你手術的類型和執刀醫師的喜好來決定。舉例來說，如果你的是全膝關節置換手術，術後醫師或許會要你每日服用 Celebrex，但如果你做的是前十字韌帶重建手術，醫師可能就會特別交代你，千萬不要服用任何非類固醇抗發炎藥物。因此，使用止痛藥物前，請務必洽詢你的醫師。他們會根據你的損傷和治療方式，以及自身的臨床經驗，提供你最佳的止痛藥方。

肌肉鬆弛劑

常見的用藥方式：

✓ Flexeril（服樂適）：需要時，每八小時使用 5 毫克。

✓ 貝可芬（baclofen）：每八小時使用 5 毫克。

✓ Valium（煩寧）：需要時，每六到八小時使用 2 毫克。

手術後，你通常會出現肌肉痙攣或抽筋的現象，這會讓你不太好受。會有這種現象是因為，手術的切口和修補損傷的過程，都會讓肌肉受到輕微的損傷。止痛藥對這種疼痛的幫助多半不大，用肌肉鬆弛劑預防這類痙攣發生，才是有效避免相關疼痛的方法。這類藥物有 Lioresal（主成分為貝可芬）、Flexeril（主成分為環苯扎林〔cyclobenzaprine〕）和 Valium（主成分為二氮平〔diazepam〕）。這些藥物在使用上有不可忽視的風險，且它們跟鴉片類藥物一樣，有可能引發呼吸抑制和成癮的副作用。故這類藥物應該慎用，且不宜長期使用。一旦術後肌肉痙攣的情況有所改善，就應該停用這些藥物。通常，手術引發的肌肉痙攣不會持續超過兩週。

瀉劑和軟便劑

常見的用藥方式：

✓ Senokot-S（散肚祕錠-S，主成分為番瀉甘〔senna〕和多庫酯〔docusate〕）：需要時，每日兩粒，番瀉甘 8.6 毫克，多庫酯 50 毫克。

麻藥、鴉片類止痛劑，以及其他你在手術後要服用的各種藥物，對消化

道都不太友善。換句話說，所有跟手術有關的藥物，其實都很容易讓我們排便不順。想要保有良好的排便功能，你一定要補充足夠的水分：不要只喝運動飲料或其他調味飲料，請大量飲用白開水。當然，瀉劑和軟便劑在這方面也可以幫上不少忙。瀉劑會刺激你的消化道（鴉片類藥物和麻藥會降低它的蠕動能力），軟便劑則能軟化你的糞便，讓你比較好排便。臨床上，番瀉甘和多庫酯常搭配使用，而它們大概也是最常見的瀉劑和軟便劑組合。番瀉甘是一種萃自植物的天然瀉藥、腸道刺激劑，多庫酯則可軟化糞便。這類藥物的可能副作用有胃部不適和腹部痙攣，另外，它們加速腸道蠕動和軟化糞便的功能，也可能造成腹瀉。不過，這類藥物的排便效果非常好，所以只要你有服用鴉片類藥物，就應該持續服用它們預防便祕和便祕引發的相關問題。

抗凝血藥物

常見的用藥方式：

✓ 阿斯匹靈（aspirin）：81 毫克或 325 毫克，每日一次或兩次。

✓ Lovenox：若凝血風險不高，每日 40 毫克，或每日 30 毫克兩次。凝血風險較高的病人，就需要服用較高的劑量（有心房顫動、栓塞性疾病、肺栓塞或心肌梗塞病史的病人，都屬於凝血風險較高的族群）。

✓ 肝素（heparin）：5,000 單位，每日兩到三次。

✓ Coumadin（可邁丁，主成分為華法林〔warfarin〕）、Eliquis（艾必克凝，主成分為阿哌沙班〔apixaban〕），有時候還有 Plavix（保栓通，主成分為克隆皮得格〔clopidogrel〕）這幾款抗凝血藥物，在術後通常要停用一段時間，改以 Lovenox（主成分為肝素）取代它們，因為術後的出血風險較高。

深層靜脈血栓（deep venous thrombosis，DVT）是手術的風險之一。血液在靜止狀態下，可能會變得黏稠、形成凝塊。在四肢小血管中形成的血栓不會造成什麼世界末日，但它們會隨著血液循環跑到其他的血管、變成更大的血栓，也可能跑到你的肺臟，引發所謂的肺栓塞。為了將這項併發症的風險降到最低，醫師或許會開給你一些預防性的抗凝血藥物。

常見的用藥有：阿斯匹靈、Lovenox、肝素、華法林（Coumadin）和Eliquis（主成分為阿哌沙班）。每一種抗凝血藥物的作用機制都不太一樣，但大致上它們都會作用在你的凝血路徑上，避免血栓過度形成。但反過來說，這些藥物也都會讓你比較容易出血，或讓你身陷貧血這類因出血引發的險境。每種抗凝血藥物的出血風險都不同，例如阿斯匹靈的出血風險就很低，Eliquis 之類的抗凝血藥物就有十分大的出血風險。你在服用這些藥物的時候，務必意識到它們背後的這份出血風險，並盡可能避開其他會使你出血的因素。通常，只要你形成血栓的風險仍居高不下，就必須持續服用這些藥物。服藥的時間長短相當因人而異，有的病人可能只有幾天，但有的病人卻可能長達六週。

抗生素

常見的用藥方式：

✓ 用藥方式非常多變，醫師會視手術類型以及有無感染來用藥。

我們已經在前面談了不少有關感染這項風險因素的內容，但接下來，我們還要繼續告訴你一些有關它的事。感染有股「化簡為繁」的魔力，再簡單的損傷和手術碰上它，都會化為一場惡夢，讓病人陷入冗長的住院和藥物治療。因此，醫師總會竭盡所能地避免感染發生，並一馬當先地處置任何可能

的感染。如果你本來就有感染，或術後出現感染的風險很高，你返家時可能就需要繼續使用抗生素。這些抗生素有可能是口服的藥丸，也可能是要由導管打入的針劑。針劑的抗生素可以從手臂的周邊導管注入，也可以從胸部的中央導管注入，兩者都可讓藥物直接流入你的血液。至於要使用多久的抗生素，則要由感染的細菌類型以及發生感染的部位決定——比方說，感染是發生在切口、血液，還是肺臟。抗生素的療程短則數天，長則六週。

這裡還要跟提一下預防性抗生素的必要性。醫師主要會在你做全膝關節手術的時候，使用這種預防性的抗生素。因為全膝關節手術會在你體內放入數塊塑膠和金屬組件，但細菌很喜歡依附在這些組件的表面生長。有時候，就連看牙醫這類你覺得很普通的舉動，都會成為醫師對你使用預防性抗生素的原因。總之，在做任何牙科或門診處置前，我們都建議你先與你的執刀醫師談談。

止吐藥

常見的用藥方式：

✓ Zofran（卓弗蘭，主成分為昂丹司瓊〔ondansetron〕）：需要時，使用 4 毫克錠劑，每日兩次。

這類藥物可以預防嘔吐和舒緩噁心感。與瀉劑和軟便劑類似，醫師開立這些藥物，大部分也都是為了緩解麻醉藥和其他藥物的副作用。病人在術後立即出現噁心和嘔吐的可能性很大，因為麻藥會讓部分病人感到不適，在術後的二十四小時到四十八小時內，他們都有可能覺得很不舒服。這些藥物可以幫助他們度過這段過渡期。醫師最常開的止吐藥是 Zofran（主成分為昂丹司瓊）。Zofran 的副作用大致上並不會引發什麼大問題，例如頭痛、疲

倦和打嗝。不過它還是有引發心律不整的風險，所以使用前，請務必先與手術團段討論過。

制酸劑

常見的用藥方式：

✓ Prilosec（普利樂，主要成分為奧美拉唑〔omeprazole〕）：每日20 到 40 毫克。

制酸劑可以防堵或阻斷胃酸增加的機制。你的胃會根據吃進胃裡的東西產生相對應量的胃酸。胃酸是讓你胃部的酸鹼值保持在適當數值的必需品，但太多的胃酸也會造成潰瘍、反胃和胃食道逆流等問題。你術後使用的藥物，還有麻藥對你腸胃系統的影響，就可能會導致胃酸增加。服用中和（Tums）或減少（Prilosec 和 Zantac）胃酸的胃藥，可有效降低胃內偏高的胃酸量。不過，這些藥物本身也會引發一些常見的副作用，如噁心、便祕等。長期使用 Prilosec，甚至還會衍生出骨質疏鬆的問題，所以非必要請不要使用它；若使用，也只能服用一到兩週。

注意到了嗎？許多藥物都有副作用，甚至需要你服用別的藥來阻斷那些副作用，不知不覺間你就吃進了大把的藥物。手術後，你的確需要止痛，可是你心裡務必對這些風險和副作用有個底，謹慎使用所有藥物。除了你感染時使用的抗生素，幾乎沒有一種藥物有非使用不可的必要性。

最難停用的藥物就是止痛藥，尤其是鴉片類止痛藥。它們常會俘虜病人，讓病人覺得自己沒有它們，就無法橫渡疼痛的汪洋。然而，手術的疼痛就跟一般的疼痛一樣，是會隨著時間逐漸消退的。我們常會告訴病人，他們會漸入佳境。術後的頭幾天是最難熬的日子，有時候疼痛的高峰會落在第二

天或第三天，因為那是你麻藥徹底代謝、感官最敏銳的時刻。然後，在接下來的一、兩週內，你會感受到疼痛感慢慢改善，且大部分的疼痛感都會漸漸被痠痛感取代。一般來說，術後六週左右疼痛應該就會消退大半。

康復期間，你可以持續服用 Tylenol，或採取一些非藥物的處置方式（如抬高、冰敷和加壓），來舒緩疼痛。如果你能力許可，請考慮買一台加壓／冰敷機。Game Ready 這個廠牌就是個不錯的選擇，稍後我們會在第234 頁詳細介紹。靠著這些方法的相輔相成，你應該能夠挺過術後的這段急性疼痛過渡期，迎來不再需要任何藥物的新階段。

Part 3

重返巔峰狀態：
養膝計畫

Getting Back to Awesome:
Your Knee Rehab Plan

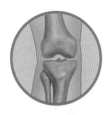

CHAPTER 8

康復過程中的
注意事項

慎防併發症，
給自己最好的恢復條件

可別以為手術結束後就能逍遙自在，真正的難關現在才正要開始。手術後你要面對的康復之路可能會很漫長、痛苦和艱難。這是一個長達數月的過程，期間你不只要花大量的時間做物理治療，還必須忍受睡不好、疲倦和挫折等身心考驗。我們說這些不是要潑你冷水或嚇唬你，而是要讓你有心理準備。每年都有數百萬人踏上這段過程，並成功走過這段路。不過，如果你沒有把康復的過程當一回事，把它放在你生活中的優先位置，最終你或許就會迎來令人失望的成果。我們不想要你走到這步田地。

要走過手術後的這段康復過程，你除了要有決心，還要有執行力，這段期間，你的一舉一動都必須符合醫師的規範。雖然要做這件事可能不太容易，一開始你可能也會有些不知所措，但你一定要知道自己該做些什麼，又不該做些什麼。

在本章，我們會告訴你，你在術後的頭幾天和頭幾週應該注意到哪些事。我們不只會告訴你，你應該和不該做哪些事，還會告訴你原因—以及運用哪些訣竅，你能較輕鬆地達成這些要求。那麼接下來，就讓我們先一起來看看，術後這段期間常見的一些併發症吧！

要當心的術後併發症！

截至目前為止，雖然我們已經在書中稍微提過下列的部分併發症，但為了讓你更方便查找這方面的資訊，我們特定另闢了一個章節，統一介紹它們。在這裡，我們會列出膝關節手術後常見的八大併發症，並詳述它們找上你的警訊，以及處置的方法。

僵硬

手術後，膝關節很容易變僵硬。對你的身體來說，手術本身也是一種傷害，所以身體必須對它做出反應，恢復它所造成的損傷。你的身體會啟動發炎反應，讓各種修護成分（特定的發炎調節分子〔inflammatory modulators〕、白血球等）往損傷處聚攏，努力修復傷口。不過在此同時，這個發炎反應可能也會降低你術後的活動能力，讓你的膝關節在短期內變得僵硬。千萬不要讓這股僵硬牽制住你的活動力！如果你一直不活動膝關節，拒絕突破這個階段的疼痛和僵硬，很可能會讓這股暫時性的短暫僵硬演變成永久性的長期僵硬。之所以會這樣，是因為你的身體在修補損傷時，會生成疤痕組織，一旦這些疤痕組織大量堆積在膝關節，就會破壞你膝關節的靈活度，讓膝關節難以順暢活動。這個病變過程叫做關節纖維化（arthrofibrosis）。

這就是你一定要持之以恆做物理治療（請見第九章）的原因。請把物理治療當一回事，把它看得跟工作一樣重要。除了落實物理治療，也請你搭配我們之前討論過的其他方法（冰敷、加壓、抬高和藥物）盡可能降低發炎反應。萬一你真的不幸讓這股暫時性的僵硬發展成了永久性的僵硬，可能就必須再到手術室報到一次，開刀把疤痕組織移除，好讓你的膝關節能執行一定程度的屈、伸動作。如果你不想再受這種非必要的皮肉之苦，最好是一開始就好好做復健。

僵硬的警訊

- 你膝關節活動幅度的恢復狀況不如預期。
- 你在復健的任何階段,都無法做出伸直膝關節的動作(恢復膝關節伸直的能力,比恢復彎曲的能力困難許多);且你不想失去這個能力。
- 在復健的過程中,你的膝關節一直會發出爆裂聲,或是你感覺得到膝關節被厚厚的組織包圍(新生成的疤痕組織)。

感染

這大概是術後最令人擔心的併發症。就如我們前面所說,感染對康復過程的影響甚鉅,常常會導致更多的手術、更長的住院時間和更不好的治療成果。儘管你和你的醫療團隊一定會竭盡所能地為避免這項併發症做出努力,但它還是有機會發生。如果下述的任何症狀出現,請立刻聯絡手術團隊。

感染的警訊

感染有很多不同的警訊表現,以下是需要留意的一些狀態:

- 傷口發紅。
- 傷口發燙。
- 體溫高於華氏 101.5 度,或攝氏 38.1 度。
- 膝關節或傷口流出膿液。
- 出現不成比例的疼痛感,或疼痛感突然比以前強烈許多。

深層靜脈血栓

深層靜脈血栓（DVT）就是我們一般說的血栓，或是阻塞血管（通常是靜脈）的血塊。由於血栓會讓靜脈中的血液無法經由原本的血管流回心臟，所以該區域的腫脹程度會因血栓加劇。另外，深層靜脈血栓造成的腫脹和壓力，亦可能引發疼痛感。雖然這些血栓通常都可以自行分解，不會造成什麼大問題；然而，有時候血栓也可能自血管壁剝離，並隨著血液流到身體其他比較脆弱的地方，例如肺臟或腦部，這就會引發嚴重的問題。

因此，如果你發現自己有下列任何一項症狀，請務必找醫師進行評估。你越早發現血栓的存在，它對你的影響就越小。

深層靜脈血栓的警訊

- 下肢出現（通常是小腿）「新的」疼痛感和腫脹感。
- 伸展小腿或將腳趾頭往鼻子的方向拉時，疼痛感會加劇。

肺部併發症

術後常出現的肺部併發症有：肺炎、肺塌陷（atelectasis）和肺栓塞。肺炎是肺部受到感染，這可能會演變成非常嚴重和致命的情況，病人通常需要以抗生素治療和住院。肺塌陷是指你肺裡的空間無法完全充氣，是重大手術後的常見併發症，但只要你的活動量增加，或是刻意深呼吸，它通常就會不藥而癒。肺栓塞是血栓跑到你的肺臟，若它的大小剛好塞住了肺動脈，還可能致命。一般來說，有肺栓塞病史的人，都必須長期服用抗凝血劑。倘若你注意到自己有下列症狀，請盡快到急診室就醫，好接受適當的處置。

- 呼吸急促。
- 心跳加速。
- 發燒。

腔室症候群

雖然這項併發症相對罕見，但它還是值得一提。膝關節與許多不同的肌群相連，且這些肌群都分處在不同的腔室中。以小腿為例，它分布在膝關節和踝關節之間的肌肉，就分處在四個不同的腔室中，分別是前腔室、側腔室、後側深層腔室和後側淺層腔室。至於這些腔室之間的壁面，或者說分隔它們的東西，就是肌肉的筋膜，它是一層厚實的膠原組織。

當你的腿部因受傷或手術內出血或水腫，使液體累積在腔室裡、無法排出，就會導致腔室症候群。假如出血的狀況遲遲沒有改善，隨著累積血量的增加，腔室內的壓力也會越變越高；最後這股壓力可能還會讓肌肉無法活動，因為它會切斷它們的血液來源，讓它們缺氧。萬一到了這個時候，你還是沒有設法釋放腔室的壓力，腔室內的肌肉就會壞死、漸漸失去功能。由此可知，腔室症候群是一種需要緊急開刀處置的病症。處置腔室症候群的手術叫做「筋膜切開術」（fasciotomy），這種手術會在腔室的筋膜上劃一大道切口，藉以釋放腔室內的壓力。

不成比例的疼痛感是腔室症候群最常見的症狀，如果你的膝關節因強大的衝擊力受傷，又出現這樣的症狀，你一定不能等閒視之；尤其是有脛骨平台骨折、脛骨粗隆撕裂性骨折等骨裂傷勢者，更是要格外當心這項症狀。

腔室症候群的警訊

假如你有下列「5P」症狀的任一項，請盡速打電話與你的醫師討論，或至急診室就醫：

- 疼痛（pain）：出現不合常理的劇痛（會越變越痛，或你從來沒這麼痛過），或你的疼痛完全沒因止痛藥減緩。
- 蒼白（pallor）：膚色發白。
- 神經感覺遲鈍（paresthesias）：受傷區域發麻無感，且這股麻木感也會延伸到足部。
- 無脈搏（pulselessness）
- 麻痺（paralysis）：無法活動某些肌肉。

便祕

讓你在術後受便祕所苦的原因有很多，可是你術前的麻醉藥和術後的止痛藥大概是最常見的原因。事實上，根據你原先的排便頻率來看，術後數天，甚至是一週不排便都不是什麼不正常的事。排便頻率本來就比較正常的人，術後可能很快就可以恢復原本的排便狀態，但本來排便就不太順暢的人，腸胃系統恐怕就要花很長一段時間才能恢復排便的功能。這個時候多喝水、使用我們先前提過的藥物（番瀉甘和多庫酯），以及健康的飲食都能有所幫助。慢性便祕有時候（雖然很罕見）也可能是一些更令人憂心的問題癥兆，且若持續的時間過長，還可能引發其他的併發症。假如你注意到自己有下列症狀，請打電話和醫師談談，或去找家庭醫師看診：

- 好幾天沒排便（至少五天以上）。
- 明顯的腹脹和疼痛感。

跌倒

這是一項幾乎百分之百可預防的併發症。膝關節手術後發生的大部分跌倒，都是因為病人在做一些他們不應該做的事，例如：危險地單腳跳來跳去、走在冰上、沒配戴助行輔具走路，或是跑去人擠人的商場、演唱會或比賽現場。剛動完手術的時候，尤其是需要用到助行輔具的人，請你別急著趴趴走。沒錯，術後你是應該起身活動，不該做個沙發馬鈴薯，但請務必拿捏好分寸。在天氣好的情況下，走到家門口的信箱收收信，或在住家附近散散步都是很棒的術後活動。然而，在術後參加人擠人的演唱會，或在週末跑個五公里，就不是個好主意。另外，千萬不要害怕開口請人幫忙。不管你覺得自己有多健康、強壯或有毅力，在你尚未徹底康復前，最好都請別人協助你行動。剛踏上康復之路的人，更是要慎防跌倒發生。

降低跌倒風險

- 避免在沒人協助的情況下，半夜去廁所或行動。
- 避免拄著枴杖長途行走。
- 避免在濕滑的路面上使用枴杖。

譫妄

術後病人確實可能出現意識混亂的情況，特別是年長者。麻醉絕對不是什麼好玩的事，但大部分的人都沒有把它當一回事。我們在這裡說的譫妄（delirium）是比較嚴重的情況：你會在認知能力和方向感方面產生一些問題。也就是說，此刻你的意識雖然非常清醒，卻可能搞不清楚自己到底身在何處、日期和其他枝微末節的事情。這是麻藥和止痛藥常引發的併發症，跟我們平常說的「腦霧」現象類似，只不過在這裡，屏蔽大腦功能的「霧」，是由藥物引發。手術後出現的譫妄很好處理，只要多補充水分，並停用引發譫妄的藥物即可。坦白說，譫妄極少發生，就算發生，時機點通常也會落在你尚未返家的住院期間。不過，萬一你是在返家後才出現譫妄，你的照護者應該要致電手術團隊，一起討論對策。依據照護者的敘述，手術團隊或許會請他將你帶回門診或是醫院，重新接受評估。

譫妄的徵兆和症狀

- 搞不清楚自己的周遭環境。
- 老是有一頭霧水的感覺。

現在你對這些術後併發症的徵兆已有基本的認識，接下來我們就可以正式討論本章的主軸：你該做和不該做的一些事。

手術後不該做的事

手術後，為了讓你的膝關節盡快徹底康復，你一定要謹守醫師的指示，

暫時性的改變一些生活習慣。首先，我們要看的，是這段期間你不能做的事。這份清單的前五項之所以標有星號（＊），是要強調它們的重要性——你絕對不能碰這些事，因為它們很可能會讓你面臨嚴重的併發症。當然，除了這五件事，我們也強烈建議你不要做這份清單上的其他事。可是這兩者之間究竟有什麼不同？這樣說你或許會比較好體會箇中的差異：後者就好比，我們會強烈建議住在山上的人，冬天以四輪傳動車代步；但那五項特別標註的禁令，就相當於酒後開車那樣的違法行為，是不容挑戰的律法。

1. 不要臥床靜養＊

你才剛動了個膝關節手術，所以需要整天躺在床上，對吧？大錯特錯！那種為病人打一大塊石膏，交代他們只能靜坐養傷的時代已經過去了。事實上，現代骨科醫師要病人做的事恰好與此相反。現在有許多膝關節手術，可以讓病人在術後當天或隔天就下床走動，所以醫師會給你一些助行輔具（例如枴杖），讓你可以盡早起身活動（我們甚至知道有病人在手術後，就可以去打九洞的高爾夫球）。雖然膝關節手術後，醫師確實會依據手術類型，對你的負重和關節活動幅度做出一些限制（這部分我們會在第 247 頁和第 249 頁詳述），但大致來說，他們並不會阻止你在助行輔具的幫助下，及早起身活動（欲了解更多有關助行輔具的資訊，請見第 233 頁）。

光是「活動」這個簡單的動作，就可以有效預防大半的膝關節手術併發症。諸如血栓、肺塌陷（肺臟無法充分充氣，這會導致體內氣體的流通變差，增加感染風險）、肺炎（肺臟受到感染）、肺栓塞、僵硬和肌肉萎縮等併發症的風險，都會因不活動增加，有時候，不活動甚至還會加劇術後的疼痛感。雖然乍看之下，你可能會很難理解不活動怎麼會跟這麼多併發症有關，但其實這其中的道理很好懂。

以血栓和後續的肺栓塞為例，不流動的血液就是造成它們的主要風險因

素，因為停滯不動的血液很容易凝塊。換句話說，你越常活動，你腿部的肌肉就越常對血管加壓，而你血液的循環也就會越好、越不容易凝塊。肺塌陷和肺炎的風險會因不活動增高，也是同樣的道理；因為你越不活動，你就越不會深呼吸，此舉自然會使你肺臟的通氣能力變差、無法充分充氣，進而增加肺部感染或肺炎的風險。

僵硬也是由缺乏活動衍生的併發症。的確，術後的疼痛對有些人來說，確實是一個不太容易克服的障礙。你或許會想：「啊，我的膝關節一動就痛，我還是不要動它好了。」但是，有時候你就是需要稍微忍受一點痛苦，才可以贏來甜美的果實。在活動這方面，只要是醫師有說你「可以」做的動作，你都應該努力去做。這是因為，你給僵硬越多機會纏上你，你日後的日子就會變得越難捱。因此，在面對術後早期物理治療和復健帶來的疼痛時，你要想：我現在忍受的這一點點疼痛，能大幅降低、甚至是防堵日後慢性膝關節疼痛找上我的可能性，是個非常划算的投資！

2. 不要濫用藥物*

雖然這一項禁忌大家一看就懂，但我們還是要花一些篇幅來說明它的重要性。在第七章，我們說了好幾種術後你可能會服用的藥物，還有使用它們的原因和時間長短。基本上，醫師開給你的每一種藥都有原因，也會為你把關劑量，不會讓你過量服用。因此，如果你的狀況有因藥物改善，請千萬不要有「多多益善」的想法，藥物絕對不是這麼一回事。切記：平衡和適量才是上策。

我們全都曾在頭版新聞上看過濫用鴉片類藥物會導致成癮，這類毀滅性傷害都是長期過量使用鴉片類藥物造成的後果。然而短期過量使用這類藥物，也同樣會衍生不少副作用和併發症，只不過這一塊較少會討論到。有些鴉片類藥物會引發一些急性反應和副作用，例如呼吸抑制（讓人更難呼

吸）、譫妄、便祕、排尿問題、噁心和嘔吐等。請謹慎地遵照醫囑服藥，若你注意到該藥有對你造成任何困擾，或無法有效舒緩你膝關節的疼痛感，也請告知醫師。

3. 除非醫師同意，不要服用非類固醇抗發炎藥物*

「等一下，你不是在上一章說，我可以吃這些藥！」沒錯，但正如我們稍早所說，這類藥物的使用存有爭議性，所以我們特別把它拉出來討論。「為什麼我不能服用 Aleve？它在廣告中有效改善了老太太和老先生的膝痛和腰痛，照這樣看，Aleve 不也應該能對我的疼痛和腫脹有所幫助嗎？這樣不是很好嗎？」Aleve、Advil（主成分為布洛芬）和 Celebrex 都屬於非類固醇抗發炎藥物，它們全都能止痛，也確實能降低發炎反應，可是這也正是這類藥物的矛盾之處。因為我們前面就說過，並不是所有的發炎反應都對人體不好。

看到這裡，很多人大概會用一種極度困惑的表情盯著這本書看。「等等，我以為發炎反應都是不好的，但現在你卻說它是好的。所以發炎到底是好是壞？」在此，我們又要用「平衡」這個觀念來跟你說明這個議題。過多的發炎反應對人體有害，因為它會引發疼痛，並招來疤痕組織和僵硬。然而，某些發炎反應卻是修復傷口的必要之舉。有研究顯示，非類固醇抗發炎藥物雖然能防堵不好的發炎反應，但它同時也會防堵到部分好的發炎反應，而這些好的發炎反應正是促進膠原蛋白修復的必要刺激。膠原蛋白是一種結構蛋白，骨頭、半月板、肌腱和韌帶都是由它構成，所以你需要有製造膠原蛋白的能力，才能修復它們的損傷。儘管目前各方研究對這個現象還沒了解的很透徹，但可以確定的是，人體製造膠原蛋白的能力，確實會受到這類藥物抑制。製造膠原蛋白的能力，是修復軟組織（如肌腱或韌帶）與骨頭之間損傷的重要條件，例如接受韌帶重建手術的病人，就需要靠這項能力癒合術

後的傷口。因此，除非你的醫生有明確告訴你，你動的手術不需要你製造大量的膠原蛋白修復傷口（例如膝關節置換手術），可以放心使用非類固醇抗發炎藥物，否則，術後你應該要避免使用這類藥物一段時間。禁用這些藥物的具體時間請與你的執刀醫師討論，通常這段時間會持續至少六到十二週。

4. 不要飲酒*

你或許習慣在晚餐配杯紅酒，或是在週日看你最愛的美式足球轉播時，來瓶啤酒助興。然而，手術過後，至少在你尚在服用醫師開立的止痛藥（及鴉片類藥物）期間，你需要做到滴酒不沾。這麼做有兩個重要的原因。首先，酒精很容易影響到你正在服用的藥物。這是因為它會與你術後的某些藥物，共同競爭細胞上的相同接受器。有時候，這會使藥物的藥效加乘，有時候，這則會引發藥物（如某些抗生素）的一些副作用，像是心跳加速、潮紅和持續性頭痛等。

另一項要避免酒精的原因是，你的行動能力已經因為剛動完手術變得比較不穩定了，如果再喝酒，只會讓這個情況變得更糟，增加你日常行動的危險性。況且，手術後不論你需不需要靠枴杖助行，你的平衡感肯定都不會跟平常一樣好。在這種情況下，如果你還喝下一杯會讓健康的人也無法好好走路的飲料，「跌倒」這個大災難遲早會降臨在你身上。基於上述總總原因，我們奉勸你最好還是暫時不要飲用任何酒精飲料。

大原則是如此，但在這裡我們要特別提醒你一件事。如果你是個每天都大量飲酒的人——一天會喝六罐啤酒或五分之一罐威士忌——你千萬不能直接禁酒，因為貿然地禁酒，可能會引發嚴重的戒斷症狀，讓你丟了小命。在進行任何會診和面談時，誠實將你的狀況告知執刀醫師是最重要的事。就如李奧納多在電影《神鬼無間》（The Departed）所說：「你的醫師不是條子！」他們不是要找你麻煩，或向任何人檢舉你，他們只是想要了解你的具

體狀況。坦承告知執刀醫師你的飲酒情況，他會針對你的情況擬定一套計畫，讓你能在術後保有安全的飲酒量；因為比起飲酒造成的跌倒或其他副作用，戒斷酒精引發的風暴是他們更不樂見的情況。

5. 不要抽菸或使用尼古丁產品*

我們之前雖然討論過這個主題，但老實說關於這個主題的討論永遠不嫌多。研究顯示，術後持續抽菸，或使用其他尼古丁產品，會減緩或降低傷口的癒合速度。如果你的傷口遲遲無法癒合，你就會……，沒錯你猜對了，有很高的感染風險。不僅如此，你還可能會持續處在疼痛和行動不穩定的狀態。有誰歡迎這樣的結果？你之前為得到最佳結果付出的一切努力，全都會因為尼古丁化為烏有。

那麼使用不含尼古丁的菸品呢？目前這方面的研究證據還不明朗，不過就大方向來看，吸食任何形式的菸品都會增加人體的一氧化碳含量，導致傷口的癒合狀況變差，並增加術後感染的風險。因此，整體來說，菸還是能不抽就不抽。

就算你無法永久戒菸，在術後傷口恢復的這段期間，請你至少做到盡可能不要碰任何菸品。你為此付出的一切都是值得的，它能讓你得到最好的治療成果。

6. 不要泡熱水澡

這裡說的「不要」，是指不要把你手術的那條腿浸到水裡。手術後，你的執刀醫師會具體告訴你，你何時可以淋浴，還有你多久之後可以把腿浸到水裡一譬如你多久才可以到泳池稍微游個泳。原則上，術後你會有幾天不能洗澡，但根據手術的類型，不少醫師也會允許病人在術後第一天就淋個浴。不過，泡水就沒什麼商量的餘地了，幾乎所有的醫師都會要求病人要到兩週

後，才能把開刀的那條腿浸到水裡；因為你的切口大概需要兩週的時間癒合。如果醫師是用人體不可吸收的醫材替你縫合傷口，他通常也會在這個時間點幫你拆除收合傷口的釘書針或縫線。在此之前，你應該都不會想把手術的部位浸到水裡，因為這會讓外在環境的液體和物質跑進你的傷口，增加你感染的風險。

你也應該避免任何類似熱敷傷口的舉動，因為這會促發炎，你不會想要傷口因發炎而腫脹。所以手術兩週後，你雖然可以下泳池游個泳，甚至醫師也常建議病人能讓腿泡泡冷水，但泡熱水澡這件事，你大概還是要先緩一緩。至於可泡熱水澡的具體時間點，則要請你詢問你的醫師。

7. 不要坐長途飛機

手術後大多不太適合坐長途飛機。如果你還記得這份清單的第一點「不要臥床靜養」，有多麼強調「缺乏活動」的壞處，大概就能明白不要坐長途飛機的原因。任何會讓你長時間不動的事情，都會增加你的風險。長時間坐在機艙裡，不但會加劇你腿部腫脹和水腫的程度，還會增加你形成血栓的風險。數項研究也顯示，人體處在高海拔的環境下（例如飛行期間），形成深層靜脈血栓的風險會顯著增加。因此，我們建議你，若非必要，請務必不要坐長途飛機。當然，有時候這樣的飛行是不可避免的，特別是那些必須坐飛機去動手術的病人。面對這種情況，我們會建議你在旅程中，盡可能時不時做一些踝關節運動（以腳踝為支點，像踩油門那樣，上、下活動腳板）。這個動作可以讓你規律地收縮和放鬆小腿後側（腓腸肌和比目魚肌）和前側（脛前肌和膕肌）的肌肉，促進腿部的淋巴和血液循環。同時，飛行期間，你也要盡可能多起身走動。

如果你有長途飛行的需求，請務必告知你的執刀醫師，因為他們可以開一些針劑或口服藥，降低你形成血栓的風險。倘若你能在手術前就告知醫師

這個需求，醫師甚至能替你安排一個比較好的開刀日期（讓它不要跟你的搭機日離的太近）。總之，執行手術的關鍵，就是要盡可能降低每一項風險的可能性。

8. 不要把自己操過頭

簡單來說，這句話要表達的就是：請謹守你的醫囑！

醫師給的醫囑會告訴你開刀的那條腿可以承受多少重量，又能以怎樣的幅度活動膝關節。這些指示在科學上都是有憑有據，不是醫師看心情隨口說說的。他們會依據你膝關節手術的類型，給予你不同的負重和關節活動幅度建議。譬如，動完脛骨平台骨折的手術後，你應該在完全不負重的情況下休養；但動完全膝關節置換手術後，你就可以負重。還有，做完有些手術，醫師會鼓勵你盡可能多活動膝關節；但做另一些手術，醫師就會給你比較多的活動限制。這些限制的背後都有各自的原因，假如你對自己為什麼要遵守這些限制有任何疑問，請開口詢問。

我們常對病人說：「不要把自己操過頭，也不要想太多。」在術後康復這條路上，「不要讓事情變得更複雜」就是你要奉行的原則。手術之後，你會得到一份完整的術後照護指示單張，裡頭會列有：你應該和不該做的動作，還有你應該和不該從事的活動。萬一你在做某個動作時，發現自己的內心冒出這樣的聲音：「這樣真的超痛，我應該繼續做下去嗎？」這時候你大概就要中止這個動作。雖然有時候復健和物理治療的動作確實會造成某種程度的疼痛，但你會知道自己可以完成那些動作。因此，你剛做完手術的時候，如果發現自己在從事某些日常活動時，傷口會很非常痛，那個活動大概就不太適合當下執行。

我們知道你或許會很急著回歸正常生活，尤其是熱愛運動的人。如果你熱愛的運動是高爾夫球，那麼你獲得嶄新膝關節的下一個週末，「說不定」

就可以打一場高爾夫球，而且可能性還不小。但如果你是個美式足球狂熱者呢？你也可以在術後的下一個週末就在美式足球場上奔馳嗎？嘿，千萬不要！儘管我們鼓勵你術後要多多活動，但也請你別活動過了頭，從事如此激烈的活動，恐怕只會對你的復原狀況幫倒忙。總之，你要記住：你除了要特別留意自己可以和不可以做的事情外，還要好好去感受身體的感覺，才能讓自己在康復這條路上穩步前行。

有助術後恢復的裝備

有很多不同的工具能幫助你走過術後的這段路。在第九章，我們還會針對此處的部分工具，做進一步的介紹。

1. 助行輔具：枴杖、助行器、輪椅

這一類裝備大概不用多加說明，但術後你或多或少都會用到一些助行輔具。術後需要避免負重一段時間的人，下床活動時，一定少不了枴杖、助行器或輪椅的輔助。術後可以部分負重的人，則可視個人需求選擇四輪助行器或枴杖。這些輔具可能會花你不少錢，但你要知道，你很可能會有很長一段時間，都必須在它們的協助下行動。再者，這些東西都很好收納，萬一日後你家裡的誰也傷到了腿骨，它們就能再次派上用場。

如果你已經很久沒用到枴杖或助行器這類東西，大概不會知道現在它們的款式有多麼多元、新潮。助行器有兩輪、四輪或沒有輪子的款式；有些助行器甚至附有座椅，所以你隨時都可以坐下來歇歇腿一總之，它們的設計真的很貼心。枴杖也有各式各樣的款式，有：腋下拐、前臂平台杖（platform crutch）和前臂杖等。在這麼豐富的選擇中，你應該能夠找到一款適合你的助行輔具。就我們個人的經驗來說，我們特別偏好 Mobilegs 這個廠牌的枴杖，因為它的舒適性和耐用性都很棒。這個廠牌專門出產腋下拐，它撐在腋下的扶手可以旋轉，扶手的材質也不會太硬，不會讓腋下這個敏感的部位感到不適。選擇助行輔助時，你可以多做點功課（甚至可以在手術前就去試用看看），因為這個決定會影響到你術後的日常生活品質，且會持續一段時間。

2. 連續式被動關節活動器

僵硬是動完膝關節手術後最常見的併發症，所以術後務必顧好膝關節的活動力。連續式被動關節活動器（Continuous Passive Motion Device，CPM Device）不僅能有效提升膝關節在術後的活動幅度，有研究還指出，它也能避免病人在術後活動時傷到軟骨。這款儀器的設計，可讓你以被動的方式（即你不用主動出力或做任何動作）彎屈和伸直膝關節。使用時，你要把你的膝關節固定在儀器上，並設定你想要的活動幅度。設定活動幅度時，請參考你的醫囑。之後等你一按下「開始」，這台儀器就會帶著你的膝關節活動。它會先將你的膝關節彎曲到你設定的角度，再讓你的膝關節重新回歸到原本的伸直狀態，然後以此模式不斷彎曲和伸直你的膝關節，直到你按下這台儀器的關機鍵。你甚至可以在睡覺的時候使用這台儀器，讓它在夜裡持續幫你活動膝關節。不過，連續式被動關節活動器還是有一點刺激性，因為有時候它彎曲和伸直你膝關節的幅度，可能會比你原本預想的大一些，但這不見得是件壞事。並非所有的外科醫師都願意用它來輔助病人活動膝關節，但你還是可以跟你的醫師討論一下，看看這項儀器對你是否有幫助。在網路上，你可以搜尋到更多關於連續式被動關節活動器的資訊。

3. 加壓／冰敷裝置

還記得我們說過，冰敷和加壓是降低發炎反應的兩大對策嗎？Game Ready 這家廠商生產的裝置，就同時囊括了這兩件事。使用時，你要把裝置兼具加壓和冰敷功能的束帶環繞在膝關節上，並設定使用時間；機器開始運轉後，束帶就會開始加壓，並利用流經系統的冷水降低束帶的溫度，達到同時冰敷和加壓膝關節的效果。這些裝置的冰敷和加壓功能非常棒，唯一缺點是它們的價格。這類裝置很貴，但如果你負擔得起，它對你大有幫助。記住，你在冰敷的時候，腿上務必包一層毛巾或是穿著輕薄的運動褲，因為長時間讓冰袋或這些裝置的冰敷帶直接碰觸你的肌膚，恐怕會造成輕微的凍傷。在網路上，你可以搜尋到更多關於這類產品的資訊。

4. 壓力襪

這個建議又再次強調了保持你腿部和膝關節體液循環的重要性。你站立的時間越長，重力就越有機會讓流往腿部的體液，蓄積在腿部。壓力襪能幫助你的身體和淋巴系統，將腿部過多的液體打出，讓這些液體流回上方的心臟。

5. 誘導型肺計量器

如果術後你無法馬上活動，誘導型肺計量器（Incetive Spirometry Device）會是你非常有力的幫手。假如你住院，醫院大多可以提供你這套裝置。萬一不行，你可以在醫療器材行找到它。別忘了，肺塌陷和肺炎都是術後非常令人掛心的狀況。兩者都會導致發燒和併發症，但只要你讓肺部在術後仍保有良好的通氣能力，就能夠有效預防它們。你要怎樣確保空氣有進入你肺臟的每一顆肺泡？借助誘導型肺計量器的力量。它能在你術後還不太能活動的那幾天，幫助你做到這一點。在術後的頭幾天，以每小時十次的頻率使用這台儀器，是很重要的舉措。如果你能運用這套機器避開肺部的重大併發症，那麼你就在康復之路上邁進了一大步。

手術後你應該做的事

剛剛我們花了很多的篇幅，告訴你一長串要你避開的事情，但其實你也有很多可以和應該做的事情！更令人開心的是，接下來我們就要把討論的焦點放在這些事情上。在本書第三部分「重返巔峰狀態」的後續章節中，我們會詳細介紹有助你膝關節康復的方法，舉凡物理治療的鍛鍊菜單、飲食的選擇，以及其他你做了能降低發炎反應和加速損傷痊癒的事情，都會在之後的頁面中一一說明。

1. 務必落實物理治療計畫

我們會在下一章鉅細靡遺地介紹這一件事，但有關這件事的內容永遠不嫌多。千萬不要小看物理治療的影響力。你可以讓最有經驗的外科醫師幫你做最好的手術，但如果你沒有花時間和精力去做物理治療，你的膝關節就永遠無法恢復到最好的狀態。物理治療是攸關你復原程度的關鍵，所以務必認真看待這個環節。將它視為你日常生活的一部分，用上班和上學那樣的態度去執行。你不只要在療程中跟著治療師鍛鍊自己，回到家後，也必須按照他的建議，盡可能多多活動自己。如果你能持之以恆地落實這些鍛鍊，你膝關節恢復到最好狀態的可能性必然會增加。

2. 務必用「R.I.C.E.」急救法處置手術處

這是處置急性損傷的基本原則之一，術後的傷口也可視為一種急性損傷。誠如我們先前所說，你會想要將你膝關節不必要的發炎反應降到最低，而這四個步驟已經一次又一次的證實，它能幫助你實現這個願望。**休息**（rest）與上一份清單的「不要把自己操過頭」相呼應；請遵照你物理治療師和手術團隊的建議，不要過度鍛鍊自己。**冰敷**（ice）可降低膝關節的溫度、減少該處的發炎反應，有很好的止痛效果。**加壓**（compress）可刺激你的淋巴循環系統，因為它能發揮類似肌肉收縮的功效，將腿部的體液擠出。**抬高**（elavate）是指將你的腿抬到高於心臟的位置，讓重力幫助腿部的體液流回心臟。你應該以怎樣的頻率執行「R.I.C.E.」急救法？基本上越頻繁越好，不過，每次冰敷的時間請以十五到二十分鐘為限，冰敷過後，要讓膝關節休息個十五到二十分鐘，才能再次冰敷，一天可重複這個循環數次。欲了解更多有關「R.I.C.E.」急救法的操作方式，請見第 46 頁。

3. 務必吃健康的飲食

在第十章，我們會仔細討論健康飲食的重要性，它不僅能幫助你減重，還能賦予身體抗發炎的能力。長久下來，你的膝關節會因它獲得比較好的預後成果。你除了要確保自己有從飲食中獲取均衡的營養素（如維生素、礦物質和蛋白質），更要留意食物的屬性，因為有的食物比較容易促進發炎反應，有的則可抗發炎，而這些全都跟你的健康息息相關。

補充維生素可以讓我好得比較快嗎？

沒有任何維生素能保證吃下它們後，你就能擁有超人般的療傷能力。話雖如此，你還是務必要攝取富含重要維生素的均衡飲食。目前我們已經知道，維生素 A、C 和 E 都是可以幫助傷口修復的營養素，應該充分攝取。維生素 D 是擁有健康骨骼的必備條件（尤其是把時間拉長來看），大部分的人就算是在沒開刀的狀態下，也應該補充維生素 D；如果你是生活在日照時間比較不足的地方，更是要特別注重維生素 D 的補充。倘若你無法從飲食攝取到足夠的營養素，請服用綜合維生素補足這方面的不足。

4. 暫時離開職場、好好睡覺

良好的睡眠和休息本來就是維持我們整體健康的重要條件，若是碰上受傷和手術這類狀況，我們對它們的需求更是會翻倍成長。因為你的身體必須花額外的能量恢復損傷，自然也需要用更充足的休息和睡眠來恢復體力。

說到這裡，我們也要花點時間提一下暫離職場的重要性。要請多久的假？你的老闆大概不可能讓你因膝關節手術請半年的假，再者，除非你有出現什麼併發症，否則你大概也不會因為這個手術得到身障車位的終身許可證。但不管怎樣，在剛動完手術的時候，給自己安排一陣子的休假並不是個

糟糕的想法。至於要安排多久的假，則要視你的手術而定，通常是數天到數月不等。如我們前面所說，在術後這段過渡期，你應該用做一份新工作或上一堂新學程的態度，去落實你的療程。如果你還是每週工作四十個小時，除了會不方便執行冰敷和保持腿部抬高的要求外，也很難投入足夠的時間做復健。暫離職場一段時間，專心地在這段術後黃金期養好傷，可以讓你的傷恢復得更快、更好，否則之後你說不定還會因為傷勢惡化請更多的假，甚至是面臨無法工作、只能提早退休的命運。與你的醫師討論合理的休假時間，以確保你的職場和家庭都能支持你走過這段路。你的雇主會要你填寫一些表單，如果你需要伴侶或家人請假協助你復健，他們也會需要填寫這些必要的文件。大部分的雇主都會有自己的一套文書處理程序，但不管你們公司對請假有哪些文書要求，醫師都會盡可能幫助你完成那些表單，證明你確實需要休養一段時間。

5. 務必勇於發問

對某些病人來說，這絕對不是什麼問題，他們總是能像機關槍一樣，提出一大堆問題。可是對比較害羞的病人而言，他們可能會害怕自己被當成一個討厭鬼或煩人精，而不敢提問。其實，這根本是莫須有的擔心。你在康復的整個過程中一定會遇到問題，一定會想知道更多有關你損傷和治療的資訊，而身為醫師，本來就應該為你解答這方面的疑問。隨時用紙筆記下你想到的問題，或將它們鍵入你手機的記事本中（現在有誰不隨身攜帶手機？），是很好的提問策略。持續記錄你想到的問題，下次與醫師會診時，你就可以帶著它，請醫師為你解答這些疑惑。

請記住，術後的反應很主觀，且會因人而異。你有可能是那個幸運兒：沒受到任何疼痛的折磨，術後第二天就可以不吃止痛藥，也沒出現任何腫脹

的狀況，當週週末就覺得自己重獲新生。另一方面，你也有可能是那個倒楣鬼：膝關節腫得跟西瓜一樣大，承受近似遭熊爪攻擊般的劇痛，你或許會想「我到底為什麼要受這個罪？」不論你是哪一種反應，都請你以冷靜和正面的態度，面對接下來要走的路；只要你持續朝著自己的目標前進，最終一切都會漸入佳境。下一章，我們會告訴你訂定和達成短程和長程目標的原則，並告訴你處理、完成和克服難關的對策。

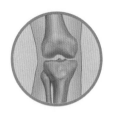

CHAPTER 9

打造專屬
物理治療計畫

恢復你膝關節的
功能和力量

絕大多數的人大概都聽過「用進廢退」這句話。對肌肉來說，這句話是貨真價實的：它們的大小、力量、狀態和整體功能，確實都會隨使用的頻率消長。若病人在受傷和膝關節手術後需要盡可能避免使用該腿，他們往往會很驚訝地發現，自己的腿竟然在短短幾週內就消了風。這是因為你的肌肉萎縮了，或者說，因缺乏使用而退化了。

因此，復建是康復這條路上相當重要，也相當困難的一個環節。你可以請世界上最好的醫師替你執刀，也可以接受最完美的手術，但如果你沒有認真去做復健，把它當成工作那樣認真執行，那麼最終成果大概會讓你大失所望。這就是我們要特別撰寫這一章的原因，我們會引導你走過復建這條路，分享一些技巧和訣竅，讓你如行家般突破物理治療這道關卡。

復健是讓損傷處徹底復原的關鍵要素。不論你是剛動完膝關節手術，或是想避免手術治療，抑或是認為單純的物理治療對你的膝關節損傷最好，本章都可以替你解答很多關於復建和你膝關節的問題。首先，我們會看到保護你膝關節的方法。然後，我們才會針對康復的不同階段，提供你一些鍛鍊上的實用建議。

不過，在此我們也要提醒你那個亙古不變的真理：每個人都是獨一無二的個體。因此，以下的所有運動計畫都只是供參考，在執行任何計畫前，永遠都應該先與醫療提供者討論，以確保你的狀態適合執行這些鍛鍊。

當時我腦中的第一個想法是「我還可以打球嗎？這股疼痛會消失嗎？」走過這段路後，我不僅知道了自己對疼痛的耐受力，還重新認識了我身體的運作方式。物理治療是特別艱辛的一道關卡，它讓我覺得自己的身體徹底失去了功能。從活動腿部的方法、讓肌肉發力的方式，所有的一切我都必須重新學習。甚至就連屈膝這個再平常不過的動作，對我來說都是一個挑戰。

如果你問我，手術前務必處理好的事是什麼，我會告訴你，務必先搞定你保險的大小事。要搞清楚你保險給付的範圍，還有所有理賠項目的給付方式，是一件非常勞心、勞力的事。你最好事先把這部分全都處理好，這樣手術後你就可以把所有心力都放在復健上。

—— 費斯圖斯・艾茲利（Festus Ezeli），NBA 總冠軍球隊球員

20／80 原則

我們希望你在看本章的內容時，心中有 20／80 原則的觀念。手術後，你治療的成果只有 20％是由手術決定，剩下的 80％則是取決於你的作為，或者說，執行物理治療的積極度。

請記住，不論你覺得這場手術對你的影響有多麼巨大，它在你的整段康復之路上，仍然只占據了幾個小時；但這場重大手術的術後復健，卻可能長達數個月，甚至是一年以上。

這長達數個月的復健雖然可能對身、心帶來不小的挑戰，但換個角度來

看，相對你的餘生，這看似漫長的幾個月其實不過是彈指片刻。如果你是一個熱愛運動的人，則可以把這段復建期看做是重大賽事之間的小型競賽。雖然這些競賽的賽程比較短，但它們仍很重要，因為：唯有從一場一場的比賽中累積實力，你才能在重大的賽事中取得理想的成績。

請將這個觀念謹記在心，用積極、堅毅的態度去達成你每一個階段的目標，一步一步地完成整個療程。不要忘了，相對你往後的日子，完成這一切全都是一眨眼的工夫，而當你竭盡全力地做到這每一件事後，你就能讓你的膝關節重拾跑、跳、踢和爬等能力。

受傷後，我覺得展開我整段療傷過程最重要的事，就是找到一位適合我的醫師。我的膝傷很複雜，我知道我需要有一位經驗豐富且知識淵博的人來幫我。等我下定決心，請拉普雷德醫師幫我動手術後，我就只是百分之百的信任他和他的團隊，並堅信他們會盡可能讓我得到最好的手術結果。

我沒想到手術後的頭幾週會如此痛苦，這對我來說是一段非常煎熬的時光。感謝我的親朋好友，謝謝他們當時陪著我走過那段路。貫徹物理治療的療程，以及聽從醫師的建議，絕對是我戰勝膝傷、重返健康的關鍵。我為自己擬定了一套計畫，傾注了大量的時間養傷和做物理治療，以確保我能面面俱到的照顧好自己（營養、心理健康和身心的平衡等等），沉穩地攻克這條路上的種種難關。有一位能隨時求救的優秀物理治療師，也是從重大損傷中康復的關鍵。在這趟療傷之旅，我找了我信賴的人一起同行，並放心地讓他們領著我走過整段旅程。

要從這麼重大的膝關節損傷中痊癒不是一件容易的事，但你一定要堅守你的康復計畫！我明白我膝關節的健康狀態對我往後的日子有很大的影響，所以花時間小心謹慎地完成復建的每一個項目對我極其重要。我非常感激每一位曾經幫助過我的優秀醫師、物理治療師和醫療人員！要從重大的膝關節

損傷中康復，不是你一個人就可以辦到的事情。幸好在這條路上，我的身邊始終有一群對的人陪著我，而我自己也用對的心態克服了這個難關，讓自己變得更加強大。

——勞倫・羅斯（Laurenne Ross），世界盃暨奧運滑雪選手

保護你的膝關節和手術修復處

你的膝關節要能從損傷中康復，讓你的醫療和康復團隊為你擬定一套合適的治療計畫是第一步。

設法保護你膝關節受到傷害的結構，則是所有治療計畫必須最優先考量到的部分。不論你的損傷是否需要手術治療，這些計畫的內容都要確保受損的結構能在最佳的條件下養傷，並將它們康復的機率最大化。

你的醫療團隊可能會藉由以下三大方式來保護受損、手術修復，或重建的膝關節結構。至於保護程度的強弱要視損傷的整體情況決定，不同的損傷和處置方式都會對此有所影響。譬如，有些需要開刀的損傷，在術後不太需特別保護；但有些不需要開刀的損傷，在養傷期間就需要嚴格限制行動。

1. 護具

保護你膝關節的第一種方法，就是讓你配戴膝關節護具。當醫療和康復團隊認為，你受損結構的痊癒狀況會因外力的支撐而提升，或是在沒有護具的支持下，你的損傷可能會變得更嚴重，他們就會請你在康復過程中使用膝關節護具。依據你損傷或手術類型的不同，你配戴的護具也會有所不同，有些護具會讓你的膝關節保持在固定的位置，有些護具則能讓你自由屈膝。

以下是可用於膝關節的三大類護具：

1. **樞紐式膝關節護具（hinged knee brace）**：這類護具的兩側都裝有鉸鏈，可讓使用者做出彎曲和伸直膝關節的動作。這些鉸鏈的角度可根據膝關節可活動的幅度，還有需受到保護的程度做調整。
2. **固定式膝關節護具（locked knee brace）**：也叫做固定器，穿戴這類護具的使用者完全無法彎曲膝關節，腿部只能保持在伸直的姿勢。
3. **前拉式膝關節護具（dynamic anterior draw brace）**：這是專門用於後十字韌帶損傷的護具。它能提供使用者的小腿一股向前的拉力，降低後十字韌帶的壓力。

不動手術治療的常用護具	
不需要護具	髕骨肌腱病變、肌肉拉傷、髂脛束摩擦症候群、膝關節前側疼痛、發炎性關節炎、半月板撕裂、軟骨受損、髕骨骨折、奧斯古－謝拉德症、近端脛腓關節不穩定
樞紐式膝關節護具	前十字韌帶撕裂、內側副韌帶撕裂、脛骨平台骨折、腓側副韌帶損傷、
前拉式膝關節護具	後十字韌帶撕裂
固定器	股四頭肌肌腱撕裂、分離性骨軟骨炎、髕骨骨折（視嚴重程度而定）
減壓式護膝（unloader）	關節炎、脛股關節排列不正

膝關節手術後的常用護具	
不需要護具	髂脛束摩擦症候群、膝關節前側疼痛、脛骨近端骨折、股骨遠端骨折、脛股關節排列不正／截骨手術、化膿性關節炎

樞紐式膝關節護具	前十字韌帶撕裂、脛骨平台骨折
前拉式膝關節護具	後十字韌帶撕裂
固定器	半月板撕裂、內側副韌帶撕裂、軟骨受損、髕骨骨折、股四頭肌肌腱撕裂、髕骨肌腱斷裂、膝關節脫臼、髕股關節炎、髕骨肌腱病變、腓側副韌帶損傷、分離性骨軟骨炎、股骨遠端骨折、脛股關節排列不正／截骨手術
減壓式護膝	關節炎、脛股關節排列不正/截骨手術

2. 負重限制

保護手術修復處或重建處的第二種方法，就是限制你腿部的負重量。藉由限制腿部的負重量，你的醫療團隊就能連帶限制到你受損組織的負重量。你限制負重的時間會依據你手術的種類有所不同，而在這段為期數天到數週不等的時間裡，你大概都需要靠枴杖助行。雖然你的腿可能無法承受全身的重量，但它還是可以接受一定程度的物理治療。物理治療的鍛鍊強度可依你的負重限制調整，以確保你能安穩地朝康復的目標慢慢前進。

整個康復期間，醫師可能會用以下三種不同程度的負重限制，保護你受損的膝關節結構：

1. **完全負重（full weight bearing）**：當損傷沒有進一步加重的風險，或是負重反而有助損傷恢復時，你的醫師就會說你可以完全負重，用傷腿正常走動。

2. **部分負重（partial weight bearing）**：這種程度的負重限制通常會要你用枴杖助行，讓你的腿在行走的時候只承受 30%到 40%的體重。把你的腿放在體重機上，感受一下你 40%的體重會對腳造成多

大的壓力，是確認你腿部承重狀態的好方法。

3. **不可負重（no weight bearing）：**假如任何程度的負重都可能對你的損傷造成進一步的傷害，你的醫師就會要求你不可負重。在這個條件下，你只能讓傷腿懸空，拄著枴杖活動。

欲了解更多有關助行輔具的資訊，請見第 235 頁。

不動手術治療的負重限制	
完全負重	前十字韌帶撕裂、關節炎、肌肉拉傷、髂脛束摩擦症候群、膝關節前側疼痛、髕骨肌腱病變、內側副韌帶撕裂、後十字韌帶撕裂、脛股關節排列不正、近端脛腓關節不穩定、奧斯古—謝拉德症、髕股關節不穩定
部分負重	半月板撕裂、發炎性關節炎、股四頭肌肌腱撕裂
不可負重	髕骨骨折、脛骨平台骨折、分離性骨軟骨炎、軟骨受損

手術治療後的負重限制	
完全負重	關節炎（全膝關節置換手術）、髂脛束摩擦症候群、脛股關節排列不正
部分負重	前十字韌帶撕裂、髂脛束摩擦症候群、膝關節前側疼痛、半月板撕裂、腓側副韌帶損傷、化膿性關節炎、關節炎（全膝關節置換手術）
不可負重	髕骨肌腱病變、內側副韌帶撕裂、軟骨受損、髕骨骨折、脛骨平台骨折、脛骨近端骨折、股骨遠端骨折、後十字韌帶撕裂、股四頭肌肌腱撕裂、髕骨肌腱斷裂、脛股關節排列不正／截骨手術、近端脛腓關節不穩定、分離性骨軟骨炎、膝關節脫臼、髕股關節不穩定

3. 關節活動幅度限制

　　根據你損傷和手術的類型，你的醫療團隊或許會限制你彎曲膝關節的幅度（也就是「屈膝」的角度），好讓你安全地活動膝關節。此舉是為了限制受損組織在癒合過程中承受的壓力，通常這方面的限制只會持續二到六週，過了那段時間，你就可以充分活動膝關節。

不動手術的活動幅度限制	
沒有限制	前十字韌帶撕裂、關節炎、肌肉拉傷、髂脛束摩擦症候群、膝關節前側疼痛、髕骨肌腱病變、內側副韌帶撕裂、無移位髕骨骨折、脛骨平台骨折、後十字韌帶撕裂、腓側副韌帶損傷、脛股關節排列不正、發炎性關節炎、近端脛腓關節不穩定、奧斯古—謝拉德症、髕股關節不穩定
屈膝角度只能介於 0 到 90 度	半月板撕裂、軟骨受損、股四頭肌肌腱撕裂、分離性骨軟骨炎

手術後的活動幅度限制	
沒有限制	前十字韌帶撕裂、關節炎、髂脛束摩擦症候群、膝關節前側疼痛、脛骨平台骨折、脛骨近端骨折、股骨遠端骨折、脛股關節排列不正／截骨手術、化膿性關節炎
屈膝角度只能介於 0 到 90 度	髕骨肌腱病變*、半月板撕裂、內側副韌帶撕裂、軟骨受損、髕骨骨折*、後十字韌帶撕裂、腓側副韌帶損傷、股四頭肌肌腱撕裂*、髕骨肌腱斷裂、近端脛腓關節不穩定、分離性骨軟骨炎、膝關節脫臼、髕骨關節不穩定、 *這幾種損傷在手術後，膝關節通常要保持在伸直的狀態一段時間，完全不能彎屈。

物理治療

不論你的膝關節損傷是需要動刀，或是透過適當的復健就能恢復，你走過這段康復之路的過程，多半都有物理治療師這樣的專業人士從旁指引。選擇與你並肩作戰的物理治療師是件大事，你的執刀醫師對這方面或許會有自己的口袋名單。如果你沒有熟識的物理治療師，可以問問你的醫師、朋友或家人有沒有推薦的人選。假如你是球隊的隊員，問問過去曾和你受過同樣的傷的隊友也是個不錯的方式。另一個尋覓合適物理治療師的管道，則是美國物理治療協會（American Physical Therapy Association）的網站，上面列有許多精通運動醫學的合格物理治療師（aptaapps.apta.org/DirectoryofCertifiedSpecialists/default .aspx）。這份清單上的物理治療師全都通過了特定的資格檢定考核，熟知膝關節損傷的專業知識，不論你的膝傷是否與運動有關，他們都能幫上你的忙。

在預約你的物理治療師前，你最好先連絡保險公司，了解保險給付相關費用的條件。雖然美國絕大多數的州，都允許你在沒有醫師處方箋的情況下去尋求物理治療師的照護，但為了順利請領到保險的理賠，你還是應該先與你的保險公司溝通清楚，了解請款的過程是否需要用到處方箋這項證明文件，以免日後你必須為意料之外的費用煩惱。除了常見的信用卡付費方式，許多物理治療師的門診也接受現金付費。

搞清楚保險的給付方式後，就可以掛號預約了。打電話到物理治療診所時，你一定要詳細交代損傷的狀況（醫師的處方、術後的要求、康復的計畫等），以及你的保險資訊。這個時候也是詢問就診注意事項的好時機。比方說，幾乎每一位病人都會問「哪裡最方便停車？」和「我應該提早多久到，方便填寫初診的基本資料？」這兩個常見問題。

預約好時間後，現在就只要靜待第一次會診了。每間診所給物理治療師的診療時間約落在十五到六十分鐘之間，平均來說是三十分鐘。給物理治療師比較少診療時間的診所，通常會安排其他的專業人士來輔助整個療程，像是物理治療助理或是運動教練。大致上，每次就診你大概都會在診所待個一個小時。還有就診時，請別忘了帶上短褲和運動鞋。

物理治療是怎麼助你療傷的？

讓我們回顧一下傷到膝關節的瞬間，在仔細檢視身體應對傷害的反應後，我們就可以比較了解物理治療對你的幫助。不論你是在雪地上滑一跤，還是在球場上被人撞倒，只要你的膝關節受到傷害，膝關節和其周圍的部位就會開始腫脹。這個腫脹是組織或韌帶受創造成，因為受損組織的出血，還有受損細胞釋放的液體，全都會流進關節。關節腫脹是身體要進入發炎反應的信號，而發炎反應是身體修復所有損傷正常且不可或缺的步驟。

儘管發炎反應是修復損傷不可或缺的步驟，但它也會對膝關節造成一些不適的副作用，包括：疼痛、僵硬和肌肉萎縮。

疼痛

你猜對了，疼痛就是發炎反應最主要的副作用。膝關節內部的受損結構，會增加你膝關節內的液體量。這些導致膝關節腫脹的液體，含有許多不同的化學物質，這當中的有些化學物質會刺激神經。你的神經受到刺激後，會對大腦傳遞信號，告訴它膝關節出了差錯，而「疼痛」就是感受到那些信號的形式。

僵硬

腫脹也會讓你的膝關節感到僵硬。你大概還記得（或是現在就能切身感

受到）受傷後，要彎曲你的膝關節是一件很困難的事。你很可能會覺得自己的膝關節很緊、很脹，好像被什麼東西堵住了。這種僵硬感就是源自於膝關節內的腫脹，現在我們就來說說它發生的過程。首先，你必須知道膝關節之所以能彎曲和伸直，是因為期間本來就留有一些空間，供組成膝關節的骨頭（大腿骨和脛骨）活動。當膝關節出現腫脹的情況，這液體就會占據這些空間。此刻，如果你又做出屈膝的動作，那些骨頭就會只能硬往被液體占據的活動空間活動；由於關節內的液體無處可去，所以你就會覺得關節很緊，無法一如往常般地屈膝。在發炎引發的疼痛和腫脹引發的僵硬雙面夾攻下，膝關節周圍的肌肉會承受巨大的壓力，有時候甚至會因此罷工。

肌肉萎縮

膝關節周圍的肌肉—你的股四頭肌、膕旁肌和小腿肌—都是為了給你力量，讓你執行像走路、站立、坐下和運動等日常活動。一旦膝關節受到傷害或動了手術，身體就會啟動很多機制抑制這些肌肉的收縮能力。這個現象很正常，是你身體的其中一項自我保護機制。然而，身體限制這些肌肉的收縮能力也會造成一項我們不太樂見的後果，就是肌肉的體積會縮水或萎縮。變小的肌肉會較無力，你可能會因此無法從事某些日常活動或喜愛的運動。

做完膝關節手術，或膝關節受傷後，你會想要盡可能不活動你的膝關節是再自然不過的反應—畢竟，它會痛。這似乎是種本能，當某個部位很痛或是受損時，我們就會認為自己必須讓該部位保持不動，才能讓它好好癒合。但事實根本不是這樣！要讓膝關節損傷恢復到最佳狀態的秘密，正是在術後第一天就開始溫和地活動和強化膝關節的力量。這樣溫和地活動膝關節有兩大好處。第一個好處是，它可以在膝關節內創造一個壓力梯度，促進血液循環，讓累積在該處、會刺激神經的體液盡快排出，進而減輕傷處的疼痛感。第二個好處是，它可以對修復或重建組織施加細微的壓力。這份輕柔的壓力

不僅能加速修復組織的癒合速度，還可以讓它變得更加強韌。

完善的復建計畫除了能讓你在受傷或手術後，以安全的方式盡快活動膝關節周圍的肌肉，還能盡可能維持你肌肉的體積和功能。隨著你傷勢的好轉，你復健的鍛鍊強度應該也會逐步提升，以利你將膝關節周圍的肌肉恢復到受傷前的水準（甚至是讓它們變得比以前更好）。

前六週的目標

傷後或術後前六週的復健目標，主要會著重在三大面向，而這三大面向也是你徹底恢復膝關節健康的基本條件。

目標 1：恢復膝關節的正常彎曲和伸直能力（雖然要膝關節徹底恢復伸直的能力不是件容易的事，但請朝著這個目標努力）。

目標 2：消除膝關節的一切腫脹。

目標 3：確保股四頭肌和膕旁肌能自主且全力地收縮。

不論你的膝關節是受到了什麼樣的傷害，消除它的疼痛和腫脹，恢復它自在彎曲和伸直的能力，以及確保它周圍的股四頭肌群能自主且全力地收縮，都是我們在恢復膝關節最佳狀態時，務必達成的基礎目標。至於達成這些目標最好的方法，就是在手術後的第一天，或是傷後盡快針對特定目標展開規律的鍛鍊計畫。我們會列出一套你可以獨自執行的簡易鍛鍊計畫，這些鍛鍊對能提升膝關節彎曲和伸直的能力（滑牆運動+活動髕骨運動+室內腳踏車）、活化股四頭肌（股四頭肌收縮運動+室內腳踏車），以及消除腫脹（冰敷+室內腳踏車+滑牆運動）。這套鍛鍊計畫一天可以執行數次。

跟你沒受傷時做的那些鍛鍊動作不太一樣，你在做物理治療的這些動作

時，很可能會覺得膝關節不太舒服，但不必擔心，這是非常正常的情況。請用一到十的數值來表示你的疼痛程度（一最輕微，十最劇烈），一到四之間是理想的疼痛程度，七到十則是不理想的疼痛程度。任何會讓你痛到七至十這個區間的鍛鍊，都無法對你帶來什麼正面幫助，應該立刻停止。

膝關節損傷的急性期鍛鍊計畫			
鍛鍊方式	組數／次數／時間	頻率	訣竅
滑牆運動	10 分鐘	一天 3 次	如果膝關節的彎曲能力很好，可以把沒受傷的腿放在上側，增加傷腿承受的壓力。
活動髕骨運動	5 分鐘	一天 3 次	如果你發現手指是朝下方桌面的方向移動，就表示你做錯了。
股四頭肌收縮運動	20 次×3 組	一天 3 次	你應該看到膝蓋骨朝髖部的方向滑動，且膝關節會隨著這個動作伸直。
騎室內腳踏車	10 分鐘	一天 1～2 次	如果膝關節的彎曲能力還無法讓你將踏板踩一整圈，可以單純踩著踏板，來回擺動雙腳，增加膝關節活動的幅度。另外，做這項鍛鍊的時候，請將腳踏車座椅的高度調高，並以腳板下壓的姿勢踩動踏板。
冰敷	20 分鐘	一天 3～4 次	每次冰敷之間，至少要間隔二十分鐘，讓皮膚有足夠的時間回溫。

滑牆運動

彎曲和伸直膝關節

起始姿勢：

仰躺，髖關節呈九十度彎曲，雙足靠著牆面。你沒受傷的那條腿，應該放在下方，支撐受傷的那條腿（圖❶）。

動作：

沒受傷那條腿的腳跟靠著牆下滑，讓受傷、靠在它上方的那條腿隨著它的動作一起下滑、屈膝，然後回到起始姿勢（圖❷❸）。

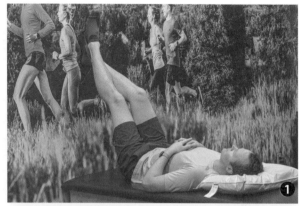

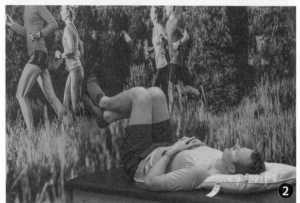

Tips

要突破你屈膝的舒適圈，你應該盡可能依照醫療團隊的建議，將膝關節彎曲到略感僵硬和不適感的程度。

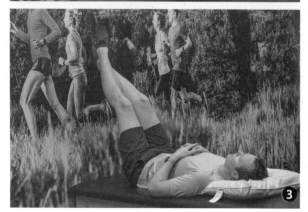

活動髕骨運動

彎曲和伸直膝關節

起始姿勢：

坐在椅子或桌面上，傷腿往前伸直，並將雙手食指放在膝蓋骨的兩側（圖❶）。

動作：

用雙手食指左右滑動膝蓋骨（圖❷）。

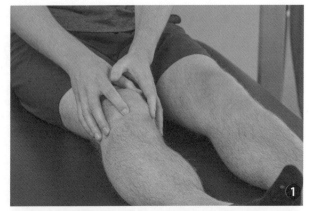

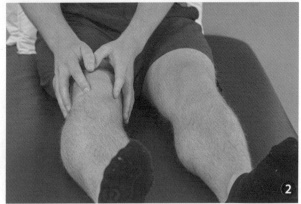

Tips

你的手指應該往左右兩側移動。如果它們是朝下方桌面或地面的方向移動，就表示你只滑動到膝蓋上方的皮膚。

股四頭肌收縮運動

$$活化股四頭肌的功能$$

起始姿勢：

坐著，雙腿伸直（圖❶）。

動作：

收縮股四頭肌，讓膝蓋骨朝髖部的方向滑動（圖❷）。

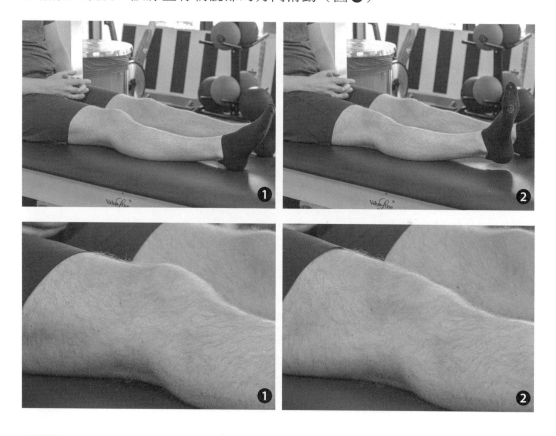

Tips

除了股四頭肌外，其他的肌肉都不應該收縮。

騎室內腳踏車

彎曲和伸直膝關節

起始姿勢：

調整座椅的高度，當你將踏板踩到底時，膝關節的彎曲角度應呈 20 到 30 度。

動作：

輕柔地踩動踏板。

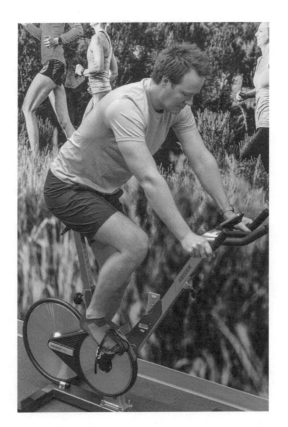

Tips

你可以依你的舒適程度，慢慢將每分鐘踩動踏板的圈數，增加到七十到八十圈。

冰敷

　　管理疼痛是順利達成這些目標的關鍵。除了溫和活動傷肢，術後必備的止痛手段還有冰敷。冰敷是個神奇的麻藥（大概也是最棒的麻藥！），能夠有效舒緩術後的疼痛感。這是因為你把冰敷袋放在疼痛處的皮膚上時，該處皮膚的神經纖維會因這個舉動受到額外的刺激，讓它們不只要向大腦傳送疼痛信號，還必須同時傳送冷的感受；這會干擾疼痛的傳遞，進而減緩疼痛的強度。再者，冰敷會收縮血管（讓血管管徑變小），此舉也可有效管控發炎和腫脹的程度。最棒的是，這個兼具改善疼痛、發炎和腫脹功效的冰敷，不但有效還相當省錢。

　　冰敷的時候，你一定要記得，不要讓冰塊或冰袋直接碰觸到皮膚。你可以用毛巾或枕頭套包住冰塊或冰袋，再將它綁在膝關節周圍，就能達到很好的冰敷效果。持續冰敷約二十分鐘，即可移除冰袋。要再次冰敷前，請先讓皮膚回溫六十分鐘。傷後或術後的第一週，請一天冰敷四到六次。一週之後，你就可以視需求，將冰敷的頻率調整為一天一到三次。

給膝關節一點時間

　　康復的過程是一場長程馬拉松，不是一趟短跑衝刺。有時候你會覺得自己往前邁進了一大步，有時候你則會覺得自己毫無長進，甚至是有點退步。這都是十分正常，且意料之中的情況。想讓自己的心情不要隨著每日波動的康復狀態起伏，以「週」為單位審視自我進步的狀態是個不錯的方法。比方說，你可以想想與上週的同一天相比，你的屈膝能力有變得更好嗎？如果有，就很棒。或者是，你股四頭肌的功能有比上週好嗎？如果有，你就走在對的路上。康復過程中的任何一個小小成就都值得慶賀，在這些時刻你可以好好獎勵自己。雖然你要花一段時間才有機會百分之百重返過去的狀態，但

這一切都是值得的。

恢復膝關節的力量

等你的膝關節能自在地彎曲和伸直後，就是你把鍛鍊的重心放在重建膝關節力量的時候了。強而有力的膝關節是讓你恢復日常活動能力（如上、下樓梯），以及重返運動場（如籃球或滑雪）的必備條件。空有一副很棒的膝關節，卻沒有善加利用它是沒有意義的行為！然而，要讓膝關節以最佳的狀態運作，你還需要重建其周圍肌肉的力量。這些肌肉不僅能提供你走路、爬樓梯或跑步的力量，還能避免膝關節再度受到傷害。

這裡提供的肌力鍛鍊計畫，對受關節炎或慢性膝關節疼痛所苦的病人也大有幫助。成功提升膝關節力量的秘訣在於，你要漸進式的增加膝關節的負重量。雖然每次鍛鍊增加的負重量都小到膝關節幾乎察覺不到，但日積月累之下，這些小小的差異就會成就大大的進步。具體來說，你每週鍛鍊增加的負重量或動作重複次數，不會超過 10％的幅度。

強化肌肉時，最好依循以下順序，逐步鍛鍊組成肌肉力量的三大層面：

1. **肌耐力**（muscular endurance）：肌肉能持續發力多長的時間。
2. **肌力**（muscular strength）：肌肉能發出多大的力量。
3. **肌爆發力**（muscular power）：肌肉能多快發出力量。

每一個層面大概都需要六週的時間去鍛鍊，且每一個層面都有各自的訓練重點；組間休息時間的長短、完成幾次重複動作之類的鍛鍊條件，都會影響你鍛鍊不同層面的效率。

恢復膝關節力量的肌力鍛鍊計畫①

肌耐力鍛鍊

1. **雙腿腿推舉：**每次 15 下×3 組，組間休息 45 秒。
2. **徒手深蹲：**每次 15 下×3 組，組間休息 45 秒。
3. **橋式抬腿：**每次 15 下×3 組，組間休息 45 秒。
4. **徒手羅馬尼亞單腿硬舉：**每次 15 下×3 組，組間休息 45 秒。
5. **振盪式深蹲：**每次 60 秒×3 組，組間休息 45 秒。

雙腿腿推舉

起始姿勢：

視你使用的機型而定，你可能會坐著或仰躺，膝關節的彎曲角度則應該呈 70 到 90 度（圖❶）。

動作：

用股四頭肌和臀肌的力量推動雙足，讓你的雙腿同時伸直（圖❷）。

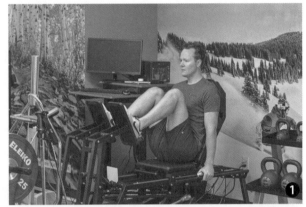

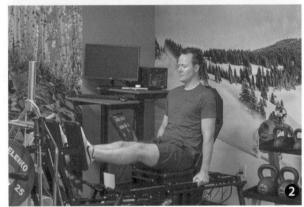

Tips

雙腿要平均出力，且應該同時伸直。

徒手深蹲

起始姿勢：

站著，雙足之間的距離略比肩寬（圖❶）。

動作：

先彎曲髖關節，再彎曲膝關節。讓自己一路往下蹲，直到膝關節的彎曲角度呈 70 到 90 度左右，再回到起始姿勢（圖❷❸）。

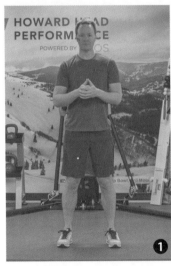

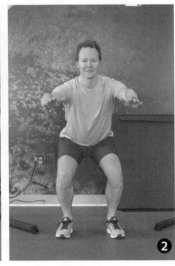

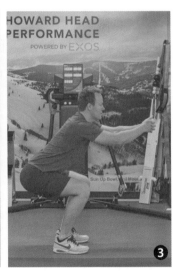

Tips

你應該將身體的重量平均分配在兩腿之間。

橋式抬腿

起始姿勢：

仰躺，屈膝，雙足的腳跟應該與臀部相距兩個拳頭的距離（圖❶）。

動作：

用臀肌的力量，把髖部抬離地面，讓髖部與膝關節和肩膀處在同一條直線上（圖❷）。保持著姿勢，將其中一隻腳抬離地面兩到三英寸，持續五秒。把腳放回地面，然後回到起始姿勢（圖❸）。

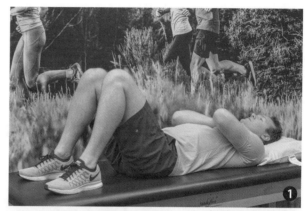

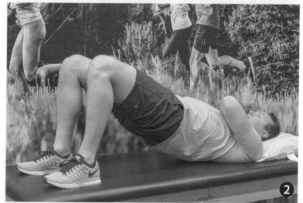

Tips

用臀肌的力量做這個動作，鍛鍊期間膕旁肌和下背肌不應該有緊繃、不適的感覺。

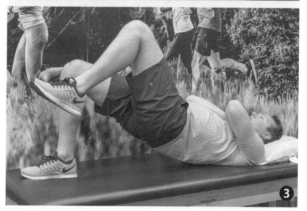

徒手羅馬尼亞單腿硬舉

起始姿勢：

站著，欲鍛鍊腿的膝關節微彎，非鍛鍊腿則略向後方伸直。圖中的長棍可幫助身體保持在一直線上（圖❶）。

動作：

後腿保持伸直，重心移往前腳。彎曲前腳的髖關節，使胸部往地面的方向沉，帶動後腿抬離地面。讓你的上半身和後腿持續隨著上述的動作下沉和抬升，直到你感覺拉伸到膕旁肌為止（圖❷）。

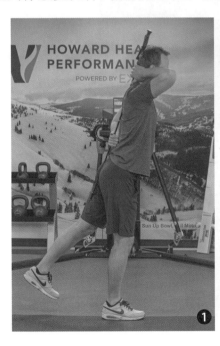 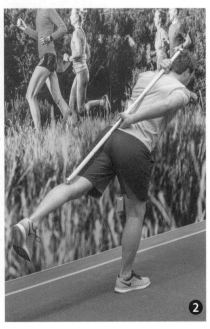

Tips

整個鍛鍊過程中，雙膝的彎曲角度都不會改變，應該保持在與起始姿勢相同的角度。

振盪式深蹲

起始姿勢：

類似競速滑雪選手從坡頂往下滑的姿態；站著，雙臂前伸，然後彎曲髖關節和膝關節，讓下半身呈深蹲姿勢。

動作：

用股四頭肌的力量，小幅度地振盪臀腿。

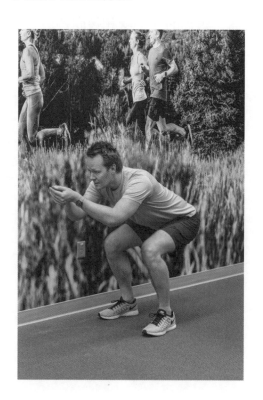

Tips

振盪的動力來源應來自雙膝，而非髖部。

恢復膝關節力量的肌力鍛鍊計畫②

肌力鍛鍊

1. **單腿腿推舉**：每次 12 下×3 組，組間休息 2 分鐘。
2. **單腿深蹲**：每次 12 下×3 組，組間休息 2 分鐘。
3. **壺鈴登階**：每次 12 下×3 組，組間休息 2 分鐘。
4. **壺鈴羅馬尼亞單腿硬舉**：每次 12 下×3 組，組間休息 2 分鐘。
5. **阻力帶振盪式深蹲**：每次 45 秒×3 組，組間休息 2 分鐘。

單腿腿推舉

起始姿勢：

視你使用的機型而定，你可能會坐著或仰躺，膝關節的彎曲角度則應該呈 70 到 90 度。

動作：

用股四頭肌和臀肌的力量推動足部，讓單腿伸直。

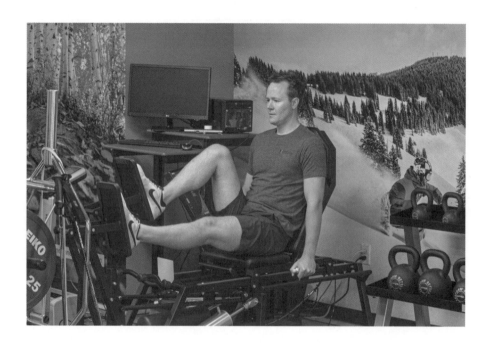

Tips

完成動作時，膝關節務必完全打直，不可略呈彎曲。

單腿深蹲

起始姿勢：

站著，一腳微微屈膝、懸空，雙臂以準備起跑的姿態置於身體兩側，保持全身的平衡（圖❶）。

動作：

下蹲，讓站立那條腿的膝關節彎曲角度呈 60 到 90 度，同時如圖示範例般，將另一條腿向後推，並利用雙臂維持全身的平衡。完成整個動作後，即可回復起始的直立站姿（圖❷）。

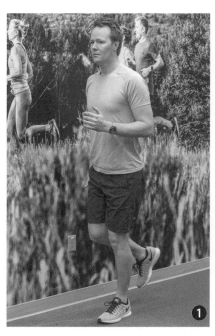 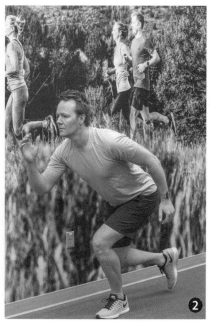

Tips

整個過程都要緩而穩，因為這個動作不只能鍛鍊肌力，也能鍛鍊平衡感和本體感覺。

壺鈴登階

起始姿勢：

站在箱子前，雙手各持一顆壺鈴（圖❶）。

動作：

欲鍛鍊的那條腿往前跨步，放到箱子上，然後用股四頭肌和臀肌的力量，將該腿的髖關節和膝關節打直，整個人站上箱子（圖❷）。返回起始姿勢時，同樣以欲鍛鍊腿為主力，彎曲該腿的髖關節和膝關節，帶動倒退下樓梯的動作，讓自己重新站回地面。

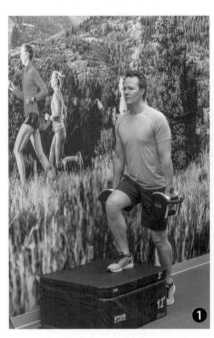 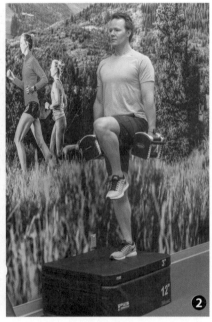

Tips

站上箱子的時候，應該要用前腿的力量把整個身體往上帶，而不是用後腿將身體往前推。

壺鈴羅馬尼亞單腿硬舉

起始姿勢：

站著，欲鍛鍊腿的膝關節微彎，非鍛鍊腿則略向後方伸直。欲鍛鍊腿對側的那隻手持一壺鈴（圖❶）。

動作：

後腿保持伸直，重心移往前腳。彎曲前腳的髖關節，使胸部往地面的方向沉，帶動後腿抬離地面。讓你的上半身和後腿持續隨著上述的動作下沉和抬升，直到你感覺拉伸到膕旁肌為止（圖❷）。

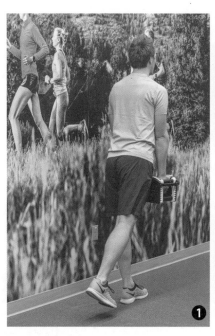
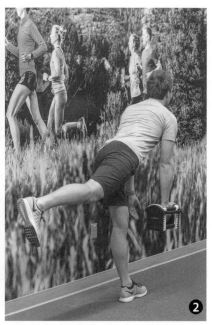

Tips

整個鍛鍊過程中，雙膝的彎曲角度都不會改變，應該保持在與起始姿勢相同的角度。

阻力帶振盪式深蹲

起始姿勢：

在腰帶兩側各綁上一條彈性阻力帶。坐在長凳或椅子上，將兩側的阻力帶拉緊，然後用腳跟踩住，讓它保持在這個緊繃度（圖❶）。維持坐姿，雙臂前伸，然後略為伸直髖關節和膝關節，讓下半身呈深蹲姿勢。此刻你整個人的姿勢，就類似競速滑雪選手從坡頂往下滑的姿態（圖❷）。

動作：

用股四頭肌的力量，小幅度地振盪臀腿。你上下振盪的整個過程中，阻力帶都應該呈現繃緊的狀態。

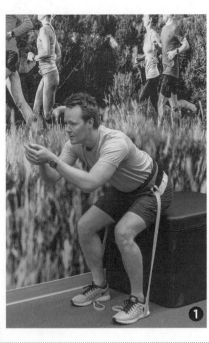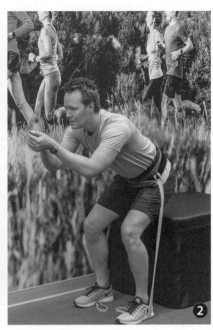

Tips

振盪的動力來源應來自雙膝，而非髖部。

恢復膝關節力量的肌力鍛鍊計畫③

肌爆發力鍛鍊

1. **單腿腿推舉：**每次 6 下×5 組，組間休息 3 分鐘。

2. **交互蹲跳：**每腿各 6 下×3 組，組間休息 3 分鐘。

3. **高箱跳躍：**每次 6 下×5 組，組間休息 3 分鐘。

4. **振盪式深蹲跳躍：**每次 6 下×5 組，組間休息 3 分鐘。

單腿腿推舉

起始姿勢：

視你使用的機型而定，你可能會坐著或仰躺，膝關節的彎曲角度則應該呈
70 到 90 度。

動作：

用股四頭肌和臀肌的力量推動足部，讓單腿伸直。

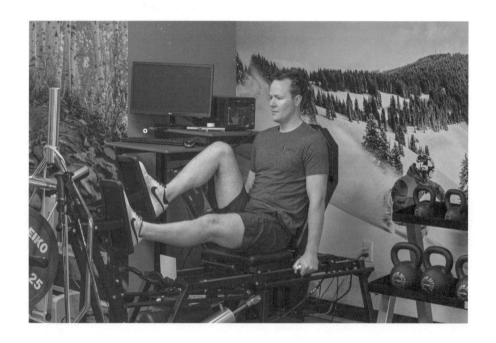

Tips

完成動作時，膝關節務必完全打直，不可略呈彎曲。

交互蹲跳

起始姿勢：

站著，一腿向後踏，呈弓箭步站姿；另一腿向前屈膝、下蹲，使後腳的膝關節呈現快碰到地面的狀態（圖❶）。

動作：

兩腿伸直，搭配擺動雙臂的力量，盡可能往上跳，再回到起始姿勢（圖❷❸）。

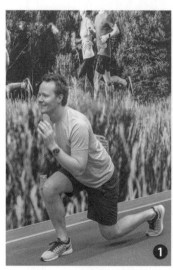

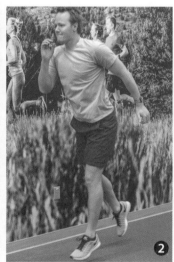

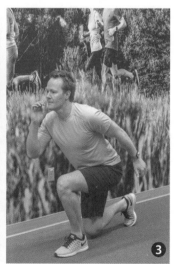

Tips

以起始但雙腳前、後位置互換的姿勢落地，可緩衝跳躍降落的衝擊力道。

高箱跳躍

起始姿勢：

站在箱子後方，雙足之間的距離略比肩寬（圖❶）。

動作：

彎曲髖關節和膝關節，讓整個人呈深蹲姿勢，並將雙臂向後伸（圖❷）。伸直髖關節和膝關節，擺動雙臂，輕盈地跳上箱子（圖❸❹）。

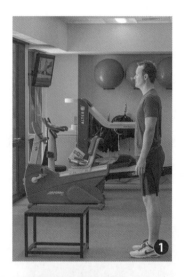

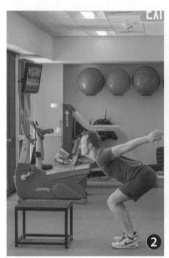

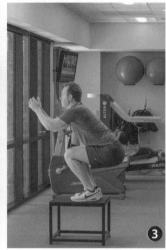

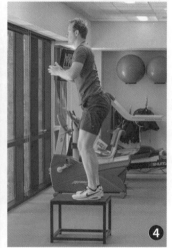

Tips

回到起始姿勢時，請用倒退走的方式步下箱子，不要直接從箱子上跳下來。

振盪式深蹲跳躍

起始姿勢：

類似競速滑雪選手從坡頂往下滑的姿態；站著，雙臂前伸，然後彎曲髖關節和膝關節，讓下半身呈深蹲姿勢（圖❶）。

動作：

用股四頭肌的力量，小幅度地振盪臀腿。振盪到第四下時，徹底伸直髖關節和膝關節，跳離地面（圖❷）。落地時，重返起始姿勢，持續振盪下半身。

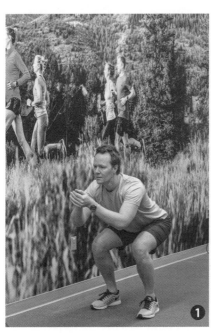
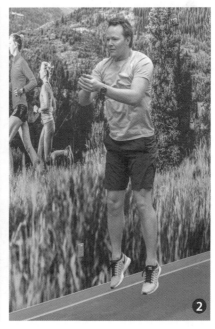

Tips

振盪的動力來源應來自雙膝，而非髖部。

該以怎樣的頻率鍛鍊？

　　這個問題的答案因人而異，很難有個一體適用的回覆。不過，大致上，一般人只要有以每週三次，以及鍛鍊一天、休息一天的方式去執行上述的鍛鍊計畫，都可以讓肌力大幅增長。如果你是有較高運動需求，或可在鍛鍊上花比較多時間的人，或許可以嘗試一週四天的鍛鍊頻率。要採取一週四天的鍛鍊頻率，一定會碰到必須連練兩天的情況，所以你要先安排好那兩天，再盡可能以「做一休一」的原則安排週間的休息時間，讓一週有四天鍛鍊日和三天休息日。在此再次提醒你，鍛鍊的頻率會因人而異，所以你在進行任何鍛鍊前，務必先諮詢專業的醫療人員，讓他們看看你當下的生理狀態是否適合你打算執行的鍛鍊計畫。

要多久才會看到進步？

　　我們可以給你一些大概念，讓你心中對自己的養傷時間有個底。

　　就如前面所說，你要花多少時間做物理治療，才有辦法從損傷中康復非常因人而異，而且這也跟你受的傷和訂下的目標有關。如果你的目標只是走路不用靠枴杖或助行器輔助，多半可以在數週或數月內達成。如果你有較高的運動需求，需要恢復到更好的生理狀態，那麼這個時間就會更長。以下列出的幾項大原則，可以讓你對自己需要花多少的時間康復，有個大致的觀念。等你覺得自己能夠自在又自信的活動膝關節，且通過醫療團隊安排的膝關節力量和功能評估後（第十二章會詳細介紹此評估的評估項目），你恢復日常活動和運動能力的時間點就會更為明朗。至於你何時能不使用助行器活動，通常取決於下列三個面向：（1）你的膝關節已經恢復到能穩定負荷全身重量的程度；（2）你能夠在沒助行器的情況下，正常地走路（沒有跛

腳）；以及（3）你已經做好不再依賴助行器的心理準備。

- 重建和修補結構的病人，至少要花十六週的時間復健，才有辦法逐步恢復活動能力。大部分的病人可以在修補和重建結構的六到十二個月後重返運動場。
- 絕大多數的骨折可以在六到八週內痊癒大半。大部分的病人可在骨折後的三到六個月重返運動場。
- 絕大多數的肌肉損傷要徹底痊癒，需要花四到六週的時間。大部分的病人可在肌肉受傷後的四到十二週重返運動場。
- 大部分接受全膝關節置換手術的病人，都能在術後立刻負重，並在數天到數週內擺脫與助行器形影不離的日子。部分病人甚至能在術後數週內正常行走，或從事高爾夫球之類的運動。

一定可以做到！

不管你的膝關節受了什麼傷，要從損傷中康復都不是一件容易的事。過程中，你一定多多少少會吃點苦頭，它除了可能讓你無法享受喜愛的活動，甚至還會限制你的工作能力。然而，在完善康復計畫和強大後援人員的支持下（這些人包括醫療人員、家人和朋友），你一定能朝著自己的目標穩穩前進，並獲得長足的進步。總之，你對整個康復過程付出的心力和毅力越多，你之後重新投入自己喜愛活動的機會就越大。請你一定要記住這一點！

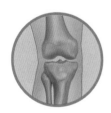

CHAPTER 10

減重和
護膝飲食

食物會如何左右你的
恢復力？

本章不是要你以自己重量級的身材為恥，也不是要告訴你甜食是「萬惡的根源」不應該出現在你的生活中。畢竟，我們本身就跟大家一樣喜愛甜食，說出這樣的話未免太過矯情和言行不一。我們想要建議你的是，如果你想讓自己恢復到最佳的狀態，最好花點時間好好檢視你的整體飲食。也就是說，本章的目的是幫助你理解，你對食物的選擇會如何影響你膝關節的恢復狀況。你除了要讓自己吃進均衡的營養素，我們還建議你要吃一些抗發炎的食物。我們會在接下來的篇幅探討特定食物與發炎反應之間的關係，但在此之前，就讓我們先一起看看保持健康體重能對你的膝關節帶來什麼樣的好處。

體重與膝關節健康

我一直是許多人口中的「大」孩子。因為我出生的時候，體型就落在生長曲線的第 120 百分位，而且從小到大始終如一。我的大塊頭，也讓我格外受到教練的青睞。小時候，美式足球、籃球或棒球就是我的一切，這些運動

占據了我童年的大部分時間，我也參加過大大小小的比賽。直到六年級，我加入了我家當地的 Pop Warner 青少年美式足球聯盟，負責進攻截鋒的位置，才徹底迷上了美式足球。我根本是個天生的進攻截鋒，超級擅長這個角色要做的事。

然而，這個要不斷在場上衝鋒陷陣、為隊上其他成員爭取進攻機會的角色，也很容易傷到膝關節。十二歲時，我就有內側副韌帶撕裂和半月板受損的問題，絕大多數的同齡小孩都不會有這樣的經歷。當時我花了一段時間養傷，並在幾週後退出了那個聯盟。上高中之後，我的父母和醫師都認為，要避免我的膝關節受到之前那樣的傷害，穿戴護具是個不錯的做法。

遺憾的是，穿戴這些護具並不能讓我徹底遠離膝關節損傷的威脅。高二那年，我的右膝還是出現了內側副韌帶撕裂的狀況；雖然位置跟之前一模一樣，但這次的傷勢嚴重許多。我有整整五週都動彈不得，但好在還是有趕在籃球季開始前康復。就是從那時候開始，我注意到運動過後，我的右膝都會隱隱作痛。另外，我再度撕裂內側副韌帶的同時，也再度傷到了半月板，成了一個年紀輕輕軟骨就受到磨損的高中生。之後的高中生活，我陸續收到許多大學的邀約，這些大學都是有參加全美大學體育聯賽的學校，想網羅我當他們美式足球隊的進攻截鋒。由於這類大學都會提供比較多的獎學金機會，所以我決定在美式足球上下更多的工夫。我不再分神打籃球，並努力把自己變大隻，讓自己在體重和體型上更符合進攻截鋒這個角色的形象。高二的時候，我身高六呎四吋（約一百九十三公分），體重兩百五十磅（約一百一十三公斤）；到了高三，我的身高長到了六呎六吋（約一百九十八公分），體重則來到了兩百七十五磅（約一百二十五公斤）。隨著我越來越重，我膝關節的疼痛感也越來越強烈。

後來我在西雅圖得到了華盛頓大學提供的獎學金。不過，要成為一名優秀的進攻截鋒，體重三百磅（約一百三十六公斤）是基本門檻。想擁有更多

的力量，你需要更多的重量；體重只有兩百六十磅（約一百一十八公斤）的人，很難擋下敵隊進攻者的衝撞。因此，絕大多數的大學美式足球隊，都會給進攻組的新進球員安排一段「紅衫期」（redshirt），讓他們隨隊練習兩到三年，等他們調整好體能狀態、熟悉賽況後，才讓他們上場比賽。對美式足球這項運動來說，體型是一個非常關鍵的條件，因為在體型不達標準的情況上場，掛彩幾乎是選手難以逃脫的命運。

我很幸運，也有被安排一段「紅衫期」，但因為我們隊上很缺進攻球員，所以隔年我就必須成為場上的一員。如果是現在的我，我肯定會立刻對這樣的安排表示：我的體能狀態還沒做好上場的準備。當時我的確是重訓室裡的大塊頭，但我的臀、腿還沒鍛鍊出足夠的肌肉量，無法承受場上的各種衝撞。那一年，我被教練趕鴨子上架，不斷練肌力和增重。沒多久，我就增重到三百一十五磅（約一百四十三公斤），看起來越來越有進攻截鋒的樣子。

然而，就在這個時間點，我身上的傷也開始飛快增加。大二那年，我不只在我們的開幕賽斷了左臂，還傷到了腳、手腕，還有後來才發現的背。我膝痛的情況變得更加嚴重：每場比賽和練習過後，我都必須冰敷雙膝，才能降低它們腫脹的程度。替我的膝關節消腫成了我日常中再普通不過的一件事，不久之後，我還開始注射皮質類固醇和 synvisc 這類針劑，改善我因軟骨缺損引發的疼痛。

我的膝關節是在我大四那年徹底罷工。那一天我的右腿在球隊的秋訓中拐了一下，當下我就發現情況不太妙，因為我彎不了我的膝關節。接受詳細的檢查後，醫師發現我右膝的軟骨幾乎要磨光了；而且我的每一次屈膝動作，都會讓髕骨不斷刮掉我剩餘的軟骨。為了讓我重返球場，我們球隊的工作人員竭盡所能的幫我處理這個問題。最後，我的問題終於在四週後開始好轉。那個時候我們的開幕賽即將開打，我一點都不想錯過這個迎戰強敵的機

會。雖然我的膝關節還是會痛，但賽前我還是練了整整一週。比賽當天，我吃了很多止痛藥，就為了能順利打完整場比賽。可是，就在開幕賽的隔天早上，我一醒來就發現自己下不了床。我痛到不行，甚至無法移動我的腿。我的右膝非常腫，一看就知道它對我昨天的行為有所怨言。我再度就診，與上次治療我的醫師說明情況後，他們告訴我，我已經把我的膝關節操到了極限，接下來恐怕會有很長一段時間無法打美式足球。於是，我大四的大半賽季就這樣泡湯了，我也丟失了進入 NFL 的機會。身為一個打了三年美式足球，又將美式足球視為一切的球隊隊長，我就這樣被迫離開了我熱愛的球場。

好在，在這樣的困境之下，還是有一些好事發生。就在我瘦了超過七十磅（約三十二公斤）之後，現在我膝關節疼痛的情況改善了很多。雖然我還是要避免籃球和跑步這類的活動，但大部分我想做的鍛鍊，我都可以順利完成。我知道在未來的某一天我勢必需要換一副新的膝關節，但在此之前，我一定會持續為我的原生關節努力。

——班・里瓦（Ben Riva），前大學美式足球隊球員

確實，大部分的人都不會讓自己的膝關節受到這麼大的傷害。我們用里瓦先生的故事當本章的開場，只是為了凸顯體重對膝關節的健康有多巨大的影響。當你因為退化性關節炎的早期症狀去看醫生，討論非手術的治療方式時，他們普遍都會建議你先試著減重。

你的膝關節是所謂的「負重關節」。跟你不太需要負擔身體重量的手臂關節不同，你的膝關節必須一直承受你身體的重量，還有這些重量對它施加的壓力。這就有點像《星際大戰》的尤達所說：「你必然會覺得一直被一股原力環繞。」你有穿著負重背心做重訓的經驗嗎？我們敢說，你一定馬上就能注意到身體重量的差異，而且我們保證，你的膝關節也是如此。

過重的體重會長期影響膝關節的結構。還記得膝關節的結構嗎？我們說過膝關節的股骨和脛骨之間隔著一些軟組織，而這些軟組織就是半月板和軟骨。你可以把半月板想成充氣式的甜甜圈形座墊，按照邏輯來思考，若讓小朋友和成人分別坐上這個座墊，小朋友讓座墊變形的幅度應該會比成人小很多。這是因為成人的重量比較重，因此會對座墊施加比較多的力。你的半月板也跟這個座墊一樣。你對它施加的重量越重，它就會變形和磨損的越厲害。等你把這層軟組織保護層都磨光，你的骨頭就會開始硬碰硬，往退化性關節炎的方向走；而且很不幸的是，這個過程不可逆。另外，萬一你膝關節的穩定性因你對它施加的重量和壓力變差，一些極小的外力可能就會導致它受到嚴重的傷害（如膝關節脫臼）。

如果你是個喜歡數學的人，以下這些計算應該會深得你心。研究顯示，視你從事的活動而定，你的膝關節大概會承受你體重二到六倍不等的壓力。也就是說，你每重一公斤，你的膝關節就會多承受二到六公斤的壓力。這樣看起來或許沒什麼，但如果你把這個觀念套用在美國的現況上，就會看到驚人的數值。目前美國男性的體重平均超重一成，也就是二十磅（約九公斤），而光是這些過重的體重就會讓他們的膝關節在做坐姿起立這類簡單的動作時，多承受九十磅（約四十一公斤）的壓力！對平均超重十六磅（約七公斤）的美國女性來說，這個動作則大概會增加她們膝關節七十二磅（約三十三公斤）的壓力。但這些都還只是膝關節負荷增加的零頭小數，因為你還要考慮到一天下來，你會重複做多少次像起立這樣簡單的動作，還有你一定也會做比站立還要困難的動作。

好消息是，減重——即便只是減一點點——就能改善膝關節的處境！打個比方，假如你的手臂上有個瘀青，這個時候如果有人輕輕按壓那個瘀青，你雖然會有點痛，但這個痛你應該還可以忍受；但如果這個時候有人用力猛壓那個瘀青，你大概就會痛到哇哇大叫。同樣地，一旦你有了關節炎，就相

當於你膝關節的骨頭之間有了「瘀青」，而且這個瘀青永遠都不會消失。然而，你還是有辦法減輕它產生的疼痛感，只要你不要那麼用力的去壓它一而減重就能幫你做到這一點。這就是為什麼你被診斷出有關節炎後，醫生都會建議你先減重，因為它能有效降低你日後需要動手術的機會。

一九九○年代的弗萊明翰退化性關節炎研究計畫（Framingham Osteoarthritis Study）表示，體重和退化性關節炎之間存在著一些顯著的趨勢。該研究發現，肥胖男性和女性得到退化性關節炎的風險，分別會高出五倍和四倍。女性方面，只要能瘦十一磅（約五公斤）就能降低五成的退化性關節炎風險。

其他類似的研究也反映了這些結果。最近的研究顯示，每增加兩個單位的 BMI（約五公斤），得到退化性關節炎的機率就會增加三成六。這些研究也顯示，有八成九做減肥手術的人（平均瘦了四十四公斤或九十七磅），至少有一邊的關節徹底擺脫了退化性關節炎導致的疼痛。這裡不是要評論減肥手術的成效（這是另一本書和另一個醫師要關注的主題），而是要再次強調，這些傷害膝關節的風險因素都是可以改變的。

這些資料都顯示，肥胖和退化性關節炎不但有密切的關聯性，而且你還可以透過減重來降低這方面的風險，就算你減的重量不多。班，還有許多跟他一樣的病人，都在減重後，大幅改善了膝關節疼痛的症狀。

所以你要怎麼減重？在此我們要先鄭重聲明，我們不是吉莉安·麥可斯（Jillian Michaels）、鮑伯·哈波（Bob Harper）、尚恩·T（Shaun T）或東尼·哈頓（Tony Horton）之類的明星健身教練。我們只是一群專業的醫療人員，站在科學的角度給你一些基本的建議。對抗肥胖最簡單的方法是什麼？是一開始就不要讓自己發胖。雖然這並不是多數人想聽到的答案，但是這是事實。與先發胖、再減重，然後保持不復胖相比，一開始就保持健康的體重確實輕鬆許多——雖然前者還是有辦法做到。

其實，要你這麼做的原因，遠比你以為的還要複雜，因為你身體的運作模式也會跟著你的體重改變。一旦你的身體將這種改變當成新的運作標準，你血液中的升糖素、胰島素和皮質醇等各種激素的含量也會隨之改變，而這些激素全都會影響你的代謝能力。

因此，不論你現在的體重如何，保持健康的體重都是護膝的關鍵。請攝取分量合宜的健康飲食，並每週至少運動三次。

如果你想要減重，就要設法讓你燃燒掉的熱量，大於你吃進的熱量。實際上，減重有這麼簡單嗎？當然沒有，但為了方便說明，我們決定先從這個點說起。如果你每天燃燒掉的熱量，都大於你吃進的熱量，你的身體就必須動用儲存的能量，而這個儲存的能量通常就是你的體脂肪。體脂肪並非一無是處，否則我們的身體也不會製造它，對吧？

身體製造脂肪的目的，就是為了將能量儲存起來，以備不時之需。這就像你會在車上多準備一桶油，萬一油箱沒油時，你就可以拿來應急。又好比，有冬眠習性的熊或許多動物，都會在夏季和秋季大吃特吃，讓身上儲存大量的脂肪，以確保牠們在食物匱乏的冬季，能仰賴這些脂肪過冬。我們的身體也有類似的生理機制，會將多餘的能量轉換成脂肪，以助我們度過嚴冬。這些脂肪就像柴火一樣，可以燃燒、作為能量。不同的是，其他動物的體重會隨著季節大幅波動，但人類不會，因為我們永遠都有充足的食物來源。所以，相對於那些會在秋季發胖，夏季又重新恢歸輕盈身形的動物，我們的身形始終都會呈現笨重狀態。

雖然剛剛說的這些內容，有點像會在 Discovery 頻道看到的畫面，但是我們希望你能從中了解到：你身上的脂肪可以增加，也可以減少；而讓脂肪減少的關鍵，就是讓你燃燒的熱量大於吃進的熱量。此刻你或許會問：「我要怎麼知道自己燃燒和吃進多少熱量？」在過去，甚至是在幾年前，要做到這件事確實是相當耗工又耗時。你需要不斷秤量你食物的重量，一一計算它

們的熱量，然後再努力依照你活動的狀態，估算你消耗掉的熱量。但現在不同了，今天的我們生活在一個普遍使用智慧型手錶、智慧型手機和應用程式的世代，而這一切都讓估算熱量這件事變得簡單許多。大部分的智慧型手錶都內建活動追蹤功能，只要把它戴在手腕上，它就能記錄你整天燃燒了多少的熱量；至於吃進多少熱量的部分，你則可以在手機下載一個估算飲食熱量的應用程式，用它來記錄你一天吃進了多少的熱量（MyFitnessPal 這款應用程式是很不錯的選擇）。

在用應用程式紀錄你吃進的熱量，和用智慧型手錶紀錄你燃燒的熱量後，你會希望兩者紀錄到的數值，呈現前者小於後者的狀態。你怎麼做到這一點的方式沒那麼重要—這沒有所謂的標準做法—但我們倒是可以分享你幾個事半功倍的策略；在這個生活步調飛快的世代，有時候我們連好好上個廁所的時間都沒有，更不用說鍛鍊身體了。

相較於增加活動量，良好的飲食對減重更為重要，但許多人都知道，後者在執行上並沒有想像中的簡單，大家在這方面總會碰上一些難以突破的關卡。以下我們會針對幾個常見的問題，告訴你應對的訣竅和技巧，然後你可以再依據自身的狀況，將這些方法應用在你的飲食上。

我應該嘗試怎樣的減重飲食？

舊石器時代飲食、無麩質飲食、素食主義飲食、純素飲食、地中海飲食、海鮮素飲食……，你被這些五花八門的減重飲食搞的暈頭轉向嗎？許多大型世代研究（cohort study），都曾比較過這些飲食的健康功效。最近甚至有越來越多的研究針對新興的熱門飲食，如有機飲食、素食主義飲食和純素飲食，做進一步的探討。話雖如此，但幾乎每一個飲食研究都會有一個問題，就是研究人員無法徹底掌控實驗中的所有因素；也就是說，實驗的結果會受到太多不可控的變數影響，例如受試者的生活習慣、基因、性別、年

紀、種族和整體健康狀況等。確實有許多數據指出，各飲食對心血管健康、癌症、糖尿病或壽命等方面，有怎樣正面或負面的影響，但卻沒有一個研究能以絕對公正的數據證明，哪一種飲食對人體最好。就目前的研究證據來看，我們只能說地中海飲食可能是最有益絕大多數人健康的飲食模式。然而，每一個人最適合的飲食還是不會百分之百相同，且在未來數十年，醫學界和科學界對這個領域的探討，很可能會大有進展。總之，你飲食的基本盤就是要顧好你熱量的總攝取量，並盡可能均衡飲食，讓自己每天吃進符合建議攝取量的蛋白質、維生素、礦物質和必需脂肪。

我吃了減重期間不該吃的食物，應該就此放棄減重嗎？

千萬不要有這種「我在減重，所以完全不能碰某種食物」的想法。許多健康的人，甚至是擁有冰塊腹肌的名人，都會在生活中吃些眾人視為減重大忌的食物（甜點、漢堡或披薩等）。只要你有七成五至八成的時間，都謹守減重飲食的原則進食，偶爾讓自己吃一些偏離原則的食物，並不會影響你的整體減重成果。這種讓自己在減重期間適量攝取一些高熱量餐點的行為，在減重界有個專業術語，叫做「欺騙餐」（cheat meal）。如果你好奇那些名人在欺騙餐都吃些什麼，可以到美國影星巨石・強森（Dwayne Johnson）的 Instagram 看看，他常在上面分享自己的欺騙餐菜色。也就是說，如果你在週間都很努力的遵守減重原則飲食，那麼週末讓自己吃一些療癒身心的美食倒也無妨。總之，你應該有的觀念是，減重就跟任何事情一樣，持之以恆和有所節制才是你成功的關鍵所在。

我應該試試間歇式斷食法嗎？

討論這個主題的書籍、網站和粉絲團非常多，所以我們會請你多去了解這些專家的看法。基本上，限制你每天進食的時間就是這套飲食的基礎。你

有可能會每天只在中午到晚上八點這段時間進食，也有可能一週會有一天完全不吃東西。雖然這種飲食方式看起來有點極端，但有些人就是喜歡這樣嚴格的時間限制，因為這樣你就不必花太多時間留意三餐的時間，只需要記住你只能在時間 A 到時間 B 這段期間吃東西就好。這套飲食原則的基本運作哲理是：如果你每天擁有的進食時間變少，你吃進的總熱量可能也會變少（減少攝取的熱量依舊是這套飲食方式的重點）。

或者我應該試試少量多餐？

一天吃六小餐，還是一天吃三個分量適中的餐點比較好？探討這方面的研究很多，有的研究顯示，少量多餐的飲食方式可以降低胰島素阻抗、增加減重的成效（這個結果可能是因為它改變了人體新陳代謝的效率）；有的研究則顯示，一切的重點還是要回歸到你攝取的總熱量和燃燒的總熱量上。

飲食障礙者的注意事項

這個篇章的重點在於，你應該努力攝取健康的飲食。但萬一你有飲食障礙的病史，監控熱量攝取量的這個舉動，說不定會再度觸發你的飲食障礙。所以如果你有這方面的病史，我們建議你與醫師詳談，讓他們幫助你在術後安穩攝取到適當的能量和營養。

接下來，我們要來看看鍛鍊身體的幾個訣竅和技巧。

我應該做什麼運動？

我們會建議你做高強度間歇訓練（HIIT）。這類運動可以讓你花最少的時間，獲得最大的運動效益。就算你能運動的時間只有三十分鐘也沒有關係，只要你能在這三十分鐘裡，好好把自己操到筋疲力竭就好。我們沒有說你一定要做到像 CrossFit 運動裡的學員、忍者、戰士，或電視節目《巨石極

限體能王》（*The Titan Games*）裡的挑戰者那樣強大的運動強度，才能達到所謂的高強度間歇訓練。光是在室內腳踏車上專心地好好騎滿三十分鐘，就可以讓你得到很好的運動效果。切記，千萬不要一邊有一搭沒一搭地踩著腳踏板，一邊和你的朋友傳訊息聊天，這樣你肯定無法看到理想的成果。運動就跟人生中的其他許多事情一樣，你想要有怎樣的結果，就必須做出相對應的付出。

什麼時候運動最好？

雖然有許多研究針對最佳運動時間提出了建議，但基於你的工作、家庭限制和整體生活狀態等現實因素，你不見得能讓自己在這些時間運動，所以如果你問我們這個問題，我們多半會告訴你「只要你有空，任何時間都是你運動的最佳時間」。但此刻如果你是個時間彈性，又想要一些具體建議的人，那麼我們就會告訴你，目前有些研究顯示，一大早就做運動（尤其是有氧或 HIIT 運動）可提升減重的效果，因為它會調節你的晨間皮質醇含量。但如果你是想增加肌肉量的人，下午或傍晚就會是你運動的最佳時間。

我該怎樣保持動力？

讓自己一直保有一開始的動力，恐怕是鍛鍊身體的整個過程中最困難的部分。研究發現，為自己設下具體的目標，對保持動力十分有幫助。這一點也在我們的病人身上得到驗證。我們發現，有「我想要重新回到大學的足球校隊」、「我想要在蜜月之旅中漫步這些小徑」，或「我想要在沒有手推車的輔助下，打完高爾夫的十八個洞」等具體目標的病人，不論是在物理治療或手術上，通常都能得到相當好的結果，因為他們知道自己想要的是什麼，也知道自己可以設立哪些標準來檢視自己的進步。減重也是一樣，千萬別只嚷嚷著「我要減重」，請明確說出你要減掉多少的重量，然後給自己一個有

動力減掉這個重量的目標。你可以把這些目標寫下來,有研究指出,將目標詳細寫出來的人,比較有機會達成目標,所以趕快拿出你的紙、筆寫下你想達成的目標吧!

食物和恢復力

你吃進的熱量不僅會影響你的體重,你選擇的食物也會影響你的恢復力、力量和發炎情況。現在就讓我們先從構成食物的三大巨量營養素——蛋白質、碳水化合物和脂肪開始說起。

蛋白質

蛋白質是建造肌肉的重要成分。(這就是健身者會一直想辦法透過蛋白粉、蛋白棒等產品,讓自己多攝取一點蛋白質的原因。)蛋白質是由胺基酸組成,而胺基酸又是組成肌肉的基礎,因此蛋白質在你飲食中占有相當重要的一席之地。

你在養傷期間,更是要格外注意蛋白質的攝取量,因為癒合傷口需要蛋白質。許多研究證實,蛋白質攝取不足會降低膠原蛋白的生成量(肌肉、皮膚、肌腱、韌帶和骨頭全都是這種蛋白構成),進而下降傷口的癒合速度。蛋白質對你手術中受損、修補和重建的組織真的非常重要,因為它能幫助傷口癒合,而且還能幫助你在恢復期重建肌肉的強度。然而,凡事總是一體兩面,攝取過多的蛋白質也會使消化、血管和腎臟出狀況。所以適當的攝取量是多少?雖然目前學界對此仍未有個確切的答案,但最新的建議攝取量是每公斤體重零點八到兩公克。以一般女性為例(一百五十磅,約六十八公斤),她們一天應該要攝取五十四到一百三十六公克的蛋白質,而其所謂的最適當攝取量則大概會落在這個範圍的中間。

蛋白質的種類相當多元。如果你吃肉，不論是畜肉、禽肉或魚肉，它們都是很棒的蛋白質來源。你大概也聽過乳清蛋白和酪蛋白，它們是來自乳品的蛋白質。很多植物也含有蛋白質，例如豆類、小扁豆、大豆、堅果和豌豆蛋白（從豌豆萃取出的蛋白，常出現在植物蛋白粉裡）。總之，蛋白質的來源多到無法一一列舉。沒有所謂公認最好的蛋白質，只要適量攝取，它們全都有益健康；一旦過量，它們多半都會讓健康扣分。舉例來說，吃太多乳清蛋白會引發消化問題；吃太多紅肉會增加心臟疾病的風險；吃太多的大豆蛋白則可能會影響你血液中的雌激素濃度。這再次應證了我們常聽到的那句話「凡事過量都不好」，人生絕大部分的事情都是如此，食物也不例外。我們建議你廣泛攝取各種蛋白質，但每一種都要適量。

以下我們列出了一些優質的食物，它們能讓你輕鬆獲取豐富的蛋白質：

雞胸肉 6 盎司

大約 280 大卡，6 公克脂肪，0 公克碳水化合物，52 公克蛋白質

沙朗牛排 6 盎司

大約 414 大卡，24 公克脂肪，0 公克碳水化合物，46 公克蛋白質

太平洋鱈（新鮮漁獲）6 盎司

大約 140 大卡，1 公克脂肪，0 公克碳水化合物，30 公克蛋白質

黑豆 6 盎司

大約 175 大卡，1.6 公克脂肪，105 公克碳水化合物，36 公克蛋白質

小扁豆 6 盎司

大約 194 大卡，0 公克脂肪，35 公克碳水化合物，15 公克蛋白質

豆腐 6 盎司

大約 129 大卡，8 公克脂肪，3.2 公克碳水化合物（有 0.5 公克是纖維質），14 公克蛋白質

香草口味植物蛋白粉 1 勺（品牌為 dotFIT）

大約 130 大卡，2 公克脂肪，8 公克碳水化合物，21 公克蛋白質

煮熟的藜麥 1 杯

大約 222 大卡，3.5 公克脂肪，39 公克碳水化合物，8 公克蛋白質

不確定你的餐點裡有多少蛋白質嗎？如果是沒有營養成分標示的食物，例如新鮮農產品和肉類，你通常可以通過上網搜尋這個簡單的動作，找到它們詳細的營養資訊。網站 Livestrong .com 和應用程式 MyFitnessPal 也是你的神隊友，它們可幫助你追蹤你吃了哪些食物，又從這些食物中攝取到了哪些營養成分。

碳水化合物

碳水化合物可說是近代飲食界的過街老鼠。根據雜誌和一些名人的說法，它們是導致癌症、糖尿病、心臟疾病、早衰和各種家族疾病的壞傢伙。但是，這並非故事的全貌！雖然「有些」碳水化合物確實沒什麼營養價值，但你的身體需要從碳水化合物獲取能量。跟蛋白質一樣，碳水化合物的種類也很多。為方便說明，我們把碳水化合物粗分為兩大類：簡單型碳水化合物（simple carbohydrate）和複合型碳水化合物（complex carbohydrate）。複合型碳水化合物的分子比較大，需要比較長的時間消化。全穀類（例如燕麥、糙米、全麥麵包和全穀類麵食等）以及澱粉類蔬菜（如馬鈴薯、歐洲防風草根、南瓜、青豆、玉米等），都屬於這類碳水化合物。這些碳水化合物非常有益你的消化道健康，不但可以幫助糞便成形，還含有豐富的維生素。攝取複合型碳水化合物也可以增加你的飽足感，並供給你比較持久的能量。

為什麼術後務必攝取複合型碳水化合物？嗯，因為手術時的麻醉藥和手術後的鴉片類止痛藥，常常會使排便變成一件非常困難的事。我們這麼說吧，「你絕對不能低估無法順利排便的痛苦程度」。你或許可以靠藥物改善這個症狀，但要從根本解決這個問題，你還是必須謹守三大原則，即：多活動、多吃富含複合型碳水化合物的均衡飲食，還有多喝水。含有大量複合型碳水化合物的食物，也含有豐富的纖維質，它們是幫助你形成糞便的關鍵。纖維質對消化道健康格外重要，因為它是人體無法消化的碳水化合物；因此，它進入人體後，會完整地來到大腸，幫助糞便成形。除此之外，纖維質還可以調節人體的飢餓感和血糖。你可以直接服用美達施（Metamucil）這類的補充劑補充纖維質，也可以從許多天然的蔬果攝取它，例如青花椰菜、梨子、酪梨、覆盆莓、朝鮮薊、小扁豆和球芽甘藍等。

除了有益排便外，複合型碳水化合物對健康還有許多其他的好處。舉例來說，米富含維生素 B 群，對健康和能量都有正面幫助。菠菜這類的綠葉蔬菜富含維生素 C，它是修復傷口的重要成分，更能預防壞血病。基本上，蔬菜和水果是獲取各種維生素和礦物質的絕佳來源。胡蘿蔔和地瓜富含維生素 A；菠菜、瑞士甜菜、蕪菁和蘆筍富含維生素 E；蘿蔓生菜、球芽甘藍和菠菜（沒錯，又是它）則有豐富的維生素 K。這些維生素對你的營養至關重要，後面介紹到脂肪這個巨量營養素時，我們會再討論到這個部分。

接下來，我們要介紹的是簡單型碳水化合物，顧名思義，它就是分子比較簡單的碳水化合物—也就是說，它的分子比較小，比較好消化，被人體吸收、利用的速度也比較快。這類碳水化合物大部分都是富含糖分的食物，例如水果、部分蔬菜，當然甜味劑、糖果和烘焙食品這類比較不天然的食品，也屬於簡單型碳水化合物。如果你是在健身或是養傷，水果這類的簡單型碳水化合物其實是快速獲取能量的好選擇。至於含糖甜品，雖然從營養的觀點來看，它們主要只是一種能滿足你口腹之慾的食物，但偶爾來一份甜品確實

可以讓你的腦內啡（endorphin）和幸福感上升，這一點不容忽視。研究發現，你的情緒狀態在整個康復過程中有著重要的影響力，甚至已有研究證實，愉悅的心情可以增加傷口的痊癒速度。

話雖如此，但攝取過多的簡單型碳水化合物（就是太多糖），也很容易讓人惹禍上身，因為它們會促發炎。大部分的美國人都吃進了太多的糖。含糖食品在攜帶和儲存上都很方便，加上製造的程序簡便，所以在我們的生活中隨處可見它們的蹤影。含糖食品的便利、紓壓和美味，更是助長了眾人對它的迷戀。促發炎和抗發炎食物是當前十分熱門的議題之一，目前這方面的討論雖仍有不少歧見，但，糖的確常常被歸類為促發炎食物。因此，儘管糖不是惡魔，但在膝關節損傷的急性期，它可能也不是你的好朋友。

以下我們列出了幾個富含碳水化合物的食物。另外，我們也有為嗜甜，或希望繼續享受甜點的人，提供一些稍微健康一點的選項。

新鮮燕麥片 1 杯

大約 305 大卡，5 公克脂肪，56 公克碳水化合物（8 公克纖維質，1 公克糖），11 公克蛋白質

地瓜片 1 杯

大約 115 大卡，0 公克脂肪，27 公克碳水化合物（4 公克纖維質，6 公克糖），2 公克蛋白質

白秈米 1 杯

大約 205 大卡，0 公克脂肪，45 公克碳水化合物（1 公克纖維質，0 公克糖），4 公克蛋白質

糙米 1 杯

大約 215 大卡，2 公克脂肪，45 公克碳水化合物（4 公克纖維質，1 公克糖），5 公克蛋白質

非洲小米 1 杯

大約 175 大卡，0 公克脂肪，36 公克碳水化合物（2 公克纖維質，0 公克糖），6 公克蛋白質

全穀筆管麵 1 杯

大約 145 大卡，2 公克脂肪，29 公克碳水化合物（4 公克纖維質，1 公克糖），6 公克蛋白質

新鮮藍莓 1 杯

大約 85 大卡，0 公克脂肪，21 公克碳水化合物（4 公克纖維質，15 公克糖），1 公克蛋白質

新鮮葡萄柚（大）半顆

大約 55 卡，0 公克脂肪，15 公克碳水化合物（2 公克纖維質，12 公克糖），1 公克蛋白質

橘子 1 顆

大約 40 大卡，0 公克脂肪，10 公克碳水化合物（1.5 公克纖維質，7.5 公克糖），0.5 公克蛋白質

嗜甜者的飲食技巧

　　我們明白，我們也愛甜食。雖然我們會盡量鼓勵大家，在想吃甜食的時候，以完整的水果取代精製的甜品，但如果你就是非吃那些甜品不可，我們會請你在選購這些商品時，好好檢視它們的營養標示，並選擇營養成分比較好的品牌。如果你是冰淇淋愛好者，我們會建議試試看 Hola Top 這個牌子的冰淇淋，不要選擇傳統的冰淇淋。Hola Top 的冰淇淋不僅熱量和糖量較低，還增加了蛋白質的含量。以下就是 Hola Top 與 Häagen-Dazs 冰淇淋的營養標示

比較，兩者皆是一品脫的香草口味冰淇淋。

- Hola Top 香草口味：240 大卡，8 公克脂肪，56 公克碳水化合物（20 公克纖維質，16 公克糖，20 公克糖醇），24 公克蛋白質，達每日建議攝取量（RDA）8%的維生素 A，達每日建議攝取量 52%的鈣

- Häagen-Dazs 香草口味：1,080 大卡，72 公克脂肪，84 公克碳水化合物（全都是糖），20 公克蛋白質，達每日建議攝取量 60%的維生素 A 和鈣注意，上述都是一整桶一品脫冰淇淋的的營養成分。讓我們面對一下現實，有幾個人會在吃冰淇淋的時候，只從桶裡挖出營養標示上「一份」（大概半杯）的量吃？大部分的人只要從冷凍庫拿出這個邪惡的傢伙，就會一口接一口地把整桶冰淇淋全都吃下肚。

如果你喜歡吃糖果，請你用一些新鮮的水果丁，取代 Jolly Ranchers、Airheads、Sour Patch Kids 之類的高糖軟糖。芒果、莓果和西瓜都是甜度特別高的水果。的確，這些水果還是含有相當多的糖，但它們也含有纖維質、維生素和礦物質這些可以幫助你的營養素。

如果你是個烘焙食品迷，喜歡用美式鬆餅或格子鬆餅當早餐，我們會推薦你選擇 Kodiak Cakes 這類比較健康的鬆餅預拌粉，它也可以用來做餅乾或布朗尼之類的點心。Kodiak Cakes 的預拌粉混入了比較多的全穀粉，所以它的複合型碳水化合物（如纖維質）比例會比較高，蛋白質的含量也會比較高，而這些都是我們在術後飲食特別需要攝取到的成分。

接下來，我們就再來比較一下 Kodiak Cakes 和 Bisquick 鬆餅預拌粉的營養成分：

- Kodiak Cakes 原味鬆餅粉，半杯：190 大卡，2 公克脂肪，30 公克碳水化合物（5 公克纖維質，3 公克糖），14 公克蛋白質

- Bisquick 鬆餅預拌粉，半杯：225 大卡，4.5 公克脂肪，42 公克碳水化合物（不到 1 公克的纖維質，3 公克糖），4.5 公克蛋白質

脂肪

最後，我們要說到的是脂肪——營養界的「前任」過街老鼠。（還記得低脂飲食嗎？）就像山羊鬍和復古油頭一樣，油脂又漸漸成為飲食界的寵兒，但這一切都是有原因的。油脂也有許多不同的種類，但為了方便說明，我們再次將它們粗分為兩大類：飽和（壞）油脂和不飽和（好）油脂。油脂之所以有飽和和不飽和之分，在於它的化學結構。用碳鍵來說明它們的結構有點無趣，所以在這裡我們會用俄羅斯方塊來類比它們的結構。你知道俄羅斯方塊這個電腦遊戲，對吧？飽和油脂就好比那些形狀又長、又奇特的方塊，每次看到它們從螢幕上方落下時，你總是會忍不住咒罵幾聲，因為你根本不知道該把它們放在哪個位置。它們的出現很可能會毀了你原本乾淨的畫面，讓你遲遲無法消除視窗中的方塊。但不飽和油脂就不同了，它們就像那些形狀俐落又對稱的方塊，可以完美地填補畫面中的缺口，讓堆積的方塊消失。這個比喻可以非常簡單地看出油脂的特性。「好油脂」很容易被你的身體分解、利用，可是「壞油脂」就會囤積在體內、引發問題。許多身體機能都少不了好油脂的幫助，你消化和吸收食物的能力也不例外。另外，研究已經證實，有些好油脂，特別是富含 omega-3 脂肪酸的油脂，非常有益心臟健康。儘管我們在這本書主要討論的主題是骨頭、肌腱和韌帶，但我們幾個作者也都知道心臟對人體的整體健康有多麼重要。

為什麼術後你一定要攝取油脂？好油脂是熱量的絕佳來源，它們能提供持久的能量，這對需要耗費大量能量的術後恢復期而言，是非常重要的存在。再者，誠如我們稍早所說，油脂是維持正常消化功能的重要幫手，尤其是在消化維生素 A、D、E 和 K 方面。這些脂溶性維生素，顧名思義，就是指它們在分解後，只能透過油脂吸收進人體。換句話說，如果你的飲食和體內都沒有足夠的油脂，就算你能吃進大量的脂溶性維生素，你也無法吸收它

們。膝關節手術後，你特別需要吸收維生素 D，因為它是修復、形成健康、強健骨骼的重要元素，可增加小腸對鈣的吸收率。萬一你飲食中可吸收的鈣含量不足，你的身體就會尋求其他的替代資源—你的骨頭；它會分解你的骨頭來獲取它需要的鈣，所以你原有的骨頭就會變差。這跟引發骨質疏鬆的過程類似。由此可知，你就知道維生素 D 對你骨頭的健康有多麼重要。

　　油脂的來源百百種，有時候你甚至沒想到有些食物竟然也含有豐富的油脂。以下我們列出了一些良好的油脂來源，它們都可以在你的康復之路上助你一臂之力。

新鮮的酪梨半顆

大約 160 大卡，15 公克脂肪，9 公克碳水化合物，2 公克蛋白質

有機花生醬 1 湯匙

大約 100 大卡，8 公克脂肪，2 公克碳水化合物，5 公克蛋白質

有機杏仁醬 1 湯匙

大約 100 大卡，9 公克脂肪，3 公克碳水化合物，4 公克蛋白質

橄欖油 1 湯匙

大約 120 大卡，14 公克脂肪，0 公克碳水化合物，0 公克蛋白質

野生國王鮭魚 6 盎司

大約 395 大卡，23 公克脂肪，0 公克碳水化合物，45 公克蛋白質

　　值得一提的是，鮭魚也含有大量的 omega-3 脂肪酸；這個分量的鮭魚大概可以提供一千七百毫克 omega-3 脂肪酸，遠勝市面上大多數非處方營養補充劑的含量。

抗發炎界的超級巨星

除了我們前面提到的那些食物，還有幾種食物也是抗發炎的狠角色。在這裡，我們將快速向各位介紹兩類營養素，它們都常因自身的抗發炎功效被大肆宣傳。我們會告訴你它們是何方神聖，怎麼樣幫助我們預防或降低發炎反應，以及會出現在哪些食物中。

omega-3 脂肪酸

omega-3 脂肪酸被視為人體的必需營養素，因為我們的身體無法自行製造它們，必須靠飲食獲取。它們是一種不飽和油脂——好油脂——說的更精準一點，它們是多元不飽和脂肪酸（意思是它有好幾個不飽和的碳鍵）。omega-3 脂肪酸是構成你細胞膜的重要成分，而細胞膜又是生成激素的重要調節者，這些激素可調控凝血和發炎的狀態。研究發現，它們可降低許多系統性疾病的發生率和症狀，例如心臟疾病、攝護腺癌、高血壓、類風濕性關節炎，以及其他許多疾病。

那麼 omega-3 脂肪酸到底是怎麼辦到這全部的神奇事蹟，更重要的是，它們又是怎麼降低發炎反應的？這個答案很難用三言兩語說明清楚。目前的研究成果顯示，脂肪酸似乎可負向調節（downregulate）發炎路徑上某些重要分子的表現——也就是說，它們會從細胞層次降低發炎啟動子（promoter）的生成量，進而降低身體的整體發炎狀態。不論這些研究是從個體或是細胞的角度去探討 omega-3 脂肪酸對發炎反應的影響，都發現它可以降低與發炎反應相關的指標。甚至還有部分研究發現，omega-3 脂肪酸可透過減少發炎反應達到止痛的效果，而且其效果還與用於類風溼性關節炎的止痛藥，或用於頸、背部慢性疼痛的非類固醇抗發炎藥物（如 Aleve

和阿斯匹靈）不相上下。儘管至今學界在這方面的研究尚未達成共識，但我們可以說 omega-3 脂肪酸確實比較容易將人體導向抗發炎的狀態。

那麼為什麼並非人人都推薦大家從營養補充劑攝取這些脂肪酸？嗯，主要還是因為這方面的資訊仍缺乏充分的科學證據，而且醫學界對這方面的資訊也格外嚴謹。我們需要有更多的證據證明這方面的功效，以確保它不會對人體造成任何傷害，或只會對人體造成微乎其微的傷害。相較於其他研究主題，目前學界對 omega-3 脂肪酸的研究還相對較少，特別是在它對骨骼肌肉病症和術後恢復的影響方面。有幾個以類風濕性關節炎病人為受試者的研究發現，使用 omega-3 補充劑的病人，對止痛藥的需求量有下降。但，另外幾個以一般退化性關節炎和術後病人為受試者的研究卻發現，服用 omega-3 脂肪酸對他們的幫助不大。

再來我們要談到的是，如果就理論來說 omega-3 脂肪酸對人體有益，那麼我們不建議大量補充它們的理由又是什麼？因為它們可能會增加出血的風險。已有研究指出，攝取 omega-3 脂肪酸會降低血小板凝集；而過去這也讓大家擔心食用者的凝血能力會因此降低，進而增加出血風險。不過最近的幾個研究指出，使用 omega-3 脂肪酸並不會增加出血的風險，也不會對心臟手術造成任何安全的疑慮，但目前尚無針對骨外科手術做的研究數據。基於這一點，你在補充這類營養素時，務必和你的執刀醫師談談，徵詢他們的意見。簡單來說，學界對 omega-3 脂肪酸的功效還未有定論，但它們有機會成為你養傷的助力。

你可以在哪裡找到這些有益健康的靈丹妙藥呢？你可以在海鮮裡找到海洋性 omega-3 脂肪酸。

下列海鮮都是很棒的 omega-3 脂肪酸來源，但富含 omega-3 脂肪酸的食物絕非只有它們：

鯖魚

每 3 盎司約含 4,107 毫克

鮭魚

每 6 盎司約含 4,023 毫克

鱈魚肝油

每湯匙約含 2,664 毫克

鯡魚

每 6 盎司魚片約含 3,181 毫克

牡蠣

每 6 顆生牡蠣約含 565 毫克

富含非海洋性 omega-3 脂肪酸的食物也不少，而且也很方便取得：

亞麻籽

每湯匙約含 2,338 毫克

奇亞籽

每盎司約含 4,915 毫克

核桃

每盎司約含 2,542 毫克

大豆

每半杯約含 1,241 毫克

富含 omega-3 的食物很多元，只要你飲食均衡，多半可以從食物中獲取足夠的 omega-3 脂肪酸。然而，如果你是個挑食的人，不太會吃含有這

個營養素的天然食物，那麼你或許就要考慮用補充劑的形式攝取 omega-3 脂肪酸。就跟你服用任何藥物或飲食一樣，在你攝取這類補充劑前，一定也要和你的醫師詳談，因為他們最了解你的傷勢和病史。問問他們，在飲食中加入 omega-3 脂肪酸補充劑，會對你帶來怎樣的好處和風險。大部分的健康機構都認為，每天補充 250 到 500 毫克之間的 EPA 和 DHA 就足夠了。攝取 omega-3 脂肪酸雖然可能有益健康，且沒什麼風險，但攝取過量還是有機會增加出血的風險，所以如果你有出血方面的問題，就需要特別監控這項營養素的攝取量。

抗氧化劑

自由基是人體在應對環境和其他壓力時，產生的不穩定分子。這些自由基會引發氧化壓力，而這個引發氧化壓力的過程除了會導致細胞受損，還與眾多疾病相關，例如阿茲海默症、癌症、帕金森氏症、心血管疾並和糖尿病等。抗氧化劑有時候會被叫做自由基清除者（free radical scavenger），因為它們會抑制自由基的破壞力。它們會藉由阻斷這些自由基或這股氧化壓力，來達到抗氧化的效果。抗氧化劑可以由人體自行製造，也可以經由飲食攝取。維生素 C 和維生素 E 都是抗氧化劑，所以水果和蔬菜都是常見的抗氧化劑來源。因此除了聽媽媽的話，你也應該因為這個原因多吃蔬果。

薑黃（turmeric）也是一個極具抗氧化力的食物，它是薑科植物的一員，賦予咖哩黃色的色彩。薑黃不僅是印度料理常使用的香料，也是一種藥草。過去有很長一段時間，大家對薑黃的功效並不是很了解，但隨著它最近越來越受到矚目，我們對它的了解也越來越多。薑黃素（curcumin）是薑黃中最重要的化合物，它是抗氧化劑，也具有抗發炎的效果。

研究發現，薑黃素對健康有許多不同的好處，像是降低罹癌率、降低心臟病發作和罹患心血管疾病的機率、提升傷口痊癒的速度，以及大幅降低全

身的發炎指標等。在肌肉骨骼方面，也已有不少科學數據和臨床研究證實，薑黃對退化性關節炎的病人有所幫助，可降低退化性關節炎的疼痛和症狀。只是，目前針對術後恢復期這一塊，探討薑黃素功效的研究仍不多。

當然，我們也要提醒你，薑黃並非多多益善。攝取過多的薑黃可能會引發消化問題、頭痛、噁心、皮膚紅疹，甚至是讓腎結石高風險者更容易有腎結石。另外，薑黃也跟 omega-3 脂肪酸一樣，可能會增加出血風險；但就最近幾項探討薑黃安全性的大型研究成果來看，薑黃造成出血的風險極低。同樣的，目前還沒什麼研究探討薑黃對肌肉骨骼病症和術後恢復的效用，所以補充薑黃前，請務必先與你的主治醫師討論。

雖然我們對薑黃素和薑黃抗發炎的具體機制尚不清楚，但它們似乎也可以負向調節（或是關閉）發炎路徑上某些重要分子的表現。另外，有些學者發現，薑黃素可能會導致促進發炎反應的嗜中性白血球（neutrophil）細胞死亡。在探討敗血症這類發炎性疾病的研究則發現，那些常在發炎狀態下飆高的發炎指標，在投予薑黃素後，看起來都顯著降了下來。就當前的種種研究證據來看，科學家推論，薑黃素很可能是透過阻斷 NF-κB 這個發炎路徑上的重要分子，來達到抗發炎的效果，因為該分子會刺激人體啟動發炎反應的基因。儘管這部分的確切機制我們仍需要更多的研究來了解，但現階段的證據已足以說明，它的抗發炎能力確實與此相關，甚至是互為因果關係。

如果你想在飲食中補充薑黃素，咖哩是不錯的選擇，因為它既美味，又含有豐富的薑黃。不過薑黃裡的薑黃素含量並不高，假如你想要補充大量的薑黃素，通常都需要服用補充劑。我們也很推薦你搭配黑胡椒食用薑黃，這是因為薑黃本身的不太好吸收，但黑胡椒可將它的吸收率提升 2000％。老話一句，你在親身嘗試這類補充劑前，務必先和你的主治醫師充分討論，他們最了你的狀況。

另一個可以獲取強大抗氧化劑的食物是薑。薑是一種源自中國的開花植

物，與薑黃同屬薑科。我們平常說的薑，就是這種植物的根部，常被做為香料和藥草使用。薑在市面上的形式相當多元，有新鮮的、乾燥的、磨成粉的，也有榨成油或汁的，且常常入菜。跟薑黃類似，薑也有一個主要的活性物質—薑辣素（gingerol），它是抗氧化劑，也具有抗發炎的效果。

薑的醫藥用途相當廣泛，幫助孕吐者或暈船者壓下噁心感，就是其常見的功用之一。無獨有偶，薑似乎也跟其他的超級補充劑一樣，對心臟和主要血管的健康相當有幫助。已有研究顯示，薑會降低禁食血糖、糖化血色素，甚至是膽固醇的數值，而這些對心臟的健康都是好事！

薑也跟薑黃素一樣，具有一些止痛和抗發炎的能力。定期服用不但可降低肌肉疼痛和痠痛的程度，還可以降低與退化性關節炎有關的疼痛和僵硬。研究也發現它會降低癌症和心血管疾病的風險，對腎臟病者的腎臟具有保護力，並能減少其他的發炎過程。另外，薑的抗發炎機制好像也跟薑黃素類似，是透過抑制發炎指標，達到降低體內整體發炎程度的效果。

那麼薑暗藏著怎樣的隱憂呢？與薑黃素（薑黃）和 omega-3 脂肪酸相同，攝取過多的薑可能會引起腹部不適、火燒心、消化不良和出血等症狀。有研究指出，薑會降低血小板的凝集，因此理論上它確實有可能增加出血的風險。同樣的，目前還沒什麼研究探討薑對肌肉骨骼病症和術後恢復的效用，所以，我們必須再說一遍，補充薑之前，請務必先與主治醫師討論。

薑根是補充薑的最佳來源。它可以磨成粉，混進奶昔、打進果汁，或是直接切塊煮熟食用。天然的薑汁汽水、薑餅、薑茶和薑棒等食物，也可以攝取到薑。當然，薑也可以用補充劑形式攝取，濃度會比天然食物高出許多。

總而言之，飲食是預防和恢復損傷的關鍵。保持健康的體重固然可以讓膝關節遠離過多的負荷，但要讓組織癒合，均衡的飲食才是最重要的一環。因此，在你康復的過程中，務必格外注意飲食的均衡。

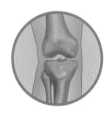

CHAPTER 11

是否要用針劑
舒緩症狀

從類固醇到幹細胞，
它們能讓我擁有超人般的療傷能力嗎？

注射膝關節針劑可以怎樣？膝關節方面的病症，不論是外力傷害或自然老化（如退化性關節炎）造成，往往都會拖很久，又難以根除。這個時候，為了提升損傷修復的速度，並減輕疼痛，你或許可以考慮看看「生物性針劑」（biological injection）這個醫療選項，它們除了能幫助你減緩疼痛，甚至能讓你在不動手術的條件下，重返日常生活。這些針劑的侵入性極低，對退化性關節炎這類慢性病症特別有幫助。有的時候，執刀醫師也會用這些生物療法來加成手術的成效（即手術和針劑雙管齊下），以加速損傷修復的速度。

大部分的生物療法都是以膝關節的退化性關節炎為研究對象，所以在本章，我們也會把討論的重點放在治療這種病症的生物療法上。儘管學界對這些療法能否幫助運動員應付急性損傷仍存有爭議，但許多知名的運動員都已紛紛表態，這些療法幫了他們大忙。基本上，在使用這些針劑時，你必須先考量到它們對施打部位的療效，因為研究顯示，它們雖然對網球肘這類的損傷有很大的幫助，但對阿基里斯腱這類的損傷卻沒什麼幫助。

退化性關節炎是全美盛行率最高的肌肉骨骼疾病，有超過五千萬的美國

成年人都受此症所苦。放眼全世界，全球則約有 3％的人口有退化性關節炎，相當於兩億人左右。更有研究指出，有高達 18％的健保人口是為退化性關節炎就醫；且退化性關節炎與眾多健康議題相關，例如憂鬱症、糖尿病、肥胖和心臟疾病的得病率都會因它增加。就經濟層面來看，退化性關節炎亦是歷年勞工停工的最大主因，每年美國經濟都會因它損失約一千億美元。相較於慢性心臟和肺臟疾病，健保每年花費在退化性關節炎的費用是它們的兩倍。

退化性關節炎十分常見，過去醫師也都將這項病症視為一種自然老化的過程—關節長年使用的必然磨損。然而，這種自然老化論卻很難說明，為什麼兩個關節老化程度差不多的人，在退化性關節炎上的表現會有極大的差異；有的人會沒什麼症狀，有的人卻會痛不欲生。今日我們終於知道，這一點與發炎反應息息相關，是它取決了退化性關節炎症狀的輕重。現在的生物療法多半會以發炎蛋白為治療標的，以達到減緩發炎反應和後續症狀的目標。

大約有八成五的退化性關節炎都是正常的老化過程所致（就像白頭髮和皺紋一樣），其餘一成五則屬於創傷性退化性關節炎，這類退化性關節炎是患者膝關節受損後（如傷到前十字韌帶或半月板），加速膝關節的退化速度所致。（請見圖 11.1）

醫師在診斷關節炎時，務必辨明患者是退化性關節炎，還是類風濕性關節炎。前者是關節磨損所導致的病變，後者則是一種會攻擊自身關節的自體免疫疾病。所謂的自體免疫疾病，就是患者的免疫系統失靈，會攻擊自己的組織，而非入侵者。就類風溼性關節炎這個病症來說，免疫系統攻擊的對象就是包覆和保護關節的滑膜，且患者通常會有好幾個關節同時受到影響。

目前為止，退化性關節炎還無藥可醫，也沒有什麼療法可以讓有退化性關節炎的膝關節重新長出軟骨；也就是說，這些症狀都無法逆轉，只能控制。生物性針劑能有效暫時緩解疼痛，因為它能減輕發炎反應並改善關節的

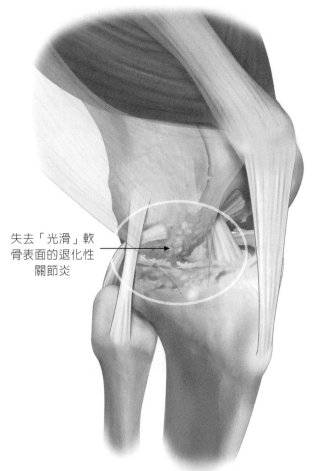

失去「光滑」軟
骨表面的退化性
關節炎

圖 11.1 退化性關節炎

潤滑度。至於何時才是你施打這些針劑的最佳時機點，完全要視你的症狀而定。如果你一直受疼痛所苦，且覺得這股疼痛牽制了你的行動能力，那麼你或許就可以考慮試試這些選項。有時候忍痛、動也不動的靜養，反而只會讓肌肉更加萎縮，症狀更加嚴重。身為專攻運動醫學的醫師，我們的目標就是幫助病人盡可能保有隨心所欲的活動能力。

　　本章的內容可以幫助你判斷這些針劑是否適合你。這些療法是什麼，它們之間有什麼不同？它們的療效有無獲得專業機構的認證？會不會對你造成

什麼風險？關於這些療法的優點和缺點，接下來我們都會一一探討。

止痛劑、膠體針劑和生物性針劑

止痛劑（類固醇）、膠體針劑（玻尿酸）和生物性針劑（取自你身體的生長因子和／或幹細胞）是用於膝關節損傷的三大類針劑。這類針劑大部分都是由人體的天然成分構成。類固醇針劑是用到皮質醇（cortisol），它是人體的一種激素，可藉由降低發炎反應達到止痛的效果（除此之外它還有多項其他功能）。具潤滑功能的膠體針劑是用到玻尿酸（hyaluronic acid，HA），它是形成軟骨（包覆在關節處骨頭表面的組織）的主要分子之一。高濃度血小板血漿是一種從你自身血液分離出的針劑；醫療人員會將你的血液離心，把你血液中的血小板和有益傷口癒合的蛋白分離出來（離心的過程就像是把衣服丟進洗衣機脫水那樣）。至於幹細胞療法，則會用到你的骨髓抽吸濃縮液（BMAC）；醫療人員會將你的骨髓液離心，從中獲取有益傷口癒合的重要蛋白（也就是生長因子），以及少量的幹細胞，希望能藉此讓受損的組織再生。但請注意，目前這方面尚未有明確的科學證據。好了，粗略帶過這些針劑的基本輪廓後，現在就讓我們來一一了解每一種針劑的細節。

皮質類固醇針劑

類固醇藥物的作用就類似皮質醇這個激素，皮質醇在人體本來就扮演著降低發炎反應的角色。不過由於人體大部分的細胞都有皮質醇接受器，所以除了降低發炎反應外，皮質醇還會影響到體內的許多生理狀態，例如：血糖、血壓、新陳代謝的速率，還有鹽分和水分的平衡狀態等。

能降低發炎反應的物質通常都可以止痛。目前美國食品及藥物管理局（FDA）已批准了數款可用於治療退化性關節炎的類固醇，但學界對哪一款

類固醇對退化性關節炎的療效最好還未有定論。不過，就臨床的經驗來看，醫師最常將以特安皮質醇（triamcinolone）為主成分的 Kenalog，視為治療退化性關節炎的最佳類固醇藥物。

原則上，你關節磨損、受損的程度越低，類固醇對你的止痛效果就會越好。也就是說，在你膝關節沒有受到太多傷害時，皮質醇針劑能發揮比較好的療效；因此，萬一你是重度退化性關節炎的病人，這類針劑大概就無法為你帶來什麼正面的幫助。為了判斷你膝關節受損的程度，你的醫師會安排你去照 X 光，它能顯示出你骨頭的大致狀態。在正常的膝關節 X 光影像中，你應該會看見脛骨和股骨之間存在約五公厘的間隙，而這個間隙就是骨頭末端的軟骨，以及脛骨和股骨之間的半月板所在的位置（X 光拍不出這些軟組織的實體）。當關節炎開始對軟骨造成磨損，並使半月板漸漸向關節外側偏移時，這個位在脛骨和股骨之間的間隙也會越變越小。如果這個病變的過程持續進行，你本身也會感受得到這個微妙的骨骼變化。好比說，你通常會在屈膝的時候注意到，你的膝關節喀拉喀拉地發出聲響，因為脛骨和股骨之間的不正常接觸會讓它們形成骨刺。

整個膝關節都被一層叫做關節囊的囊袋包覆住，所以施打這些針劑時，不論是從膝關節的何處下針，只要針頭有插進關節囊內，這些針劑就可透過液體的擴散作用，對膝關節內部發揮止痛效果。

一般來說，皮質類固醇的每次注射量大概都落在一到兩立方公分之間。不過施打類固醇的方式，倒是每一位醫師都有自己的一套方法。通常醫師在下針前，都會先用冷凍噴劑麻木要下針的部位。下針時，有的醫師則會使用超音波輔助下針，但有的不會。以下是臨床上最常使用的幾種下針方式：

- **上外側下針法（superolateral approach）：此種方式會從病人膝蓋骨上方和外側的交界處下針**。下針時，病人會仰躺於診療台，膝關節

呈近乎伸直的微彎姿勢，或者病人也可完全伸直膝關節，並在膝蓋下方墊一個薄墊幫助放鬆。

- **前外側（anterolateral）或前內側下針法（anteromedial approach）：這兩種方式的下針處都位在病人膝蓋骨的下方，但一個是從髕骨肌腱的外側下針，另一個則是從髕骨肌腱的內側下針。** 下針時，病人會坐著，膝關節呈九十度彎曲，好讓膝關節的輪廓能比較清晰的呈現在下針者眼前，之後下針者就會從膝關節的間隙下針。

類固醇針劑的藥效要在施打的「幾天後」才會完全生效。明白這一點很重要，因為你需要給它一點作用時間。打完類固醇後，有的病人或許會立刻感到疼痛感減輕了，而且當下他人甚至還沒走出診療室。這種立即性的止痛效果，是一種局部麻醉，就跟你在看牙醫時打的力度卡因（lidocaine）和布比卡因（bupivacaine）等麻藥產生的效果沒什麼不同。不過，這類局部麻醉的效力只會持續個幾小時就會消退，而此時類固醇通常仍未發揮止痛作用。因此，有時候你在打完類固醇的隔天，反而會覺得膝關節痛得更厲害。再者，類固醇針劑一開始帶來的止痛效果，常會讓病人樂不可支到去挑戰最高峰，或是去跑場馬拉松（當然，這只是個比喻），但等這個蜜月期一過，他們的疼痛感就會「報復性」加劇。請務必留意這種可能性，這樣施打類固醇後，你就不會被這種「先減緩、後加劇」的疼痛變化嚇到，也不會立刻過度活動膝關節。打完類固醇針劑後，請先觀察你的膝關節幾天，如果你覺得它的狀態有在幾天後好轉，就表示針劑確實有打進膝關節囊。

皮質類固醇和局部麻醉這類針劑，有時候也可幫助診斷。膝關節的神經末梢不像手指的神經那樣敏銳，可以精準感覺到各個部位的一切感受。因此，如果你覺得疼痛是從膝關節內部傳來，在醫師施打針劑後，你應該馬上就會感覺到症狀徹底緩解。但，萬一症狀沒有改善，醫師就必須從其他面向去尋找引發

你疼痛的原因。假如在關節腔內注射針劑無法發揮任何止痛效果（至少要有一開始的局部麻醉效果），那麼這股疼痛很可能就是來自膝關節的外部（皮膚、肌肉、肌腱等），又或者是針劑根本沒成功打進關節囊內。這個時候你的醫師會重新檢視你的病況，並根據新得到的線索為你歸結出正確的病因。

相較於其他的生物性針劑，皮質類固醇的作用時間相對較快，但它們的效力通常也比較不持久（只能持續約四到八週）。研究顯示，施打皮脂類固醇針劑之後，冰敷和減輕膝關節承受的衝擊力（例如用踩滑步機、騎自行車或游泳，取代走路、跑步和跳躍等活動）可提升針劑的效果。原則上，只要每次施打皮質類固醇的時間有至少間隔三到四個月，這類針劑都沒什麼安全上的疑慮。至於施打皮質類固醇針劑可能產生的副作用則有：使關節發炎（發紅、發熱、發痛）、血糖上升（糖尿病患者應該顧慮到這一點），以及膝關節周圍的骨骼結構變薄（很罕見）。倘若你注射了幾次針劑後，症狀都未見改善，就應該試試其他的方法。

膠體針劑

一個健康的膝關節，其關節囊內最多會含有四毫升的關節液。關節囊的內側，有種叫做「滑膜細胞」（synoviocytes）的特化細胞，它們會製造組成關節液的成分：玻尿酸（它也是軟骨的主要成分之一）、鹽類、膠原蛋白，還有各種的蛋白。關節液的稠、滑質地，就是來自玻尿酸。玻尿酸在關節液中具有避震和潤滑膝關節的功能，能讓覆蓋在你骨頭末端的軟骨面彼此滑順滑動，是幫助膝關節正常活動不可或缺的物質。一旦軟骨因退化性關節炎之類的原因出現磨損，滑膜細胞就會製造更多的關節液，以改善軟骨面滑動的滑順度，並降低膝關節內部的發炎程度。

相較於健康關節，有退化性關節炎的關節，其關節液裡的玻尿酸濃度通常會比較低，所以關節在面對磨擦和衝擊力等情況時，也會受到比較少保

護；而這個狀況又會加重關節病變的過程，讓病情陷入一種惡性循環。此時，為病人注射一劑膠體針劑（Gel Injection），或許能補足其關節液的稠度，讓他們的關節液再次發揮原本的避震和潤滑功能—這就是所謂的「關節內補充療法」（viscosupplementation）。

醫師希望藉由注射這種人工調製的關節液補充液，暫時性的潤滑病人的膝關節，以達到減輕疼痛、提升功能，甚至是減緩病變速度的效果。值得一提的是，關節內補充療法雖然有效，但它有效的原因似乎不是醫師原先預想的那些機制。實際上，這些膠體針劑不會一直環繞在你的關節周圍，通常它們都會在施打後的一到兩天內被身體吸收。然而即便如此，這類針劑還是可以對病人發揮好幾個月的止痛效果。好幾項研究都發現，與臨床常見的其他治療方式相比，關節內補充療法不但可有效改善病人的疼痛程度和活動能力，其療效最久還可持續二十六週；且相較於治療前的膝關節狀態，患者的膝關節在施打膠體針劑後，獲得了顯著的改善。

研究學者認為，關節內補充療法之所以有用，是因為它有抗發炎的能力。簡單來說，就是退化性關節炎的病人，其膝關節液中的玻尿酸會被促發炎和受損組織的蛋白抓住，但施打膠體針劑後，大量的玻尿酸可能就會將膝關節內的這些發炎化合物清除，進而減緩因這些發炎物質引發的疼痛症狀。

有好幾款玻尿酸膠體針劑都可用於治療膝關節退化性關節炎的症狀，但它們的有效性與它們在針劑中呈現的型態密切相關。天然的膝關節液非常濃稠，所以稠度與天然關節液越相似的膠體針劑，其療效往往越好。可是，也不是所有的濃稠針劑都具有相同的療效，因為天然的玻尿酸是以單一分子的形式存在於關節液中，但有些膠體針劑為了增加人工關節液的稠度，會讓玻尿酸以一群分子的形式存在於針劑中；而就臨床的結果來看，單鏈（單一分子）玻尿酸的療效確實比較好。另外，玻尿酸的來源對膠體針劑的療效也大有影響，目前玻尿酸的來源分為動物萃取（AD-HA）和微生物發酵（Bio-

HA）兩大類。微生物發酵的玻尿酸比較不會引發免疫反應，施打這類玻尿酸的病人，大約每兩百五十人才有一人的膝關節會因此腫脹。綜合上述，你在施打膠體針劑時，務必詢問你的醫師，你使用的產品是不是微生物發酵的單鏈玻尿酸，因為研究指出，符合這些條件的針劑能發揮比較好的療效。

施打膠體針劑的常見方式有兩種：一種為一次性的施打高濃度玻尿酸，另一種則為多次性的每週或每兩週施打玻尿酸。最近的幾篇回顧性研究都指出，相較單次施打，多次施打的模式能發揮更好的止痛效果。這些研究也顯示，關節內補充療法大致上安全無虞，因為在各項研究中，它們幾乎都沒有讓病人產生什麼不良反應。注射處出現疼痛、腫脹和發炎等症狀，是關節內補充療法最常見的副作用；這些症狀很少見，一旦發生就要立即就醫處置。特別要留意的是，有一小部分的人會對針劑中的成分產生過敏反應。如果你有對蛋類、鳥羽或其他禽類製品過敏的病史，請務必告知你的醫師，因為有些膠體針劑的成分可能會觸發這方面的過敏反應。最後，雖然這種情況不太可能發生，但對膝關節施打任何針劑都存在著感染的風險。

等止痛的效果消退後，你可能就需要視個人的病況，再接受下一輪的膠體針劑療程。依臨床的經驗來看，每次療程之間至少需間隔六個月的時間（不過目前尚無研究實際針對每次療程的間隔時間做探討）。病人可以重複接受數回的關節內補充療法，但這種療法不見得能一直讓病人受惠。因為就跟皮質類固醇針劑一樣，萬一退化性關節炎的病情加劇，膠體針劑緩解症狀的效果恐怕也會大打折扣。

高濃度血小板血漿

血液有四大主要成分，分別是：紅血球、白血球、血小板和血漿。血小板是一群負責凝血功能的微小血球細胞，它們運送的蛋白超過一千五百種，而這些蛋白負責了刺激新細胞和膠原蛋白（軟骨的主要成分之一）增生，以

及抑制發炎反應和細胞死亡的工作。血漿則是乘載所有血球的液體。施打高濃度血小板血漿針劑的目的是，將大量的血小板送入受損組織，希望它們能幫助傷口以更好、更快的狀態癒合。

血小板是癒合傷口的重要角色，因為它們含有生長因子（一種蛋白）。血小板內部有個叫做「α-顆粒」（α-granule）的小囊袋，生長因子就是儲存在這些囊袋中。生長因子參與了組織修復和再生過程中的重要階段，它們會通知你的身體趕快對受損處發送再生組織所需要的蛋白。

高濃度血小板血漿針劑（PRP）是由你自己的血液製成，醫療人員會抽取你的血液，將它以各種不同的轉速離心，好讓血液出現分層。不同類型的血球會有不同的重量，如果抽取出來的血液經過抗凝血處理，靜置一陣子後，所有血球中最重的紅血球會沉降到底部，血漿（液體）會留在頂部，而白血球和血小板則會懸浮在血漿和紅血球之間（形成所謂的血沉棕黃層〔buffy coat〕）。（請見圖 11.2）

為了讓這個分層的過程更快速和精準的完成，醫療人員在製作高濃度血小板血漿時，通常會使用專門的儀器離心你的血液。這麼做是為了確保最終的高濃度血小板血漿針劑不含任何紅血球，因為它們會對膝關節造成傷害。另外，最近的研究還發現，針劑中若含過多的白血球也會傷到關節，因為它們會引發發炎反應。也就是說，高濃度血小板血漿必須做到盡可能只含血小板和血漿這兩種極富生長因子的成分，才有辦法為膝關節帶來最好的治療效果。整個離心過程大概會耗時十二分鐘，接著醫療人員就可從分層針取得濃縮三到五倍的血小板血漿。（目前尚不清楚一次療程需要有多少血小板，也不清楚哪一種生長因子比較能帶來我們想要的效果。）在施打針劑的前一刻，醫療人員可能會先在針劑裡添加血小板活化劑（platelet activator），以啟動血小板的凝血能力。（請見圖 11.3 中施打高濃度血小板血漿針劑的方式。）

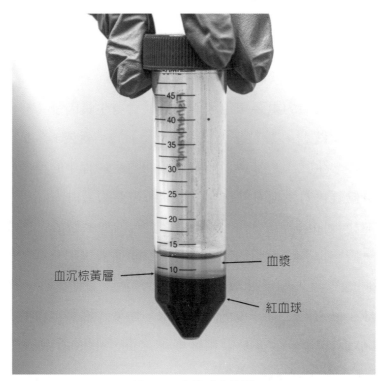

血漿

血沉棕黃層

紅血球

圖 11.2 血液成分分層

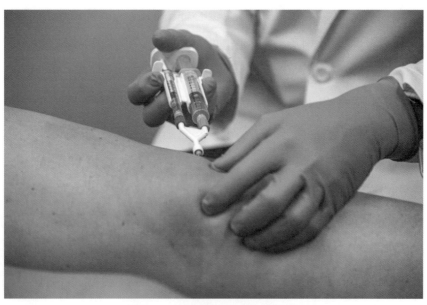

圖 11.3 高濃度血小板血漿針劑

所以它們是怎樣發揮功效的呢？多項臨床試驗發現，相較安慰劑、類固醇、還有膠體針劑，僅含微量白血球的高濃度血小板血漿改善退化性關節炎症狀的效果會比較好。跟其他生物針劑一樣，許多研究也指出，高濃度血小板血漿針劑對早期退化性關節炎的幫助會比晚期大。一旦患者的膝關節來到了退化性關節的晚期，高濃度血小板血漿針劑和類固醇針劑對病人的治療成效就不會有什麼明顯的差異，但高濃度血小板血漿針劑改善病人症狀的幅度多半還是會略高一些。研究也發現，施打高濃度血小板血漿針劑的病人，其六個月後的生活品質和整體健康狀態會明顯比施打其他針劑的人好。

　　至於要施打幾次高濃度血小板血漿針劑才能得到理想的結果，最新的文獻顯示，早期退化性關節炎患者至少要打兩劑才能比較有效的改善症狀；但晚期退化性關節炎患者就算是施打多劑，也無法明顯改善症狀。有義大利的學者表示，單劑高濃度血小板血漿緩解症狀的效力大概可持續九個月，所以若能每年定期施打此類針劑，便可有效延續針劑的療效。然而，儘管有數項研究指出高濃度血小板血漿針劑可以改善膝關節的不適症狀，但目前卻沒有任何研究可證明它具有修復軟骨的能力。

　　高濃度血小板血漿針劑若搭配玻尿酸膠體針劑（請見第 315 頁）使用，甚至有機會發揮更大的療效，因為它們能放大彼此吸引體內修復蛋白的能力。除此之外，還有部分研究指出，同時施打玻尿酸膠體針劑和高濃度血小板血漿針劑能促進軟骨再生，並抑制退化性關節炎的發炎狀態，但目前其他研究人員還無法用相同的方式重現這項研究的發現。近期有一項臨床試驗以三組病人來比較針劑的療效，分別是：單獨使用高濃度血小板血漿針劑組、單獨使用玻尿酸針劑組，以及同時使用兩者組。結果研究人員發現，在接受治療後一年，將單獨使用玻尿酸組和同時使用兩者組擺在一起比較時，後者改善疼痛和活動能力的效果顯著優於前者；且在接受治療後的第一個月和第三個月，將單獨使用高濃度血小板血漿針劑組和同時使用兩者組擺在一起比

較時，後者改善活動能力的效果也顯著優於前者。

　　施打高濃度血小板血漿針劑可能出現的大部分不良反應，都不是專屬高濃度血小板血漿針劑的風險，而是施打每一種生物性針劑都有可能碰到的情況。這些不良反應包括：疼痛、僵硬、昏厥、頭暈、頭痛、噁心、胃炎、盜汗和心跳加速等，但通常會在幾天內消失。感染這部分更不是高濃度血小板血漿針劑專屬的副作用，因為任何施打針劑的舉動都會存在這方面的風險。不過白血球含量較高的高濃度血小板血漿針劑，會比較容易引起發炎反應。

施打這些針劑要花多少錢？

　　你在哪一州就醫，還有醫師或醫院用什麼方式執行這類療程，與你要為這些針劑付多少錢息息相關。

- 治療關節炎施打的類固醇針劑和玻尿酸針劑，保險幾乎都有給付。萬一你的保險沒有給付皮質類固醇或膠體針劑的費用，那麼你的荷包可能就要因它們分別失血 150 到 300 美元，以及 300 到 1,500 美元。
- 高濃度血小板血漿針劑的費用大概會介於 800 到 1,500 美元之間，主要依就醫的州別而定。
- 以骨髓抽吸濃縮液進行的幹細胞療法，費用約為 1,500 到 5,000 美元。
- 最後，以細胞培養方式進行的幹細胞療法會更為昂貴，起跳費用至少要 9,000 到 12,000 美元。因為它無法在美國境內完成（你通常需要飛至德國、智利或西班牙等國家來進行這套療程），且相較骨髓抽吸濃縮液的幹細胞療法，這種幹細胞療程還要多一道培養幹細胞的工序。

幹細胞

　　許多膝關節受損和有退化性關節炎的病人，對幹細胞療法都很有興趣，因為這類療法有機會讓組織再生。雖然幹細胞療法是一個令人躍躍欲試，又快速、蓬勃發展的治療領域，但目前臨床對它背後的機制其實還沒很深入的

了解，大家對它會如此狂熱，主要都是因為它有為病人帶來一些理想的成果。在這個小節，我們會告訴你幹細胞是什麼、幹細胞療法是怎樣運作，又有哪一些幹細胞療法有獲得美國食品及藥物管理局的批准，以及它們可能產生怎樣的療效。由於我們的病人也常問我們一些有關幹細胞療法的問題，所以我們也會把這些問題以 Q&A 問答集的形式彙整，羅列在本小節尾聲的文字框「幹細胞療法的常見問題」中。

幹細胞（Stem Cell）是你身上的一群細胞，這群細胞有能力變成「任何」類型的細胞，端看它們接收到什麼樣的信號。每一個人都是從受精卵而來，而這顆由許多幹細胞組成的受精卵，最終就會依它們接收到的信號，形成你身上的各種不同器官和組織。你出生之後，這群細胞仍會具備相當強大的分化和療傷能力。在你的一生當中，你身上的器官和組織，都會不斷更新它們自己的細胞；而取代那些老廢細胞的新細胞，就是從幹細胞分化而來。隨著你的年歲漸增，你體內的幹細胞數量也會漸減，並開始慢慢失去再生的能力，此時，你身體老化的跡象亦會變得越來越明顯。

幹細胞除了擁有強大的再生能力，還具備強大的信號傳遞能力，這表示：它們能夠調控參與發炎反應，並根據身體碰到的情況提供所需的蛋白。正是因為幹細胞具備這樣的特性，學者才會提出以幹細胞幫助退化性關節炎病人再生組織的想法，但目前這個想法尚未在動物實驗中獲得證實。

實際上，身體裡的每一個組織都可萃取到用於治療的幹細胞，例如血液、骨髓、脂肪和肌肉等，而目前的研究正致力從中找到獲取幹細胞的最佳來源。

在我們正式介紹幹細胞療法之前，你一定要知道幹細胞療法分為兩大類。一類是直接以組織的抽吸液當幹細胞來源，利用類似高濃度血小板血漿的離心步驟（請見第 315 頁），將幹細胞濃縮出來，然後注射進病人體內。另一類療法的幹細胞在注射進病人體內前，則會另外經過一套細胞培養的程

序，讓病人能獲得更純、更大量的幹細胞（此即為真正的幹細胞療法）；醫療人員會先利用一套化學步驟分離出具再生能力的幹細胞，然後將這些細胞培養個一、兩週，待它們增生到一定的數量後，再將它們注射到受損部位。

第一類的幹細胞療法可以在一天之內完成，也就是說，當天你就可以將從你脊髓液萃取、濃縮出來的幹細胞，打進體內（請見圖 11.4）。骨髓抽吸濃縮液是第一類幹細胞療法中最常使用的幹細胞來源。這種取得幹細胞的方式已獲得美國食品及藥物管理局的批准，只需要用最簡便的步驟即可取得細胞（分離過程中不需要添加任何化學物質）。然而，一般來說，骨髓抽吸液裡的幹細胞數量和種類都不是在最理想的狀態；研究發現，骨髓抽吸液裡大概只含0.001%的幹細胞。再者，這些幹細胞的再生能力也不見得都處在巔峰狀態，可能會參雜著再生能力良好、普通和不好的幹細胞。相較高濃度血小板血漿，骨髓抽吸液的抗發炎能力更強大；因為骨髓抽吸液裡含有細胞激素 IL-1 接受器的拮抗劑，這個拮抗劑能迅速且有效地阻斷關節內的發炎反應。

第二類的幹細胞療法，也就是所謂真正的幹細胞療法，或許能對膝關節損傷帶來更多的幫助，但這類療法尚未獲得美國食品及藥物管理局的批准，因此除非你是臨床試驗的受試者，否則在美國你是無法接受這類治療的。（你可以到其他已批准此療法的國家接受治療，但整套療程下來可能要花非常多錢。）這類幹細胞療法會從獲取幹細胞的組織抽吸液裡，分離出最具再

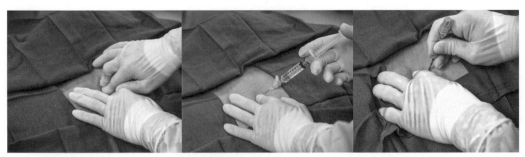

圖 11.4　抽取骨髓液

生能力的細胞，再利用一系列的細胞培養步驟將這些最具再生能力的幹細胞，擴增到數百萬顆的數量。雖然目前已有不少非人體實驗證實，幹細胞有這些修復潛能，但它們對人體的安全性和能否發揮相同的功效仍是未知數，這也是為什麼現在美國食品及藥物管理局還未批准它們的原因。幹細胞療法的風險在於：幹細胞若接收到正確到的信號，是可以變成你所需要的組織，但若它們沒有接收到正確的信號，就會變成另一種錯誤的組織。在動物實驗中就曾發生過這樣的例子，原本要形成軟骨來治療軟骨缺損的幹細胞，在實驗中卻長成了硬骨。另外，幹細胞和癌細胞很像，它們都會不停生長。理想的幹細胞療法不只是要能長出你所需要的細胞，還要能在適當的時機點停止生長，否則若它們只會不知節制的增生，最終反倒會在你身上製造出一團腫瘤。就現在的研究文獻來看，這項療法的療效還不太具說服力，所以在廣泛使用這些療法前，我們還需要做更多的研究來進一步確認它的療效。

送入幹細胞的方式也一門學問，對這兩類幹細胞療法來說，它都是一個極具挑戰的步驟。現在植入幹細胞的方法主要有兩種。一種是直接將含有幹細胞的針劑打入受損處，這種方式適合像退化性關節炎這種沒具體受損部位的瀰散性損傷。另一種送入幹細胞的方式，則會輔以支架。使用支架的好處是，幹細胞能夠精準地長在該長的位置。然而，這些以支架為媒介植入體內的幹細胞，不一定能發展成你想要的型態。最近還有研究指出，這兩種送入幹細胞的方式，在體內引發的修復力可能也會不太一樣。直接打入體內的幹細胞，在修復傷口的過程中是扮演一個指揮官的角色，可發送信號命令你體內的其他細胞修復組織。不過由於幹細胞本身的表現也需要信號的刺激（環境中的信號會讓它們知道自己身在何方，又應該做何表現），所以當它們被封裝在支架裡，送入體內時，它們可能就無法接收到那些信號，也就無法發揮預期的功能（例如沒讓損傷處長出軟骨，反倒是讓它長出硬骨）。

儘管幹細胞在大眾和媒體之間有很高的討論度，但幹細胞針劑到底能對

人體發揮怎樣的療效，目前學術界對這方面的了解還相當有限。可是就現有的資料來看，它的整體成果還滿不錯的，也沒什麼重大的不良反應，似乎是個相當安全的治療手段。以退化性關節炎和軟骨受損病人為受試者，探討骨髓抽吸濃縮液療效的臨床試驗研究不多，最新的回顧性文獻也只羅列了六項相關研究。某研究指出，幹細胞針劑僅能稍稍改善患者的症狀，且這個成果還受到無法排除的安慰劑效應干擾。另一項研究中，梅約醫學中心的研究人員找來了二十五名雙膝都有退化性關節炎的病人，然後為他們的雙膝做了兩種不同的處置：一側的膝關節打了骨髓抽吸濃縮液，另一側的膝關節則打了生理食鹽水（無害的含鹽溶液）。研究人員在施打針劑後的半年和一年這兩個時間點，檢視這兩種處置方式對病人症狀的影響，發現兩者對症狀的影響都差不多。細胞培養的幹細胞療法，同樣沒什麼這方面的臨床試驗。

骨髓抽吸濃縮液的副作用和高濃度血小板血漿類似，大約有百分之六至十的病人會因此療法產生不良反應。疼痛和腫脹是最常見的副作用。至於細胞培養的幹細胞療法，最令人憂心的不良反應則是，這些細胞有可能發展成有害的腫瘤細胞。除此之外，實驗室在培養這些細胞的過程，也存在著汙染的風險。史丹佛大學和科倫拉多州立大學的研究人員也指出，他們以馬做為實驗動物，用這類幹細胞修復馬匹的軟骨時，確實發生了長出錯誤組織的情況—長出了硬骨，而非軟骨。

幹細胞療法的常見問題

‧我要去哪裡做這些幹細胞療法？

為了盡可能得到最好的治療，你一定要非常了解整個療程的步驟，還有幹細胞送入體內的方式。在美國，大多數醫院提供的都是骨髓抽吸濃縮液這類幹細胞療法，如果你想要接受有細胞培養這道程序的幹細胞療法，應該要去找有提

供臨床試驗名額的醫療機構（請見 clinicaltrials.gov），或美國境外的醫療機構。基本上，大學附屬醫院或歷史悠久的私人醫療院所，會是比較有保障的醫療機構。過度誇大療效，說不清該療法到底對哪些病症有效（他們有時候會說，它可以治百病），或是對併發症輕描淡寫（他們可能會說這個療程沒有任何風險）的診所，都是你應該避免的地雷。

請務必確認你接受的療程是否已獲得美國食品及藥物管理局的批准，且在找醫師諮詢前，自己務必先做功課，對整個療程有基本的了解。下決定之前，請徵詢多位專家的意見，再從中找出你覺得對你最安全和有效的幹細胞療法。每一種選項的好處和風險、費用、適應症，還有最重要的，萬一療程失敗會發生什麼事，都是你在諮詢的過程中要仔細了解的部分。參考探討這個主題的現有臨床研究成果，也可幫助你選到技術最精良的幹細胞療法。

•我應該去大打廣告的診所做幹細胞療法嗎？

在美國，大多數的專科診所，其病人都是透過醫院轉介而來，在病人確定接受治療前，他們也都會提供病人客觀中立的建議。然而主打幹細胞療法的診所，卻常常會透過網路或社群媒體，以極具說服力的廣告文案吸引病人購買這些療程。如果你在這類廣告中看到，它用一些不切實際的成果（像是宣稱所有病人的症狀都百分之百消失，且沒有出現任何併發症）過度誇大某療程的好處，費用高昂，又有找了所謂「見證人」的病人來幫他們宣稱的療效背書，你就應該提高警覺。雖然這些見證人說的話有可能是真的，但他們的說詞還是無法和學術研究的實際成果相提並論；因為這些見證人無法證明他們身上的這些轉變，究竟是該療法確實發揮功效，還是出於該療法的安慰劑效應（即他們認為該療法有效，所產生的生理轉變）。再者，該療法就算對這些見證人有效，也不見得對所有的人都有效，因為就整個臨床樣本來看，這些人可能也只占了一小部分。因此，有見證人背書的診所，你還是要審慎評估。

•幹細胞真的能治好我的病嗎？

目前被眾人公認，可用幹細胞療法治療的疾病並不多。骨髓移植大概是現有最成熟、也最廣泛使用在臨床上的幹細胞療法，它可用於治療某些血液和免疫

系統疾病，還可幫助部分癌友重建治療後受損的血液系統。不過截至今日，還沒有這種專治肌肉骨骼損傷的幹細胞療法。最近美國已有幾項臨床試驗正在進行這方面的研究，這些研究主要是想藉由幹細胞療法改善退化性關節炎的症狀，並幫助肌肉再生。

- **所以我就不需要做膝關節置換術了，對吧？如果我接受了幹細胞療法，我的關節是不是就會自己再生？**

錯，不會！我們務必再次強調，沒有任何一種生物性針劑可以再生軟骨。大部分針劑的用途都是改善症狀，而非改變膝關節的結構。幹細胞不能重建軟骨。另外，臨床也發現，這些生物性針劑無法為重度退化性關節炎的病人帶來最好的治療效果。總而言之，一旦骨頭本身的結構發生了變化，生物性療法對病人的幫助就會大打折扣，所以我們還是會建議病人接受膝關節置換手術。

- **我應該用幹細胞針劑來預防退化性關節炎嗎？**

沒有任何證據支持這種「用幹細胞針劑來預防膝關節炎」的說法。近期的研究都只有把幹細胞用於受損的關節。況且，沒有任何一種療法是零風險的，所以我們並不建議你把這些療法當作預防關節退化的手段。

- **幹細胞銀行是什麼？**

相較於胚胎幹細胞，成人幹細胞的潛能會比較差，因為越年輕的細胞擁有越高的再生能力。胚胎幹細胞（取自臍帶血）有治療血液和免疫疾病的潛力，許多公、私立臍帶血銀行也是因為這個理由成立。儘管現在儲存臍帶血的幹細胞銀行不少，但這些臍帶血的使用率並不高，因為這些臍帶血只能供本人或一等親提取、使用。諸如骨髓瘤或淋巴瘤之類的血液疾病患者，都有機會因這些幹細胞受惠。但由於我們不清楚儲存你孩子的胚胎細胞，對他們的未來是否真的有所幫助，所以我們目前都不會特別建議家長做這件事。儲存臍帶血的費用不便宜，以私人臍帶血銀行來說，一開始你就要繳給機構 500 到 2,500 美元不等的基本費用，之後的每一年，你還要繳交 100 到 300 美元的管理年費。

> **・有個幹細胞療法的臨床試驗，提供我免費參與試驗的機會。我應該參加嗎？**
>
> 　一項療法要走到臨床試驗這一步之前，都會經過重重的檢視，所以安全性相對較高。假如你剛好符合研究的條件，受邀參與試驗，這對你來說會是個不錯的選擇。所有的臨床試驗都必須通過人體試驗審查委員會（Institutional Review Board，IRB）的評估，以保障病人的權益，並盡可能提高試驗的安全性。參加試驗前，請詳閱同意書中提到的潛在好處和併發症，且務必要問清楚你心中所有的疑問。最重要的是，你要知道，你隨時都可以在不受到責罰的情況下，退出該項研究。

　我們認為，未來不會只有運動醫學和骨外科越來越常應用到生物療法，而是整個醫學界都會如此。進一步的臨床試驗和長期追蹤，將幫助醫師判斷使用這些療法的方式和時機，還有它們對關節炎病人是否真的安全。有好幾個美國實驗室都正以重度退化性關節炎為研究標的，探討生物性關節置換術（想以再生軟骨的方式，取代植入金屬）的可能性，未來他們的研究成果可能會成為這方面技術的黃金準則。

　有關這些療法的學問仍在不斷演進。我們預估在之後的五到十五年間，最具爭議的幹細胞療法應該會出現重大的突破。一旦研究人員能找到這些療法的正確執行方式和使用時機，它們獲得批准和普及的速度也會跟著加速。這一天的到來一定會讓整個骨外科界歡欣鼓舞，因為這些療法能大舉改變我們治病的模式。

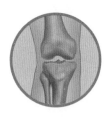

CHAPTER 12

在運動和活動時，
如何避免舊傷復發

了解易使舊傷復發的原因，
以及保持力量的鍛鍊計畫

你的膝關節重生了，現在你終於又能重新投入你受傷前熱愛的活動了。然而，此刻你急需面對的問題是：「你要如何避免舊傷復發？」沒有什麼方法能百分之百避免這個風險，因為有時候一切都發生的很突然，突然到你根本毫無招架之力，只能眼睜睜看著你的身體再度受到傷害。不過，藉由一些行動，你還是可以設法降低這方面的風險。

儘管你的膝關節痊癒了，但其組織的強韌度通常無法恢復到原本的水準。這是因為人體的所有損傷，幾乎都是由疤痕組織修復，而疤痕組織的強韌度本來就不如構成韌帶的原始組織。再者，你疤痕組織裡新生的神經，也不會與原生組織裡的神經相同，所以它告知大腦膝關節位置的能力或許就會大打折扣（這種能力叫做「本體感覺」，可以讓你的身體隨時感知到每個部位的位置）。這會讓你未來受傷的風險更高。話雖如此，但只要手術後疤痕組織沒有亂長，日後傷者的損傷多半還是能夠恢復的相當不錯。

有時候人家會說，「醫師幫你重建的韌帶，會比你原生的韌帶還要強韌」，如果你曾動過膝關節手術，說不定就聽過這句話。雖然就重建韌帶本身的堅韌度來看，這句話確實所言不假，但研究指出，實際情況可不是如

此。以前十字韌帶撕裂為例，你做過前十字韌帶重建手術的那個膝關節，一定會比另一側受了同樣的傷、但沒動手術的膝關節容易受傷，這除了與重建韌帶的移植物有關，也跟造成損傷的病灶有關（你骨頭的形狀、腳著地的方式等等——請見第 29 頁的「造成膝關節損傷的風險因素」，重溫相關的先天性和後天性風險因素）。另一方面也是因為，相較你植入移植物的膝關節，你的原生膝關節對神經的控制能力會比較好。

給損傷充分的時間修復

避免舊傷復發最重要也最好的方法，就是一開始就給身體充足的時間去修復。

整個物理治療的過程中，你都在努力重建肌肉的力量。但你要怎麼知道自己在哪個時間點能重返運動場？這是非常因人而異，且需考量到多方因素的問題，因為唯有如此，你才能在避免舊傷復發的情況下，依照習慣的強度，安全從事喜愛的運動。以下是重返運動場前，務必問問自己的兩大問題：

1. 我的膝關節在開刀後或受傷後，是否有獲得足夠的時間完成所有必要的修復工作？
2. 我的肌力是否已恢復到或超越了我受傷前的水準？

想要自信滿滿的重返運動場，上述兩個問題的答案都必須是肯定的。

另外，你的醫療團隊在允許你重返運動場或日常活動時，多半也會替你做一套完整的評估，看看你的肌肉是否已經擺脫萎縮和無力的狀況，恢復到可讓你安全從事各項活動的肌力。

雖然運動醫學界對這方面的臨床評估項目還存在很大的分歧，但在此我

們列出了一套你可以自行操作的簡便自我評估項目，它們能幫助你了解自身的恢復狀態，提供你是否應該重回運動場的依據。

判斷能否重返運動場或日常活動的評估項目

1. **腿圍評估**：拿一把捲尺，量出距離膝蓋骨頂部十到十五公分的大腿位置（圖 12.1）。接著，以捲尺測量此位置的大腿圍（圖 12.2）。然後，以同樣的方式測量另一腿的大腿圍。傷腿的大腿圍，不能比未受傷腿的大腿圍細超過一公分。

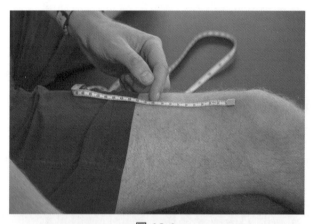

圖 12.1

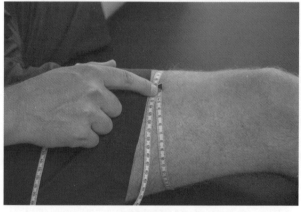

圖 12.2

2. **單腿跳測試**：先以未受傷的腿單腿站立（圖❶），再盡可能往前跳（圖❷❸），並單腳著地（圖❹）。接著對受傷的腿重複上述的動作。傷腿的跳躍距離不得低於未受傷腿的 90％。（進行這項測試之前，務必先詢問你的物理治療師，了解你的狀況是否適合做這項測試。）

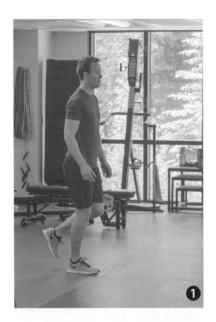

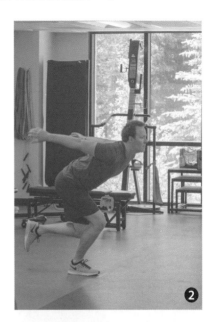

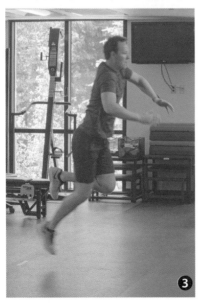

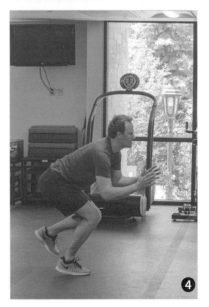

3. **單腿深蹲：** 你能夠用你的傷腿，以屈膝七十度角的狀態單腿深蹲三分鐘嗎？以你的傷腿單腿站立，然後往下蹲至膝關節呈約七十度角（圖❶），再重返起始站姿（圖❷）。完成這整個動作大概會耗時三秒鐘，請持續重複此動作三分鐘。

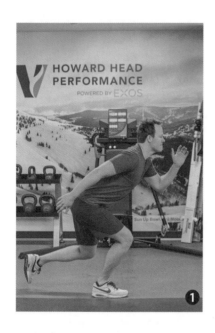 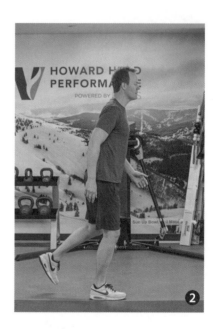

　　如果你的這三項評估都順利達標了，那麼此刻你差不多就可以與你的醫療團隊好好談談重返運動場的事情。

膝關節損傷治療後，重返運動場所需的平均時間	
損傷	**重返運動場的平均時間**
前十字韌帶	9 個月
後十字韌帶	9～12 個月
腓側副韌帶	7～9 個月
內側副韌帶	7～9 個月
半月板修補	4～6 個月
以異體移植物治療的軟骨撕裂傷	9～12 個月
髕骨／股四頭肌肌腱修補	6～9 個月
髕骨骨折	6 個月
肌肉拉傷	2～8 週
脛骨平台骨折	6～9 個月
脛骨近端骨折	6 個月
股骨遠端骨折	6 個月
膝關節脫臼	12 個月
腔室症候群	取決於同時發生的其他傷害
髕股關節不穩定	6～7 個月
脛股關節排列不正	6 個月
髕骨肌腱病變	4～16 週
關節炎	12 週

膝關節前側疼痛	6～10 週
髂脛束症候群	4～8 週
化膿性關節炎	若有徹底排除感染的狀況，數週到數月
骨髓炎	若有徹底排除感染的狀況，數週到數月
發炎性關節炎	若藥物有徹底排除腫脹等症狀，數週到數月

如果你的醫師說你的狀態還不足以重返運動場，就請你千萬不要逞強偷跑。有些運動員會因為家長或教練的壓力，強迫自己盡快重返運動場：因為他們有贏得勝利的壓力，因為他們想要給球探一個好印象，又或是因為他們的父母希望他們能早日重返榮耀。不論是出於哪個原因，當事人都很難客觀地去看待自己的身體狀態，這個時候專業醫療人員的角色就相當重要，因為他們不會被上述的因素左右；他們的唯一任務就是幫助你重拾健康，並給你最有益膝關節和整體健康狀態的建議。

在臨床上，我們很常看到那些急著重返運動場的病人，因為太早從事強度過高的活動，導致移植物撕裂或破壞了其他手術的成果。這類二度傷害不但會對他們的運動員職涯造成一定程度的傷害，第二次手術的療效通常也會不如第一次手術。因此，在你打算重回原本的活動強度前，請務必先跟你的醫師好好討論，以確保你的狀態是真的適合從事那些活動。如果你有任何疑慮，也請好好把它們問清楚。

雖然絕大多數的人確實可以重拾他們熱愛的活動，但他們日後在這方面的表現（尤其是高階的運動員）能否重現或再創巔峰，往往難以預料。手術的恢復時間和術後的表現狀況，跟活動的類型和活動時的姿勢有很大的關係。需要高速變換方向的運動，舊傷復發的風險會比較高，足球、美式足球

和籃球都屬此類運動。不過在大部分的膝損傷研究中也顯示，即便是這些運動，還是有不少傷者能在傷後順利重新投入其中。只不過，當這些研究進一步去探討這些傷者重返運動場的表現狀態時，就會發現他們的表現不僅未達最佳狀態，甚至還會比三分之一的運動員差。

導致舊傷復發的三大因素

要降低舊傷復發的風險，你必須先知道會傷到膝關節的因素有哪些。在第一章，我們列舉出了許多相關的風險因素。絕大多數的膝關節損傷都不是單一因素所致，而是由三大因素相互作用而成。這三大因素分別是：訓練量、環境和生物力學。接下來，就讓我們逐一了解這些因素，並好好想想能用哪些對策去降低你舊傷復發的風險。

訓練量

吉姆是一個朝九晚五的上班族，正在尋覓一項能讓自己甩點肉，變得健美一點的運動。後來他決定用跑步來幫助自己達成這個目標。他已經有五年沒有跑步了，第一天他在戶外跑了十五分鐘。第二天，他把跑步的時間增加到三十分鐘。兩週內，他就開始越野跑，跑步的時間也來到四十五分鐘左右。然而，某天早上，吉姆卻在醒來時發現自己的膝關節前側很痛，痛到他連下樓梯都很痛苦。

「訓練量」說的就是你的運動量（運動了多久的時間），還有運動強度（你在做這些運動時耗費了多少力氣）。以吉姆的例子來說，他在短短十四天內，就讓自己的訓練量從完全沒運動，一口氣增加到每天四十五分鐘的越野跑；這樣快速增長的訓練量，對他已經過了五年沙發馬鈴薯生活的身體來說，實在是難以負荷，也難怪最後他的膝關節會受到傷害。

任何人在剛開始進行阻力訓練時，多半都會在完成訓練的第一天或幾天後感到肌肉痠痛。這種延遲性肌肉痠痛（delayed onset muscle soreness，DOMS），是快速增加訓練量對肌肉組織造成的典型影響。你的肌肉已經習慣了你平常的日常活動量，新增的訓練量會讓它的肌肉纖維出現小小的撕裂傷，這就是你會在幾天後感到不適的原因。這樣的肌肉不適感不是你的肌力不足所致（你之前就可以輕鬆抬起訓練時負荷的重量），也不是你的生物力學出了狀況，純粹就是你做了超乎你肌肉平日習慣的活動量所造成。我們剛剛提到的吉姆，他的膝關節損傷就是說明這個問題的典型範例。他的膝關節前側之所以會發疼，主要就是因為他在訓練期間，沒為肌肉安排充足的休息和恢復時間，所以他的膝關節才會在逐日累積的壓力下感到疼痛。儘管吉姆或許能夠靠著做一些強化肌力的鍛鍊，減輕或化解他的症狀，但如果他沒有同時降低他的訓練量，最後他的膝關節還是不會有什麼好下場。

所以你可以怎樣避免訓練量過重的情況，將受傷的風險降到最低呢？最簡單的方法就是把握「10％原則」，它可以讓你安全地增加活動量。你在做一個新的活動或鍛鍊，或在傷後重返某項活動時，請以數週或數月為一個訓練階段，且每次訓練增加的運動量或運動強度，都不可以超過前一次訓練的10％。另外，你應該在每次的鍛鍊之間，安排至少二十四小時的休息時間，這樣你的身體才有時間恢復，並適應你增加的活動量。舉例來說，如果你習慣以每小時七英里的速度跑二十分鐘，那麼下一次訓練時，你就應該以同樣的速度跑二十二分鐘。這個 10％原則可以讓你的身體平穩地適應逐步增加的活動量。

環境

你有在冰上滑倒的經驗嗎？如果有，你就知道環境會造成怎樣的受傷風險。不論你的訓練量規劃的有多好，鍛鍊的方式有多完美，我們都無法完全

排除環境這項風險，但我們還是能將它影響我們的機會降到最低。

自我鍛鍊跟體育競賽不一樣，那些賽事的時間和地點幾乎都無法更動，但自我鍛鍊的時間和地點卻保有一定的彈性。比方說，雖然馬拉松賽事多半會將路線安排在平整的道路上，但選手在進行訓練時，不一定就只會跑在平路上，草地、跑步機、泥地，甚至是水中，都可能是他們鍛鍊自己跑步能力的地點。如果這些地點對你的便利性都差不多，那麼草地或許會是你鍛鍊跑步能力的最佳場地，因為它有一點吸震的能力，能減輕跑步對你膝關節造成的壓力。同樣的，如果現在外面正在下雪或是下雨，你也可以先將練跑的時間往後延，等地面比較乾爽的時候，再到戶外跑步，以降低你滑倒的風險。

即便我們不可能將各種環境風險的注意事項都一一列出，但只要你有掌握到以下幾項大原則，還是能有效降低不少舊傷復發的機會：

1. 選擇乾燥的地面：在潮濕的地面滑倒，常會導致膝關節或身體的其他部位受傷。
2. 選擇光線充足的環境：你要能清楚看見你前方的事物。
3. 選擇穩固的地面：與碎石路相比，平坦的草皮是比較穩固和安全的跑步地點。
4. 選擇合宜的氣溫：在過冷或過熱的極端溫度裡運動，會讓你比較容易感到疲勞，進而增加受傷的風險。

在這個段落你要明白的事情是：環境雖是比較不好搞定的因素，但我們對它並非束手無策。只要善用一些方法降低這方面的風險，你還是能繼續享受自己喜愛的活動。

生物力學：你的活動方式

你的膝關節在放鬆時也不能完全伸直，一直處在彎曲狀態嗎？你蹲下的時候，膝關節會不自覺地往內靠攏嗎？你活動的方式是造成你膝關節受損的第三大因素。

生物力學與你肌肉的力量和關節的活動能力息息相關，因為它們是你做出所需動作的基本條件。有時候，我們會因為傷到或少用某個部位的肢體，而讓該處的關節活動度和肌肉力量下降，這會導致我們在做某些動作時，比較容易受傷。以在做「蹲」這個動作，或從箱子上跳下來時，膝關節會不自覺往內靠攏的人為例；研究發現，這些人不但前十字韌帶撕裂的風險較高，若他們已經重建過前十字韌帶，之後舊傷復發的風險也會比較高。

所幸，這些容易讓你受傷或舊傷復發的錯誤生物力學是有機會矯正的。首先，你要知道促成這些錯誤活動方式的根本原因是什麼—肌肉的力量不足或是關節的活動度變差—然後再遵照物理治療師的指示，完成他針對你的不足安排的鍛鍊動作。就拿我們剛剛提的「下蹲時，膝關節不自覺往內靠攏」這個動作來說吧。如果你有這個問題，物理治療師在評估你的狀態時，可能會說你髖部肌肉的力量太弱，以至於你在做下蹲這個動作時，無法抗衡這個動作把膝關節往內推的力量。針對這種情況，物理治療師可能會為你規劃一套強化髖部肌力的運動；隨著你髖部肌力不足的問題漸漸改善，你活動的方式也會慢慢矯正過來，讓受傷的風險降低。

此刻，你已經知道要特別留意哪些風險因素了，接下來，我們就要針對你傷後重返活動這個部分，再告訴你一些可有效預防你舊傷復發的方法。

穿戴護具

養傷期間，你的醫療團隊或許會建議你穿戴護具，以避免受損的膝關節結

構承受過多的壓力。在你重返日常活動時,也請別忘了問問他們,你需不需要繼續配戴護具活動。雖然研究人員至今對這個問題還沒有一個明確的答案,但就目前的一些證據來看,從事體育活動時穿戴護具對你大概會有兩大好處:

1. 萬一你的膝關節不幸舊傷復發或受到新的傷害,穿戴護具應該能降低你傷勢的嚴重程度。
2. 穿戴護具或許能讓你更有信心。因為你會感覺到膝關節的支持度因護具增加,進而對膝關節的表現更具信心。

　　縱使沒有人能保證穿戴護具可以百分之百排除舊傷復發的風險,但它應該還是可以為膝關節提供不錯的防護力。

保持膝關節力量

　　你在手術或受傷後的恢復期,一定會花很多時間和力氣恢復你腿部肌肉的力量。到了現在,這個你打算重返日常活動的時刻,你更應該好好了解維持這些肌力的重要性。說到你的肌肉,「用進廢退」可說是它們的寫照。你肌肉的力量會一直隨著你加諸在它們身上的負荷變化。如果你給它們較多的鍛鍊(例如你在恢復期做的肌力鍛鍊),你的肌肉就會為了應付這些負荷,變得比較強壯。同樣的,如果你停止了所有的鍛鍊,你的肌肉就會因為負荷減少,而變得比較沒力。我們都知道強健的肌肉是預防膝關節受損的重要因素,所以為自己規劃一套保持肌力的鍛鍊計畫,確保自己在恢復期辛苦練起來的肌肉不會消風,是一個非常明智的決定。

　　下面我們列出了一套簡易的鍛鍊計畫,你可以用每週兩次的頻率去執行它,以幫助膝關節和腿部肌肉持續保持在最佳的肌力狀態。

保持膝關節力量的鍛鍊計畫

1. 騎踏板帶有適當阻力的室內腳踏車：每次 15～30 分鐘
2. 阻力帶運動：前、後、側向阻力帶行走，每個方向各 10 次×2 組，
   組間休息 2 分鐘
3. 單腿腿推舉：每次 12 下×3 組，組間休息 2 分鐘
4. 啞鈴單腿深蹲：每次 12 下×3 組，組間休息 2 分鐘
5. 壺鈴羅馬尼亞單腿硬舉：每次 12 下×3 組，組間休息 2 分鐘
6. 健身球弓箭步：每次 12 下×3 組，組間休息 2 分鐘
7. 啞鈴登階：每次 12 下×3 組，組間休息 2 分鐘

騎踏板帶有適當阻力的室內腳踏車

起始姿勢：

調整座椅的高度，將踏板踩
到底時，膝關節的彎曲角度
應呈 20 到 30 度。

動作：

踩動踏板。

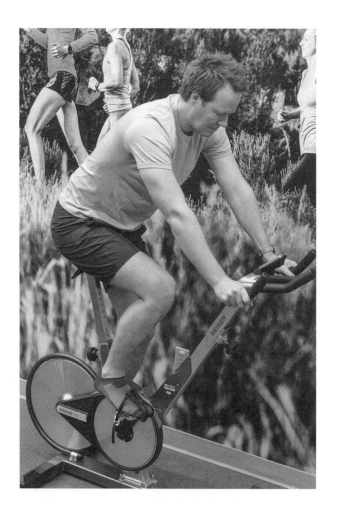

Tips

調整踏板至適當阻力。

阻力帶運動

起始姿勢：

準備兩條環狀阻力帶。站著，雙腿套上第一條阻力帶，並將它拉至膝關節的正上方。接著，為雙腿套上第二條阻力帶，並將它拉至腳踝的位置（圖❶）。

動作：

雙膝和髖部微屈，雙腳與肩同寬。保持雙腳分開的寬度，小步往前走。向前走十步之後，再往後走十步，讓自己重返起始的位置（圖❷）。現在，請往側向大步橫著走十步，然後再往反方向橫向走十步，讓自己重返起始的位置（圖❸）。

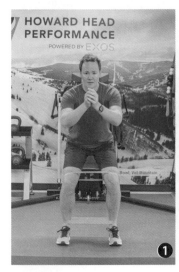
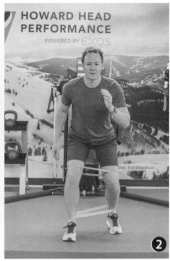
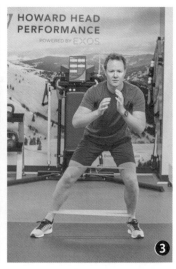

Tips

整個跨步的過程中，下蹲高度都要保持一致；累的時候，很容易會不自覺地越站越直。

單腿腿推舉

起始姿勢：

視你使用的機型而定，你可能會坐著或仰躺，膝關節的彎曲角度則應該呈 70 到 90 度。

動作：

用股四頭肌和臀肌的力量推動足部，讓單腿伸直。

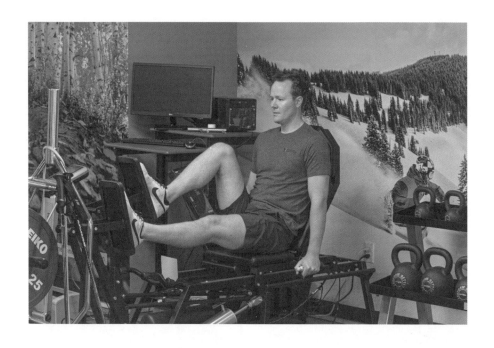

Tips

完成動作時，膝關節務必完全打直，不可略呈彎曲。

啞鈴單腿深蹲

起始姿勢：

站姿，雙手各執一個啞鈴（或壺鈴），然後將你的傷腿抬到你後方的板凳或台階上（圖❶）。

動作：

先彎曲你的髖部，再做出屈膝、下蹲的動作。然後將你的膝關節和髖部拉直，重返起始姿勢（圖❷）。

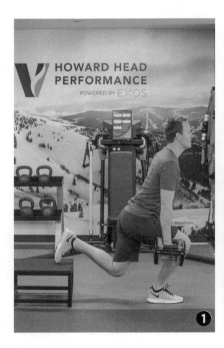
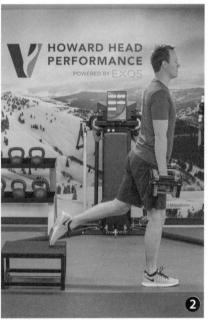

Tips

把重心放在你的前腳，你的後腳則只有腳尖放在板凳上。

壺鈴羅馬尼亞單腿硬舉

起始姿勢：

站著，欲鍛鍊腿的膝關節微彎，非鍛鍊腿則略向後方伸直。欲鍛鍊腿對側的那隻手持一壺鈴（圖❶）。

動作：

後腿保持伸直，重心移往前腳。彎曲前腳的髖關節，使胸部往地面的方向沉，帶動後腿抬離地面。讓你的上半身和後腿持續隨著上述的動作下沉和抬升，直到你感覺拉伸到膕旁肌為止（圖❷）。

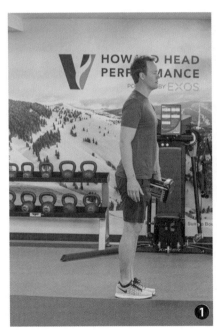
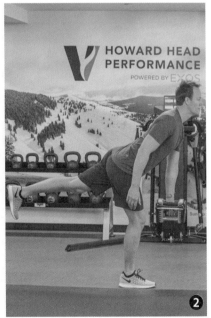

Tips

整個鍛鍊過程中，雙膝的彎曲角度都不會改變，應該保持在與起始姿勢相同的角度。

健身球弓箭步

起始姿勢：

單腿站立，並讓離地那一條腿的大腿與上身夾九十度角。雙手捧著一顆健身球，讓它輕觸離地那條腿的膝蓋（圖❶）。

動作：

向前踏出一步，成弓箭步，同時將健身球高舉過頭。然後用你髖部和膝關節的的力量，將該腿拉直，由弓箭步重返起始姿勢。此時健身球應輕觸另一條腿的膝蓋，即之前你單腿站立那條腿的膝蓋（圖❷）。

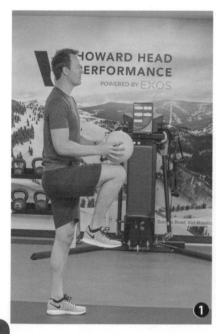 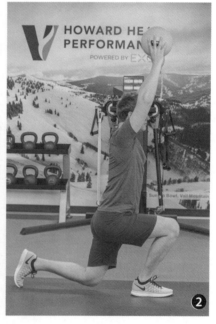

Tips

一開始請你先用比較輕的健身球學習這套複雜的動作，等你熟悉整套動作的流程後，再慢慢把健身球的重量加重。

啞鈴登階

起始姿勢：

站在箱子前，雙手各持一顆啞鈴。

動作：

欲鍛鍊的那條腿往前跨步，放到箱子上（圖❶），然後用股四頭肌和臀肌的力量，將該腿的髖關節和膝關節打直，整個人站上箱子。返回起始姿勢時，同樣以欲鍛鍊腿為主力，彎曲該腿的髖關節和膝關節，帶動倒退下樓梯的動作，讓自己重新站回地面（圖❷）。

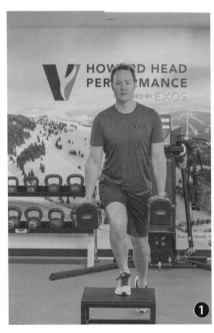 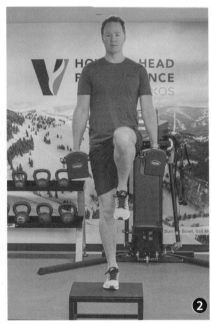

Tips

站上箱子的時候，應該要用前腿的力量把整個身體往上帶，而不是用後腿將身體往前推。

給運動選手的叮嚀：請與教練談談預防性鍛鍊的可能性

間接性（非接觸性）運動損傷「可以」藉由適當的鍛鍊或訓練計畫防範。好幾項嚴謹的研究都表示，幾乎所有運動的間接性膝關節損傷，都可以透過鍛鍊特定的肌群或神經肌肉群（控制動作的神經）有效防範。舉例來說，以膝關節外翻的姿勢落地（雙膝往內靠攏），不但會讓膝關節承受比較大的壓力，也會讓它比較容易受傷，因為這個姿勢會讓膝關節處在不平衡和不穩定的狀態。利用動作分析（video motion analysis，拍下你做這些動作的影片，並針對其動作進行分析）這門技術，即可讓我們清楚看到這一點。除了專業的動作分析技術，觀察你從高處跳下時的落地姿勢，也可以讓我們知道你有沒有這樣的問題。臨床上發現，那些間接性前十字韌帶損傷的病人，舊傷復發的風險會比較高，因為他們依舊以不理想的姿勢落地。另外，也有研究發現，那些膕旁肌群比股四頭肌群弱的運動員，也會比較容易傷到前十字韌帶。

奧利匹克訓練中心，還有北美和歐洲的大學，也從這些觀察結果，發展出了好幾套鍛鍊計畫，幫助運動員強化相關肌群、培養更好的運動技巧，以及更棒的本體感覺（知道你身體各部位的位置）。不僅如此，那些落實預防性鍛鍊的隊伍，贏得勝利的機率也比沒做預防性鍛鍊的隊伍高出許多。

以瑞典學者開發的「HarmoKnee 預防性訓練計畫」（HarmoKnee prevention training program）為例，它不只能降低足球運動員出現各類急性膝關節損傷（囊括接觸性損傷）的發生率，降幅更高達 90％。再來看到位在挪威奧斯陸的挪威體育大學（Norwegian University for Sport and Physical Education），他們的研究人員也開發出了一套鍛鍊計畫，可讓手球選手下肢受傷的風險下降 47％。這些科學文獻提供的鍛鍊計畫，大部分

都會以增強式的跳躍訓練（plyometrics）為主軸，並搭配強化膕旁肌群、臀中肌、核心肌群和髖部外展肌群力量的鍛鍊，來達到矯正活動姿勢的目的。如果你對「HarmoKnee 預防性訓練計畫」有興趣，可以到 harmoknee. com 了解詳情，或者你也可以到 fifa.com 參考國際足盟為運動員擬定的「11+鍛鍊計畫」，它也是一種預防性鍛鍊。

這些預防性鍛鍊有兩大優點，一是它們幾乎都可以徒手進行，不太需要用到器材；二是它們都可以作為鍛鍊或是訓練前的暖身運動。如果你從事的是個人運動，那麼把這套鍛鍊融入你既有的暖身運動並非難事。如果你從事的是團隊運動，要把這套鍛鍊融入你們原本的暖身運動，最有效率的方式大概就是和你的教練談談。讓這套鍛鍊成為你們常規暖身的一部分，不僅可以降低隊員的受傷機率，還可以增加隊伍的獲勝機會；因為這項預防性鍛鍊可以讓隊員保有更健康的身體，和更多的上場機會，而這些都是教練喜歡的，他們喜歡強健又常勝的團隊。假如你的教練拒絕了這個建議，你還是可以在正式運動前，多花個十五分鐘自行完成這套預防性鍛鍊。或者，你也可以找你的隊友和你一起做這項鍛鍊！

提升運動表現，並降低運動傷害的第一步，就是針對你從事的運動，量身打造一套專屬的預防性鍛鍊。每一項運動需要特別強化的肌肉，以及特別需要顧慮到的面向都不太一樣。譬如，跑者應該著重在跑步技巧的鍛鍊，以免肌肉因過度使用受損；游泳選手在比賽前夕，若能安排每週一次的跑步訓練，或許可降低他們肩部承受的壓力；籃球員或足球員則應該把焦點放在正確的落地技巧，以預防前十字韌帶受傷等。

舊傷復發時，該怎麼辦？

萬一你發現自己又傷到膝關節了，你最好先聯絡你的醫療團隊。他們能

夠徹底檢查你膝關節的狀況，並判斷這個傷到底是舊傷復發，還是與舊傷毫不相干的新傷。正確的診斷是擬定最佳治療計畫的重要根基，如此一來，你才有辦法重新活蹦亂跳。

我們喜愛的每一項活動和運動都潛藏著風險，而這一點或許也正是它們的趣味所在！給予你膝關節適當的負荷量，選擇合宜的訓練環境，以及貫徹保持良好肌力和預防受傷的鍛鍊，你一定可以大幅降低從事這些活動的固有風險。雖然未來的日子誰也說不準，但充滿活力的日子，肯定會比窩在沙發裡的零風險人生充實許多！

我的膝關節能像以前一樣勇健嗎？

你的膝關節在受傷後，能否重返高強度的活動，是由多項因素決定。這些因素有些是你可以掌握的，但有些則無法。如我們前面所見，你可以掌握的部分是，選擇擅長醫治特定損傷的醫師，並針對手術或非手術性的治療展開合適的復健療程，以確保自己能得到最好的治療成效。

選擇醫師時，你一定要把他們的專業都摸清楚。如果你是一個運動員，你找的醫師就應該要醫治過與你傷勢類似的運動員。雖然有的膝傷確實非常罕見，就連最頂尖的醫師一年可能也只會醫過幾次，但大部分的膝傷都滿常見的，所以找一位擅長醫治特定損傷的醫師就非常重要。例如，假如你的後十字韌帶撕裂需要開刀，但你的醫師完全沒有做後十字韌帶重建手術的經驗，那麼你就不能期待他會給你跟有經驗的醫師一樣好的治療成果。動刀前請和你的隊友、室友、教練和其他朋友聊聊，看看他們有沒有推薦哪位醫師，擅長醫治你所受的損傷。他們有可能是自己就接受過那方面的手術，也可能是曾聽過有哪位運動員做過類似的手術，還在術後徹底恢復了過往在賽場上的實力。

你一定要知道，並非所有的手術都能帶來一模一樣的成效。有些看似簡便的手術對你來說不見得是最好的治療方式，還可能會衍生長期的問題。例如，移除可以修補的半月板，一定會讓你比較快恢復活動能力。然而，就長遠來看，你的膝關節往往也會因此受到莫大的傷害；因為關節炎很可能會在

五到十年內找上你，讓你無法再從事你熱愛的那些運動。因此，你在選擇治療膝關節的方式時，除了要考量到短期的成效，也要考量到它對膝關節的長期影響。

一旦你動了手術，通常會覺得術後的頭幾天特別度日如年。你會變得憂鬱又憂慮，擔心自己無法重拾原本的活動力。這段期間，你可以跟你的執刀醫師、醫師助理，或你的物理治療師談談，了解其他病人在術後是否也跟你有相同的擔憂，還有你的物理治療進度有無落後其他人。幾乎所有的病人都會有一些睡不好、疼痛和膝關節腫脹的症狀，而且他們也都會擔心自己會不會因為做錯了一件事，就把整個手術的成果搞砸了。

加速復原速度最好的方法就是：盡可能遵照你的復健計畫按表操課、吃含有適當營養的均衡飲食、有良好的睡眠、戒菸，以及多多冰敷你的膝關節。如果你發現你的復原速度比預期還快，就要小心你是不是把自己逼太緊了。這或許會讓你過度拉伸新植入的韌帶，或是拉扯到你半月板的縫合處。執刀醫師會限制你膝關節的活動範圍、負重量，以及其他的活動，都為了讓你的修復或重建手術能有一定的空間和時間平穩恢復。如果你沒有按照這些限制活動，就會讓你的韌帶或修復處因過度伸展，而面臨再度受損的風險。

你也務必堅持你的復建計畫。如果你沒遵照復健計畫的安排前行，未來你可能就必須花更多的時間才能達成目標。這個部分，病人最大的難處常常在於，他們在生活中還有其他的義務要盡，所以有時候他們會選擇省略或延遲物理治療的療程。不過在這個時候，你一定要把焦點放在自己身上，好好遵守專業人員的指令，尤其是在術後的頭幾週。這段期間是組織修復的黃金期，也是確保你的膝關節不會僵硬的關鍵期。雖然你可以推遲復健膝關節的時間，並花更多的時間讓它重拾活動能力，但萬一你的膝關節因為復健做過頭了而過於腫脹，或是因沒有在術後馬上做復健而變得僵硬，你恐怕就要為此承擔嚴重的苦果。有時候，你甚至必須為此再開第二次刀。

復原需要時間，而且某些作為一定會大大影響你的復原狀態。好比說，抽菸會讓血管收縮，減緩傷口恢復的速度；如果你有使用抗凝血劑或止痛劑，請不要飲酒；減重，因為過多的體重會增加膝關節的壓力，還可能減緩復原的速度；最後，強化你腿部的肌肉，並在醫師的許可下，做些對膝關節衝擊力較低的活動（如走路、游泳或騎室內腳踏車等），提升你的整體血液循環。

你一定要明白，人受傷跟車子壞掉不一樣。對機器來說，它們可以找到一模一樣，甚至是更好的零件來取代它們原本的零件。但，對人來說，我們能否徹底修復，則全權取決於身體組織的生長和修復狀態。即便你是個健康的人，也不見得能在受傷後百分之百的痊癒，也必須調整你的活動狀態，為組織營造最好的修復條件，以利它成功修復。這麼做也能避免你動第二次手術的機會，因為很遺憾地，這些手術的療效都會不如第一次手術。

心理戰：復原需要耐心

依照復健計畫按表操課、吃均衡的飲食，以及把全副心神都放在養傷上，大概是病人在恢復期最難做到的幾件事。如果你是個運動員，過去你一天可能有好幾個小時的時間都在鍛鍊自己，但現在你根本連比賽都無法參加。你或許會輾轉難眠，並不斷思考自己到底會不會康復。這些憂慮在恢復的過程中都很常見，當它們出現在你的腦海時，和別人談談通常會有不錯的幫助。大多數職業運動員的討論對象都是他們的物理治療師，如果你沒有物理治療師這類的討論對象，可以找位運動心理師聊聊，他們或許可以幫助你改善整體的恢復和表現狀況。

大部分運動員在接受韌帶重建手術後，都「可以」恢復膝關節原本的力量和功能。不過，仍有滿多運動員（大概 15％到 20％），在康復後沒有那個信心重返運動場，或是擔心自己會舊傷復發。如果這份擔心一直影響到你

的表現和態度，去找運動心理師之類的人談談是個相當明智的舉動。就算是高階的職業運動員也會面臨這番心理考驗，所以高中或大學的運動員當然可能出現類似的焦慮感。

　　儘管你永遠也無法百分之百確定你的膝關節能否恢復原狀，但恢復你膝關節功能和表現能力最佳的方法，就是選擇最適合你的醫師、與優秀的治療師合作、按部就班地完成你的鍛鍊，還有保持積極、配合的態度。沒有任何人能在手術後就得到最完美的復健計畫，不論他們球隊的財力有多雄厚，或手術進行的有多順利。所以不要把完美當作你的目標！人類的膝關節不是機器，它們會因為基因、環境和手術的類型有不同的表現。一一擊破這些在康復之路上的障礙，才能確保你得到最佳的成果，而常保耐心亦是助你重返較高階活動的最佳良方。

　　長久以來，醫療照護者總是會對膝關節受損的病患交代一大串「不要做」的清單，像是：你不該跳蹦床，你不該打美式足球，你不該騎機車，或是你不該跳傘等等。說「不，你不能做那個。它太危險了。」是比較省事的做法，可是大家都討厭被命令不能做某些事的感覺！這是人類的本能，我們就是想要自己沒有，或是別人叫我們不要做的事。醫師應該改變過去的方法，把重點放在教育病人，告訴他們從事特定活動會有什麼風險，又該怎樣把這些風險降到最低。

　　再說，有些人根本不在乎那些風險，不管怎樣都想要繼續從事某項活動。例如有位跑步狂熱者就覺得，即使她的膝關節已經有很嚴重的關節炎，她也必須繼續跑步；又或者，有位 BMX 玩家，雖然已經因為這樣的花式單車特技摔斷了兩次脛骨，卻還是拒絕放棄這項運動。但你知道嗎？這其實沒關係！對，我們就是會告訴你「沒關係」的醫療人員，如果你非得做一些不一定最有益你膝關節，或整體健康的事。我們會告訴病人，只要你清楚這個活動的風險，並覺得你從事這個活動的回饋會大於風險，那麼你就去做吧。

畢竟，與一長串的「不要做」清單相比，人生真的是太短暫。

用最安全的方式或將環境風險降到最低，才是你繼續從事喜愛活動時，需要注意的重點。就拿剛剛那位需要持續跑步，才能感到自己活著的跑步狂熱者來說吧。我們可以能做的就是，幫助她調整步伐（走路和跑步的跨步幅度），鼓勵她保持健康的體重，還有建議她跑在草地這類比較柔軟的地面，不要跑在水泥地或柏油路上。再舉一個例子：一個前十字韌帶已經撕裂兩次的足球員，因為必須用她的球技獲得大學的獎學金，只能繼續這項運動。面對這位病人，我們能做的就是告訴她會傷到膝關節的高風險動作，並為她規劃一套可同時增加肌肉強度和柔軟度的鍛鍊計畫，以避免她又受到可能會改變她職涯或人生的其他傷害。

你要知道的重點是：沒錯，你確實可以重返你喜愛的活動，而且你甚至可以恢復到跟以前一樣，或是更好的活動能力。話雖如此，但誰也無法保證這一切能否成真，因為這樣的成果就跟人生中的每一件事一樣，要完成它們除了需要努力、毅力，還需要一點運氣。況且，不論你的手術、復健或運動技巧有多麼出色，你所熱愛的運動或活動會傷到你第一次，就有機會傷到你第二次。不過，我們還是要給你打打氣，讓你知道，我們在這本書裡提過的許多病人，都曾經歷過與你此刻相同的處境，而現在他們都找到了修復、克服它們的方法，並在生活、運動和其他方面活得精采自在。

索引

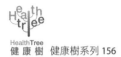

健康樹 健康樹系列 156

膝關節修復全書
前十字韌帶撕裂 · 慢性膝蓋疼痛 · 退化性關節炎，25 種常見膝蓋問題的修復照護指南
The Knee Injury Bible: Everything You Need to Know about Knee Injuries, How to Treat Them, and How They Affect Your Life

作　　　者	羅伯特 · F · 拉普雷德 醫師、醫學研究博士（Robert F. LaPrade, MD）、盧克 · 歐布萊恩 物理治療師、運動物理治療碩士（Luke O'Brien, PT, MPhty, SCS2）、豪爾赫 · 查拉 醫師、醫學研究博士（Jorge Chahla, MD, PhD）、尼古拉斯 · I · 肯尼迪 醫師（Nicholas I. Kennedy, MD）
譯　　　者	王念慈
總 編 輯	何玉美
主　　　編	紀欣怡
責任編輯	謝宥融
封面設計	張天薪
版型設計	葉若蒂
內文排版	菩薩蠻數位文化有限公司

出版發行	采實文化事業股份有限公司
行銷企畫	陳佩宜 · 黃于庭 · 馮羿勳 · 蔡雨庭 · 陳豫萱
業務發行	張世明 · 林坤蓉 · 林踏欣 · 王貞玉 · 張惠屏
國際版權	王俐雯 · 林冠妤
印務採購	曾玉霞
會計行政	王雅蕙 · 李韶婉 · 簡佩鈺
法律顧問	第一國際法律事務所　余淑杏律師
電子信箱	acme@acmebook.com.tw
采實官網	www.acmebook.com.tw
采實臉書	www.facebook.com/acmebook01

I S B N	978-986-507-283-4
定　　　價	680 元
初版一刷	2021 年 4 月
劃撥帳號	50148859
劃撥戶名	采實文化事業股份有限公司
	10457 台北市中山區南京東路二段 95 號 9 樓
	電話：（02）2511-9798　　傳真：（02）2571-3298

國家圖書館出版品預行編目資料

膝關節修復全書：前十字韌帶撕裂 . 慢性膝蓋疼痛 . 退化性關節炎,25 種常見膝蓋問題的修復照護指南 / 羅伯特 .F. 拉普雷德 (Robert F. LaPrade), 盧克 . 歐布萊恩 (Luke O'Brien), 豪爾赫 . 查拉 (Jorge Chahla), 尼古拉斯 .I. 肯尼迪 (Nicholas I. Kennedy) 著 ; 王念慈譯 . -- 初版 . -- 臺北市 : 采實文化事業股份有限公司 , 2021.04

368 面 ; 19×26 公分 . -- (健康樹系列 ; 156)

譯自 : The knee injury bible : everything you need to know about knee injuries, how to treat them, and how they affect your life

ISBN 978-986-507-283-4(平裝)

1. 膝痛 2. 保健常識

416.618　　　　　　　　　　　　　　　　　　　110001995

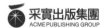